U0209689

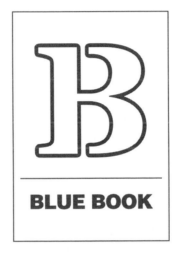

BLUE BOOK

智 库 成 果 出 版 与 传 播 平 台

民营医院蓝皮书

BLUE BOOK OF PRIVATE HOSPITALS

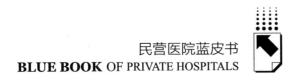

中国民营医院发展报告（2022~2023）

ANNUAL REPORT ON CHINA'S PRIVATE HOSPITALS DEVELOPMENT (2022-2023)

主　编／刘　谦

副主编／管伟立　赵　淳　陈晓红

社会科学文献出版社

SOCIAL SCIENCES ACADEMIC PRESS (CHINA)

图书在版编目（CIP）数据

中国民营医院发展报告.2022-2023 / 刘谦主编；
管伟立，赵淳，陈晓红副主编.--北京：社会科学文献出
版社，2023.12
　（民营医院蓝皮书）
　ISBN 978-7-5228-2777-3

Ⅰ.①中… Ⅱ.①刘… ②管… ③赵… ④陈… Ⅲ.
①民营经济-医院-研究报告-中国-2022-2023 Ⅳ.
①R197.3

中国国家版本馆 CIP 数据核字（2023）第 218435 号

民营医院蓝皮书
中国民营医院发展报告（2022~2023）

主　　编／刘　谦
副 主 编／管伟立　赵　淳　陈晓红

出 版 人／冀祥德
组稿编辑／周　丽
责任编辑／王玉山
文稿编辑／王　娇
责任印制／王京美

出　　版／社会科学文献出版社·城市和绿色发展分社（010）59367143
　　　　　地址：北京市北三环中路甲29号院华龙大厦　邮编：100029
　　　　　网址：www.ssap.com.cn
发　　行／社会科学文献出版社（010）59367028
印　　装／三河市东方印刷有限公司

规　　格／开　本：787mm×1092mm　1/16
　　　　　印　张：20.25　字　数：303千字
版　　次／2023年12月第1版　2023年12月第1次印刷
书　　号／ISBN 978-7-5228-2777-3
定　　价／128.00元

读者服务电话：4008918866

《中国民营医院发展报告（2022~2023）》
编 委 会

主 编　刘　谦

副主编　管伟立　赵　淳　陈晓红

编　委　（排名不分先后）

曹亚民	陈林海	戴志强	丁　滨	董晓东
杜晓锋	冯　慧	傅虹桥	甘雨灵	郭　龙
葛建一	葛树森	顾国明	何　敏	何　伟
黄　河	黄晓光	黄怀鹏	黄卫东	黄羽舒
黄贞杰	侯建玺	贾惊雷	景秀京	李　力
李镜波	李巍巍	李　忠	廖志仁	刘爱国
刘金平	刘文松	卢英杰	雒　敏	马朋林
钱立强	乔梓倩	宋　刚	孙　曦	唐　斌
陶　凉	滕春霞	王吉善	王世宾	王志刚
王执礼	魏振斌	武君麟	夏小燕	肖正权
徐大勇	许圣超	杨友良	叶　红	尹　澎
余小宝	于振坤	张波洲	张澄宇	张国栋
张国忠	赵　阳	周东旭	祝平照	

主要编撰者简介

刘　谦　现任中国医院协会会长，中共党员，研究员。曾任原卫生部科技教育司计划处处长，国家科委中国生物工程开发中心（后更名为"中国生物技术发展中心"）主任，国家 863 计划生物和医药技术领域办公室主任、专家委员会成员，中国医学科学院·中国协和医科大学（今北京协和医学院）党委书记兼常务副院（校）长，北京协和医院院长，原卫生部副部长、党组成员，原国家卫生计生委副主任、党组成员，中央保健委员会副主任兼办公室主任，第十三届全国人大教科文卫委员会副主任委员。

管伟立　温州康宁医院（温州医科大学附属康宁医院）董事长，中国医院协会民营医院分会主任委员，温州市政协常委，农工党浙江省委会委员，中国医院协会常务理事，浙江省医院协会常务理事兼民营医院管理分会主任委员，浙江省社会力量办医疗机构协会副会长，农工党中央科技委委员。

赵　淳　中国医学基金会医学临床专科发展专业委员会主任委员，国家卫生健康委卫生发展研究中心中国日间手术合作联盟副主席，中国卫生监督协会医疗卫生机构监管专业委员会副主任委员，中国医学装备协会民营医院装备管理分会副会长，社会科学文献出版社民营医院蓝皮书副主编。曾任医院报社社长、原卫生部医院评审委员会委员、百佳医院办公室副主任、中国医院协会副秘书长、中国医院协会全国百姓放心示范医院管理评价办公室主任、《中国数字医学》编委等职。从事我国民营医院行业协会工作 20 余年，在数十家国家级媒体（刊物）发表大量有关民营医院的文章论著。

陈晓红 主任医师，北京中卫云医疗数据分析与应用技术研究院院长，中国卫生监督协会医疗卫生机构监管专业委员会副主任委员。我国误诊研究的开创者，曾多年担任《临床误诊误治》主编，并担任中国医院协会评价部副主任、中国医院协会全国百姓放心示范医院管理评价办公室专家。以研制误诊基本数据库 30 年的经历，建成"误诊信息智库"，获得国家专利，主编《中国误诊大数据分析》。2015 年以来带领北京中卫云医疗数据分析与应用技术研究院完成民营医院医疗数据分析评价、民营医院 DRG/DIP 数据分析、民营医院等级医院评审数据分析等工作。

摘　要

近年来，在国家政策的不断支持和医疗服务需求快速释放的驱动下，民营医院在我国医疗卫生服务体系中的地位逐步提升、占比逐渐增大，进入快速扩张和服务升级的关键时期。但当前阶段民营医院"多而不强"的局面仍未改观，高层次人才匮乏、监管体系不完善、发展定位不明确等问题仍然存在，引发了很多行业思考与探索。

《中国民营医院发展报告（2022~2023）》大体分为总报告、政策研究篇、行业调研篇和实践经验篇，重点展示近两年我国民营医院发展相关重要研究成果以及一些值得推广和借鉴的成功经验，旨在反映我国民营医院发展现状，本书对进一步明确行业定位和发展方向起到一定的引导和推动作用。

"总报告"采用文献研究、数据及案例分析等方法，对2017~2021年我国民营医院卫生资源配置、医疗服务能力、经济运行效率等情况进行了系统阐述，分析了我国民营医院的发展现状，指出了影响民营医院发展的关键因素，并提出促进民营医院持续规范化、高质量发展的政策建议。研究认为，近年来我国民营医院发展迅速，医疗服务水平和市场竞争力不断提高，逐步形成了公立医院和民营医院相互支持、相互促进的局面，但当前阶段仍然存在高层次人才匮乏、资产负债率居高不下、监管体系不完善、发展定位不明确等发展瓶颈。政府要进一步强化政策落实，优化发展环境；民营医院要科学谋划发展战略，不断加强自我提升，寻求高质量、可持续发展。

"政策研究篇"通过政策回顾、数据分析和案例探讨，深入分析了近年来中国民营医院在发展战略、互联网医院发展、投融资以及医养结合等方面

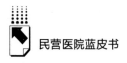

政策实施的情况和效果。研究认为，我国对民营医院发展的政策支持较为充分，但部分政策落实不到位，未能达到理想的实施效果。

"行业调研篇"包含了中国医院协会民营医院分会联合相关研究机构组织的"全国社会办医院高质量发展与能力建设现状"专项问卷调研中对2022~2023年"医院DRG/DIP支付方式改革实施情况""医院开展日间手术情况""重症医学学科建设情况"进行的调研报告，以及"全国社会办医院等级医院评审情况调研报告（2022~2023）""全国民营医院慢性病诊疗服务现状及服务模式创新项目调研报告（2022~2023）"。多角度深入分析了民营医院发展现状以及行业面临的机遇与挑战。从不同侧面提出：当前民营医院亟须建立全流程管理机制、提高数据质量、强化精细化管理、加强病种成本控制、优化病种结构，只有这样才能真正实现跨越式发展；民营医院要强化认识，医院质量管理应形成结构完整、运作有序、独具特色的体系，只有这样才能达到质量持续改进，通过等级医院评审工作实现跨越式发展；开展日间手术是提升医疗资源使用效率的重要手段，社会办医院应在国家政策指引下，积极有序地推动日间手术常态化、精细化、体系化开展；在重症医学学科建设方面，社会办医院管理者需要厘清发展思路，在重症医学专科人才培养和储备、重症诊疗体系建设等方面加快推进，切实提高医院重症医学学科建设水平和服务能力；在慢性病管理领域，需结合民营医院的管理特点和自身优势，探索合理的、适合我国国情和适宜民营医院良性发展的慢性病管理新模式，进一步规范我国的慢性病管理实践。

"实践经验篇"根据年度行业调研所涉及的领域，分别选择了贵黔国际总医院、淮南朝阳医院、苏州永鼎医院、广州白云山医院等优秀民营医院典型，从重症医学学科建设、DRG/DIP支付方式改革、慢性病管理、优势学科建设等方面介绍了实践经验。

关键词： 民营医院　医疗改革　全流程管理机制

目　录 ⤴

Ⅰ　总报告

B.1　2017~2021年中国民营医院发展总报告

……………… 黄晓光　雒　敏　李　忠　王欣媛　刘　健

徐佳苗　郁昕怡 / 001

Ⅱ　政策研究篇

B.2　民营医院投融资交易趋势分析与展望……………… 钱立强 / 040

B.3　中国社会办医行业趋势年度报告（2023）

……………… 夏小燕　许圣超 / 063

B.4　2020~2021年中国民营医院互联网医院发展现状研究

……………… 傅虹桥　黄羽舒 / 081

B.5　基于患者满意度的医养结合模式创新………… 冯　慧　王志刚 / 100

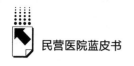
Ⅲ 行业调研篇

B.6 全国社会办医院 DRG/DIP 支付方式改革实施情况
调研报告（2022~2023） ········ 中国医院协会民营医院分会
北京中卫云医疗数据分析与应用技术研究院 / 117

B.7 全国社会办医院等级医院评审情况调研报告（2022~2023）
·························· 中国医院协会民营医院分会
北京中卫云医疗数据分析与应用技术研究院 / 139

B.8 全国社会办医院开展日间手术情况调研报告（2022~2023）
·························· 中国医院协会民营医院分会
北京中卫云医疗数据分析与应用技术研究院 / 162

B.9 全国社会办医院重症医学发展现状调研报告（2022~2023）
·························· 中国医院协会民营医院分会
北京中卫云医疗数据分析与应用技术研究院 / 186

B.10 全国民营医院慢性病诊疗服务现状及服务模式创新项目
调研报告（2022~2023）
·························· 中国医院协会民营医院分会
北京中卫云医疗数据分析与应用技术研究院 / 208

Ⅳ 实践经验篇

B.11 非公医院重症医学学科建设：贵黔国际总医院经验
·························· 周东旭　马朋林 / 236

B.12 DIP 下实现临床专科质量效益双提升路径研究
——以淮南朝阳医院 DIP 支付方式改革经验为例
····································· 赵　阳 / 244

B.13 民营医院内分泌"虚拟病房"管理模式初探

　　——以苏州永鼎医院为例

　　…………………… 葛建一　张国栋　郭维淋　张　频 / 255

B.14 广州白云山医院多措并举培育优势学科的实践经验

　　………………………………………………… 刘文松 / 264

附　录 2022年全国民营医院医疗服务统计资料 …………………… / 271

Abstract ………………………………………………… / 288

Contents ………………………………………………… / 291

皮书数据库阅读**使用指南**

总 报 告

General Report

B.1

2017~2021年中国民营医院发展总报告

黄晓光　雒敏　李忠　王欣媛　刘健　徐佳苗　郁昕怡*

摘　要： 本报告通过对2017~2021年我国民营医院卫生资源配置、医疗服务能力、经济运行效率等情况的研究，旨在掌握我国民营医院的发展现状，以期发现影响民营医院发展的关键因素，从而提出促进民营医院持续规范化、高质量发展的政策建议，加快我国多元办医格局的形成与完善。研究发现，2017~2021年我国民营医院数量稳定增长；卫技人员数量不断增加；床位数量不断增长；服务量总体显著提升。研究表明，我国民营医院发展迅速，医疗服务水平和市场竞争力不断提高，逐步形成了公立医院和民营医院相互支持、相互促进的局面，满足了人民群众不断增长的多层次、多样化医疗服务需求。虽然近年来我国

* 黄晓光，教授，南京医科大学卫生事业管理培训中心主任，硕士生导师，主要研究方向为卫生经济与卫生政策、医院管理；雒敏，博士，南京医科大学医政学院副教授，主要研究方向为医疗机构投融资管理；李忠，博士，南京医科大学医政学院讲师，主要研究方向为基层卫生治理、慢性病管理；王欣媛、刘健、徐佳苗、郁昕怡均为南京医科大学医政学院研究生，主要研究方向为卫生经济与卫生政策、医院管理。

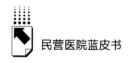

民营医院发展成绩斐然，但当前阶段仍然存在许多发展瓶颈：呈现"多而不强"的局面；高层次人才匮乏；资产负债率居高不下；监管体系不完善；发展定位不明确；等等。在下一阶段，政府需要落实扶持政策，优化民营医院发展环境；加大财政投入，缓解民营医院经济压力；完善医院等级评审制度，促进民营医院可持续发展；加强对民营医院的监管，规范医疗市场。民营医院自身要加强人才队伍建设，补齐发展短板；加强内部管理，改善社会形象；积极参与DRG/DIP支付方式改革，实现自我提升；倡导价值医疗，寻求长期发展；明确差异化的市场定位，科学谋划发展战略。

关键词： 民营医院　卫生资源　医疗服务　多元办医格局

随着我国社会经济的快速发展，人民群众健康意识不断增强，人口老龄化加速及慢性病患病率上升，人们开始逐步突破"有病才医"的观念，医疗服务需求呈现出多层次多样化的特点。在这种情况下，公立医院无法完全满足人民群众日益增长的医疗服务需求；而民营医院作为我国医疗卫生服务体系的重要组成部分，在缓解医疗资源紧张、增加医疗资源有效供给、优化医疗服务市场格局、满足群众多层次多样化医疗服务需求等方面能够发挥重要的作用。近年来，国家积极鼓励和支持民营医院发展，2009年中共中央、国务院发布的《关于深化医药卫生体制改革的意见》明确提出要坚持"公立医疗机构为主导、非公立医疗机构共同发展的办医原则"。2013年国务院发布的《关于促进健康服务业发展的若干意见》指出要形成"公立医疗机构为主导、非公立医疗机构共同发展的多元办医格局"。2016年中共中央、国务院印发的《"健康中国2030"规划纲要》提出要"优化多元办医格局"，"推进和实现非营利性民营医院与公立医院同等待遇"。2017年国务院办公厅印发的《关于支持社会力量提供多层次多样化医疗服务的意见》提出要"进一步激发医疗领域社会投资活力，调动社会办医积极性，支持社会力量提供多层次多样化医疗服务"。2019年国家卫生健康委等10部门联合出台《关于促进社会办医持续健康规范发展的意见》，以文件形式实现对社会办医支持政策的落地。在国家鼓励式政策环境下，我国民营医院不断蓬勃发展。为了更加全面深入了解我国民营医院，本报告基于对2017~2021年我国民营医院运行数据的分析，系统梳理了我国民营医院的发展现状，探究其发展面临的问题与挑战，并结合实际情况提出下一阶段的发展建议，为促进我国民营医院规范化高质量发展、加快形成多元办医格局、实现健康中国战略目标提供坚实的保障。

一　民营医院发展现状

（一）卫生资源情况

1. 医院数量

（1）民营医院数量

根据《中国卫生健康统计年鉴2022》统计数据，截至2021年末，我国医院总数量达到了36570家。其中，民营医院24766家，占比67.72%，较2020年增加了1242家，增幅为5.28%；公立医院11804家，占比32.28%，较2020年减少了66家，降幅为0.56%。2017~2021年我国民营医院数量呈逐渐增多趋势，公立医院数量呈逐渐减少趋势（见表1、图1）。

表1　2017~2021年我国民营医院与公立医院数量对比

单位：家，%

年份	民营医院			公立医院			总计
	数量	占比	增长率	数量	占比	增长率	
2017	18759	60.40	14.16	12297	39.60	-3.23	31056
2018	20977	63.55	11.82	12032	36.45	-2.15	33009
2019	22424	65.27	6.90	11930	34.73	-0.85	34354

续表

年份	民营医院			公立医院			总计
	数量	占比	增长率	数量	占比	增长率	
2020	23524	66.46	4.91	11870	33.54	-0.50	35394
2021	24766	67.72	5.28	11804	32.28	-0.56	36570

资料来源：历年《中国卫生健康统计年鉴》。

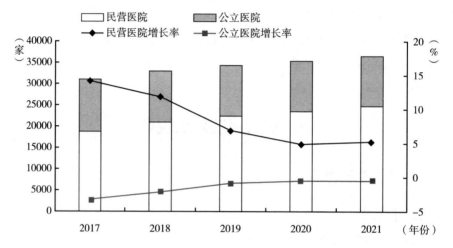

图1　2017～2021年我国民营医院与公立医院数量对比

资料来源：历年《中国卫生健康统计年鉴》。

（2）民营医院地区分布情况

截至2021年末，我国民营医院数量最多的地区为东部地区，达到了9826家，占比39.68%，西部地区次之，为7488家，占比30.23%，中部地区最少，为7452家，占比30.09%。此外，中部地区民营医院数量增幅最高（7.61%），东部地区次之（5.08%），西部地区最低（3.31%）。我国民营医院呈现东部地区多、中西部地区相对持平的分布情况（见表2）。此外，按照省级行政区划分，河北、江苏、山东、河南、四川5个省份的民营医院数量较多，而海南、西藏、青海、宁夏几个省份的民营医院数量较少（见图2）。

表2　2017~2021年我国民营医院地区分布

单位：家，%

年份	东部			中部			西部		
	数量	占比	增长率	数量	占比	增长率	数量	占比	增长率
2017	7513	40.05	16.12	5092	27.14	14.43	6154	32.81	11.65
2018	8466	40.36	12.68	5870	27.98	15.28	6641	31.66	7.91
2019	8925	39.80	5.42	6431	28.68	9.56	7068	31.52	6.43
2020	9351	39.75	4.77	6925	29.44	7.68	7248	30.81	2.55
2021	9826	39.68	5.08	7452	30.09	7.61	7488	30.23	3.31

资料来源：历年《中国卫生健康统计年鉴》。

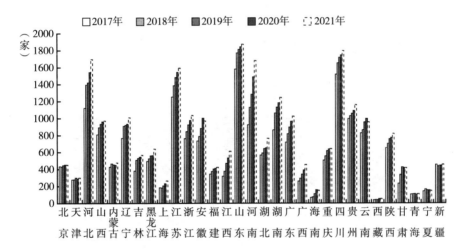

图2　2017~2021年我国民营医院省级行政区分布

资料来源：历年《中国卫生健康统计年鉴》。

（3）民营医院等级情况

截至2021年末，我国民营医院中三级医院数量为486家，占比1.96%，较2020年增加了78家，增幅为19.12%；二级医院5130家，占比20.71%，较2020年增加了559家，增幅为12.23%；其余的均为一级和未定级医院。在民营医院构成中，三级医院占比较低，而一级和未定级医院占比较高（见表3、图3）。

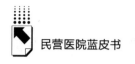
表3　2017~2021年我国民营医院等级

单位：家，%

年份	三级			二级			一级			未定级		
	数量	占比	增长率	数量	占比	增长率	数量	占比	增长率	数量	占比	增长率
2017	228	1.22	32.56	2418	12.89	28.82	7371	39.29	17.07	8742	46.60	8.10
2018	285	1.36	25.00	3059	14.58	26.51	8371	39.91	13.57	9262	44.15	5.95
2019	345	1.54	21.05	3775	16.83	23.41	8926	39.81	6.63	9378	41.82	1.25
2020	408	1.73	18.26	4571	19.43	21.09	9985	42.45	11.86	8560	36.39	-8.72
2021	486	1.96	19.12	5130	20.71	12.23	10456	42.22	4.72	8694	35.10	1.57

资料来源：历年《中国卫生健康统计年鉴》。

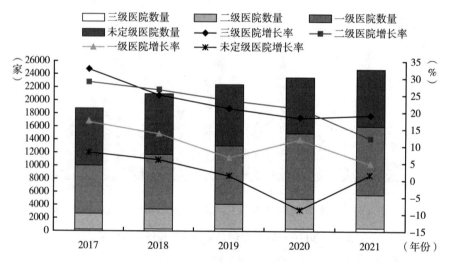

图3　2017~2021年我国民营医院等级

资料来源：历年《中国卫生健康统计年鉴》。

2.卫技人员数量

（1）民营医院卫技人员数量

截至2021年末，我国医院卫技人员总数量达到了7115465人，其中民营医院1588939人，占比22.33%，较2020年增加了106617人，增幅为7.19%；公立医院5526526人，占比77.67%，较2020年增加了234084人，增幅为 4.42%。2017~2021 年我国民营医院卫技人员数量逐渐增多,且增幅均高于公立医院(见表4、图4)。

表4 2017~2021 年我国民营医院与公立医院卫技人员数量对比

单位:人,%

年份	民营医院			公立医院			总计
	数量	占比	增长率	数量	占比	增长率	
2017	1100035	19.02	19.07	4684677	80.98	4.31	5784712
2018	1261355	20.58	14.66	4867846	79.42	3.91	6129201
2019	1389107	21.41	10.13	5098390	78.59	4.74	6487497
2020	1482322	21.88	6.71	5292442	78.12	3.81	6774764
2021	1588939	22.33	7.19	5526526	77.67	4.42	7115465

资料来源:历年《中国卫生健康统计年鉴》。

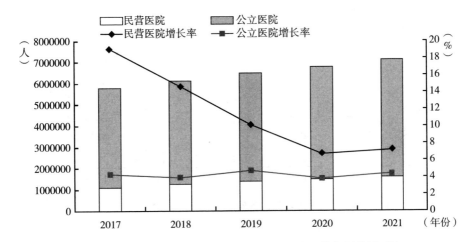

图4 2017~2021 年我国民营医院与公立医院卫技人员数量对比

资料来源:历年《中国卫生健康统计年鉴》。

(2)民营医院卫技人员构成情况

截至 2021 年末,我国民营医院医师数量为 525491 人,较 2020 年增加了 28726 人,增幅为 5.78%;护士数量为 795859 人,较 2020 年增加了 60886 人,增幅为 8.28%。2021 年我国民营医院医护比为 0.66,低于 2020 年医护比 0.68(见表5、图5)。

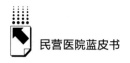

表5 2017~2021年我国民营医院卫技人员构成情况

单位：人，%

年份	医师		护士		药师		技师		其他	
	数量	增长率	数量	增长率	数量	增长率	数量	增长率	数量	增长率
2017	368226	18.86	515642	21.31	54170	14.87	64534	17.82	97463	11.88
2018	422363	14.70	606813	17.68	59428	9.71	72176	11.84	100575	3.19
2019	461391	9.24	685281	12.93	63535	6.91	78618	8.93	100282	-0.29
2020	496765	7.67	734973	7.25	66429	4.55	82752	5.26	101403	1.12
2021	525491	5.78	795859	8.28	71269	7.29	87409	5.63	108911	7.40

资料来源：历年《中国卫生健康统计年鉴》。

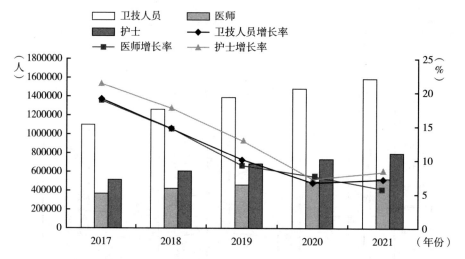

图5 2017~2021年我国民营医院卫技人员构成（部分）情况

资料来源：历年《中国卫生健康统计年鉴》。

3. 床位数量

（1）民营医院床位数量

截至2021年末，我国民营医院床位数量达到了2206501张，占比29.76%，较2020年增加了165873张，增幅为8.13%；公立医院床位数量为5207727张，占比70.24%，较2020年增加了117169张，增幅为2.30%。总体来看，我国民营医院床位数量虽然占比较低，但增长速度较快（见表6、图6）。

表6 2017～2021年我国民营医院与公立医院床位数量对比

单位：张，%

年份	民营医院			公立医院			总计
	数量	占比	增长率	数量	占比	增长率	
2017	1489338	24.33	20.73	4631146	75.67	3.95	6120484
2018	1717578	26.34	15.32	4802171	73.66	3.69	6519749
2019	1890913	27.54	10.09	4975633	72.46	3.61	6866546
2020	2040628	28.62	7.92	5090558	71.38	2.31	7131186
2021	2206501	29.76	8.13	5207727	70.24	2.30	7414228

资料来源：历年《中国卫生健康统计年鉴》。

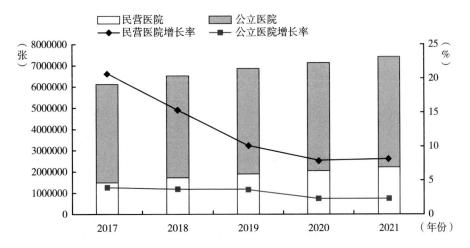

图6 2017～2021年我国民营医院与公立医院床位数量对比

资料来源：历年《中国卫生健康统计年鉴》。

（2）民营医院床位规模情况

截至2021年末，我国民营医院中床位规模为800张及以上的有169家，占比0.68%，较2020年增加了16家，增幅为10.46%；500～799张的有325家，占比1.31%，较2020年增加了33家，增幅为11.30%。在民营医院床位规模构成中，大部分为99张及以下床位规模的医院，而500张及以上床位规模的医院数量较少（见表7、图7）。

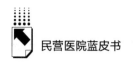

表7 2017～2021 年我国民营医院床位规模情况

单位：家，%

年份	0~99 张			100~499 张			500~799 张			800 张及以上		
	数量	占比	增长率	数量	占比	增长率	数量	占比	增长率	数量	占比	增长率
2017	14730	78.52	12.20	3740	19.94	20.68	190	1.01	41.79	99	0.53	39.44
2018	16297	77.69	10.64	4345	20.71	16.18	218	1.04	14.74	117	0.56	18.18
2019	17158	76.52	5.28	4880	21.76	12.31	253	1.13	16.06	133	0.59	13.68
2020	17744	75.43	3.42	5335	22.68	9.32	292	1.24	15.42	153	0.65	15.04
2021	18488	74.65	4.19	5784	23.35	8.42	325	1.31	11.30	169	0.68	10.46

资料来源：历年《中国卫生健康统计年鉴》。

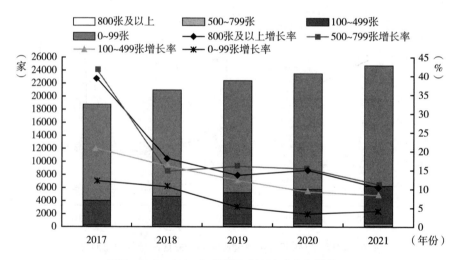

图7 2017～2021 年我国民营医院床位规模情况

资料来源：历年《中国卫生健康统计年鉴》。

（二）医疗服务能力

1. 诊疗服务能力

（1）民营医院诊疗服务量

2021 年我国医院总诊疗人次为 388380.08 万人次，其中民营医院诊疗人次为 61290.76 万人次，占比 15.78%，较 2020 年增长了 8196.61 万人次，增幅为15.44%；公立医院诊疗人次为327089.32万人次，占比84.22%，较2020年增长了47895.55万人次，增幅为17.15%。2017～2021年我国民营医院诊疗人次占比均在15%左右，相对较低（见表8、图8）。

表8　2017～2021年我国民营医院与公立医院诊疗服务量对比

单位：万人次，%

年份	民营医院			公立医院			总计
	诊疗人次	占比	增长率	诊疗人次	占比	增长率	
2017	48690.54	14.16	15.42	295201.52	85.84	3.66	343892.06
2018	52613.80	14.71	8.06	305123.71	85.29	3.36	357737.51
2019	57008.21	14.84	8.35	327232.27	85.16	7.25	384240.48
2020	53094.15	15.98	-6.87	279193.77	84.02	-14.68	332287.92
2021	61290.76	15.78	15.44	327089.32	84.22	17.15	388380.08

资料来源：历年《中国卫生健康统计年鉴》。

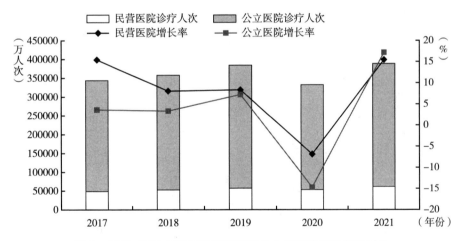

图8　2017～2021年我国民营医院与公立医院诊疗服务量对比

资料来源：历年《中国卫生健康统计年鉴》。

（2）不同地区民营医院诊疗服务量

2021年我国民营医院诊疗人次为61290.76万人次，其中东部地区诊疗人次最多，为31064.07万人次，占比50.68%，较2020年增长了4137.38

万人次，增幅为 15.37%；其次为中部地区 15658.74 万人次，占比 25.55%，较 2020 年增长了 2145.70 万人次，增幅为 15.88%；最少的为西部地区 14567.96 万人次，占比 23.77%，较 2020 年增长了 1913.54 万人次，增幅为 15.12%。总体来看，各地区民营医院诊疗服务量均整体呈上升趋势（见表 9）。此外，按照省级行政区划分，江苏、山东、河南 3 个省份民营医院的诊疗人次高于其他省份（见图 9）。

表 9　2017~2021 年我国各地区民营医院诊疗服务量对比

单位：万人次，%

年份	东部			中部			西部		
	诊疗人次	占比	增长率	诊疗人次	占比	增长率	诊疗人次	占比	增长率
2017	25820.36	53.03	15.04	11511.55	23.64	17.18	11358.64	23.33	14.56
2018	27320.11	51.93	5.81	12875.01	24.47	11.84	12418.69	23.60	9.33
2019	29313.25	51.42	7.30	14043.44	24.63	9.08	13651.52	23.95	9.93
2020	26926.69	50.71	-8.14	13513.04	25.45	-3.78	12654.42	23.83	-7.30
2021	31064.07	50.68	15.37	15658.74	25.55	15.88	14567.96	23.77	15.12

资料来源：历年《中国卫生健康统计年鉴》。

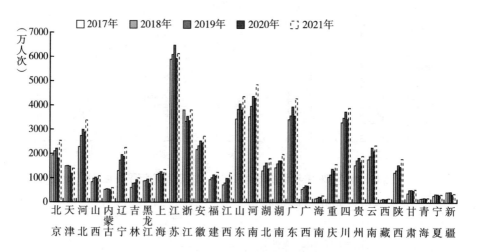

图 9　2017~2021 年我国各省级行政区民营医院诊疗服务量对比

资料来源：历年《中国卫生健康统计年鉴》。

2. 住院服务能力

（1）民营医院入院人数

2021 年我国医院总入院人数为 20155.14 万人，其中民营医院入院人数为 3745.25 万人，占比 18.58%，较 2020 年增长了 228.65 万人，增幅为 6.50%；公立医院入院人数为 16409.89 万人，占比 81.42%，较 2020 年增长了 1574.48 万人，增幅为 10.61%。2017～2021 年我国民营医院入院人数占比均在 20%以下，相对较低（见表 10、图 10）。

表 10　2017～2021 年我国民营医院与公立医院住院服务量对比

单位：万人，%

年份	民营医院			公立医院			总计
	入院人数	占比	增长率	入院人数	占比	增长率	
2017	3320.75	17.56	19.57	15594.67	82.44	5.72	18915.42
2018	3665.66	18.31	10.39	16351.28	81.69	4.85	20016.94
2019	3695.88	17.45	0.82	17487.17	82.55	6.95	21183.05
2020	3516.60	19.16	-4.85	14835.41	80.84	-15.16	18352.01
2021	3745.25	18.58	6.50	16409.89	81.42	10.61	20155.14

资料来源：历年《中国卫生健康统计年鉴》。

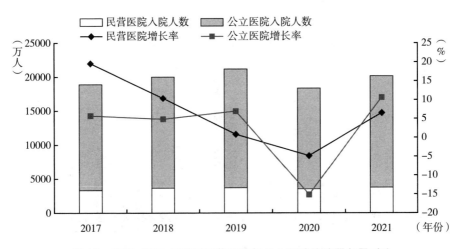

图 10　2017～2021 年我国民营医院与公立医院住院服务量对比

资料来源：历年《中国卫生健康统计年鉴》。

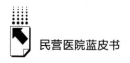
（2）不同地区民营医院入院人数

2021年我国民营医院入院人数为3745.25万人，其中东部地区入院人数最多，为1384.78万人，占比36.97%，较2020年增长了100.89万人，增幅为7.86%；其次为中部地区1187.91万人，占比31.72%，较2020年增长了56.88万人，增幅为5.03%；最少的为西部地区1172.56万人，占比31.31%，较2020年增长了70.88万人，增幅为6.43%。总体来看，各地区民营医院住院服务量均整体呈上升趋势（见表11）。此外，按照省级行政区划分，江苏、河南、四川3个省份民营医院的住院服务量高于其他省份（见图11）。

表11 2017~2021年我国各地区民营医院住院服务量对比

单位：万人，%

年份	东部			中部			西部		
	入院人数	占比	增长率	入院人数	占比	增长率	入院人数	占比	增长率
2017	1197.95	36.07	17.95	1053.07	31.71	21.58	1069.73	32.21	19.47
2018	1311.41	35.78	9.47	1193.63	32.56	13.35	1160.62	31.66	8.50
2019	1311.33	35.48	-0.01	1205.72	32.62	1.01	1178.83	31.90	1.57
2020	1283.89	36.51	-2.09	1131.03	32.16	-6.19	1101.68	31.33	-6.54
2021	1384.78	36.97	7.86	1187.91	31.72	5.03	1172.56	31.31	6.43

资料来源：历年《中国卫生健康统计年鉴》。

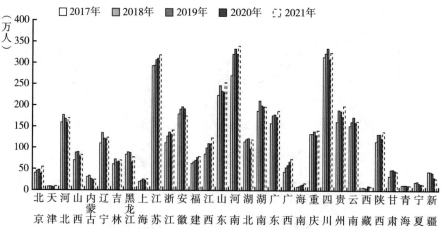

图11 2017~2021年我国各省级行政区民营医院住院服务量对比

资料来源：历年《中国卫生健康统计年鉴》。

（三）医疗费用

2021年我国民营医院患者门诊次均费用为373.55元，较2020年增幅为7.60%，住院人均费用为8185.67元，较2020年增幅为10.00%；公立医院患者门诊次均费用为320.90元，较2020年增幅为0.22%，住院人均费用为11673.70元，较2020年增幅为2.72%（见表12）。

表12　2017～2021年我国民营医院与公立医院患者医疗费用情况

单位：元，%

年份	民营医院				公立医院			
	门诊次均费用	增长率	住院人均费用	增长率	门诊次均费用	增长率	住院人均费用	增长率
2017	257.02	7.32	5886.66	7.00	257.10	4.30	9563.20	3.61
2018	285.51	11.08	6301.75	7.05	272.20	5.87	9976.40	4.32
2019	309.80	8.51	6965.38	10.53	287.60	5.66	10484.30	5.09
2020	347.18	12.07	7441.31	6.83	320.20	11.34	11364.30	8.39
2021	373.55	7.60	8185.67	10.00	320.90	0.22	11673.70	2.72

资料来源：历年《中国卫生健康统计年鉴》。

（四）经济运行状况

1. 资产与负债

截至2021年末，我国民营医院总资产为10666.85亿元，较2020年增幅为15.46%；总负债为6974.66亿元，较2020年增幅为18.10%。公立医院总资产为42464.69亿元，较2020年增幅为10.14%；总负债为19150.68亿元，较2020年增幅为8.58%。2021年我国民营医院资产负债率为65.39%，公立医院资产负债率为45.10%，均保持在较高水平（见表13）。

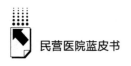
表13 2017~2021年我国民营医院与公立医院资产与负债

单位：亿元，%

医院类别与指标	2017年	2018年	2019年	2020年	2021年
民营医院					
总资产	6340.51	7504.13	8187.96	9238.41	10666.85
占比	18.42	19.48	19.28	19.33	20.08
增长率	23.72	18.35	9.11	12.83	15.46
总负债	3783.02	4717.41	5138.60	5905.50	6974.66
占比	22.51	24.83	24.60	25.08	26.70
增长率	27.87	24.70	8.93	14.92	18.10
资产负债率	59.66	62.86	62.76	63.92	65.39
公立医院					
总资产	28075.12	31010.04	34279.41	38556.48	42464.69
占比	81.58	80.52	80.72	80.67	79.92
增长率	11.25	10.45	10.54	12.48	10.14
总负债	13020.59	14278.46	15754.19	17637.13	19150.68
占比	77.49	75.17	75.40	74.92	73.30
增长率	12.60	9.66	10.34	11.95	8.58
资产负债率	46.38	46.04	45.96	45.74	45.10

资料来源：历年《中国卫生健康统计年鉴》。

2. 收入与支出

截至2021年末，我国民营医院总收入为5522.11亿元，占医院总收入的13.50%，较2020年增幅为16.88%；总支出为5402.21亿元，占医院总支出的13.80%，较2020年增幅为24.05%。公立医院总收入为35382.45亿元，占医院总收入的86.50%，较2020年增幅为10.07%；总支出为33741.91亿元，占医院总支出的86.20%，较2020年增幅为12.13%。2021年我国民营医院收支结余率为2.17%，公立医院收支结余率为4.64%（见表14）。

表14 2017～2021年我国民营医院与公立医院收入与支出

单位：亿元，%

医院类别与指标	2017年	2018年	2019年	2020年	2021年
民营医院					
总收入	3191.13	3837.71	4379.11	4724.49	5522.11
占比	11.13	12.03	12.18	12.81	13.50
增长率	26.92	20.26	14.11	7.89	16.88
总支出	3007.98	3729.41	4154.41	4354.95	5402.21
占比	10.78	12.01	12.12	12.64	13.80
增长率	28.04	23.98	11.40	4.83	24.05
结余金额	183.15	108.30	224.70	369.54	119.90
收支结余率	5.74	2.82	5.13	7.82	2.17
公立医院					
总收入	25468.76	28052.16	31588.48	32145.81	35382.45
占比	88.87	87.97	87.82	87.19	86.50
增长率	9.45	10.14	12.61	1.76	10.07
总支出	24893.33	27314.17	30120.50	30091.84	33741.91
占比	89.22	87.99	87.88	87.36	86.20
增长率	10.06	9.72	10.27	-0.10	12.13
结余金额	575.43	737.99	1467.98	2053.97	1640.54
收支结余率	2.26	2.63	4.65	6.39	4.64

资料来源：历年《中国卫生健康统计年鉴》。

截至2021年末，我国民营医院医疗收入占总收入比例为96.17%，较2020年增幅为19.26%；财政收入仅占总收入的0.66%。公立医院医疗收入占总收入比例为84.61%，较2020年增幅为15.95%；财政收入仅占总收入的12.12%（见表15）。

表15 2017～2021年我国民营医院与公立医院收入与支出结构

单位：亿元，%

医院类别与指标	2017年	2018年	2019年	2020年	2021年
民营医院					
医疗收入	3121.27	3752.21	4263.84	4452.96	5310.51
医疗收入占总收入比例	97.81	97.77	97.37	94.25	96.17

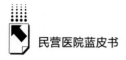

续表

医院类别与指标	2017 年	2018 年	2019 年	2020 年	2021 年
民营医院					
医疗收入增长率	27.25	20.21	13.64	4.44	19.26
财政收入	16.27	21.52	21.24	33.82	36.59
财政收入占总收入比例	0.51	0.56	0.49	0.72	0.66
财政收入增长率	16.97	32.27	-1.30	59.23	8.19
人员经费	854.62	1081.72	1631.32	1359.89	1571.44
人员经费占总支出比例	28.41	29.01	39.27	31.23	29.09
人员经费增长率	32.15	26.57	50.81	-16.64	15.56
公立医院					
医疗收入	22448.76	24592.93	27699.33	25821.05	29938.71
医疗收入占总收入比例	88.14	87.67	87.69	80.32	84.61
医疗收入增长率	9.13	9.55	12.63	-6.78	15.95
财政收入	2353.27	2675.08	3061.16	5117.67	4290.04
财政收入占总收入比例	9.24	9.54	9.69	15.92	12.12
财政收入增长率	10.77	13.68	14.43	67.18	-16.17
人员经费	8291.64	9387.07	10833.05	10980.29	12218.11
人员经费占总支出比例	33.31	34.37	35.97	36.49	36.21
人员经费增长率	15.61	13.21	15.40	1.36	11.27

资料来源：历年《中国卫生健康统计年鉴》。

（五）医院工作效率

1. 病床使用率

在病床使用率方面，我国民营医院和公立医院的差距比较明显。截至2021年末，我国医院病床使用率为74.6%，较2017年下降了10.4个百分点。其中，公立医院2021年病床使用率为80.3%，较2017年下降了11.0个百分点，年均增长率为-3.16%；民营医院2021年病床使用率为59.9%，较2017年下降了3.5个百分点，年均增长率为-1.41%。2021年东部、中部、西部地区民营医院的病床使用率均低于公立医院（见表16）。

表16　2017~2021年我国各地区民营医院与公立医院病床使用率变化情况

单位：%

年份	民营医院				公立医院				全国
	东部	中部	西部	总计	东部	中部	西部	总计	
2017	62.6	65.3	62.6	63.4	91.4	90.8	91.8	91.3	85.0
2018	62.2	64.9	62.9	63.2	91.2	90.1	91.9	91.1	84.2
2019	60.4	62.8	61.3	61.4	90.6	90.7	92.7	91.2	83.6
2020	58.7	57.8	58.3	58.3	76.6	75.5	80.7	77.4	72.3
2021	60.6	57.8	61.1	59.9	79.7	79.4	82.2	80.3	74.6
年均增长率	-0.81	-3.00	-0.60	-1.41	-3.37	-3.30	-2.72	-3.16	-3.21

资料来源：历年《中国卫生健康统计年鉴》。

2. 平均住院日

在平均住院日方面，2017~2021年我国公立医院整体呈下降趋势，而民营医院则整体呈上升趋势。截至2021年末，我国医院平均住院日为8.6天，较2017年减少了0.7天。其中，公立医院2021年平均住院日为9.0天，较2017年减少了0.4天，年均增长率为-1.08%；民营医院2021年平均住院日为10.5天，较2017年增加了1.6天，年均增长率为4.22%。2021年东部、中部、西部地区民营医院的平均住院日均高于公立医院（见表17）。

表17　2017~2021年我国各地区民营医院与公立医院平均住院日变化情况

单位：天，%

年份	民营医院				公立医院				全国
	东部	中部	西部	总计	东部	中部	西部	总计	
2017	9.2	8.2	8.5	8.9	9.3	9.7	9.3	9.4	9.3
2018	9.7	8.5	8.5	8.9	9.2	9.6	9.4	9.4	9.2
2019	10.1	8.9	8.9	9.4	8.8	9.4	9.1	9.1	8.8
2020	10.9	10.1	9.6	10.3	9.0	9.6	9.3	9.3	9.0
2021	11.6	9.9	9.8	10.5	8.6	9.4	9.0	9.0	8.6
年均增长率	5.97	4.82	3.62	4.22	-1.94	-0.78	-0.82	-1.08	-1.94

资料来源：历年《中国卫生健康统计年鉴》。

3. 医师担负工作量

一方面，截至2021年末，我国医院医师日均担负诊疗人次为6.5人次，较 2017 年减少了 0.6 人次。其中，公立医院 2021 年医师日均担负诊疗人次为 7.0 人次，较 2017 年减少了 0.6 人次，年均增长率为-2.03%；民营医院 2021 年医师日均担负诊疗人次为 4.7 人次，较 2017 年减少了 0.6 人次，年均增长率为-2.96%。2021 年东部、中部、西部地区民营医院的医师日均担负诊疗人次均低于公立医院（见表 18）。

表 18 2017~2021 年我国各地区民营医院与公立医院医师
日均担负诊疗人次变化情况

单位：人次，%

年份	民营医院				公立医院				全国
	东部	中部	西部	总计	东部	中部	西部	总计	
2017	6.3	4.2	4.8	5.3	8.9	5.9	7.0	7.6	7.1
2018	5.7	4.1	4.7	5.0	8.7	6.0	7.0	7.5	7.0
2019	5.6	4.1	4.8	5.0	8.8	6.2	7.1	7.6	7.1
2020	4.8	3.6	4.2	4.3	7.1	5.1	6.1	6.3	5.9
2021	5.2	4.0	4.6	4.7	8.0	5.8	6.7	7.0	6.5
年均增长率	-4.68	-1.21	-1.06	-2.96	-2.63	-0.43	-1.09	-2.03	-2.18

资料来源：历年《中国卫生健康统计年鉴》。

另一方面，截至 2021 年末，我国医院医师日均担负住院床日为 2.2 床日，较 2017 年减少了 0.4 床日。其中，公立医院 2021 年医师日均担负住院床日为 2.2 床日，较 2017 年减少了 0.4 床日，年均增长率为-4.09%；民营医院 2021 年医师日均担负住院床日为 2.3 床日，与 2017 年持平（见表 19）。

表 19 2017~2021 年我国各地区民营医院与公立医院医师
日均担负住院床日变化情况

单位：床日，%

年份	民营医院				公立医院				全国
	东部	中部	西部	总计	东部	中部	西部	总计	
2017	2.0	2.3	2.8	2.3	2.3	2.8	3.0	2.6	2.6
2018	2.0	2.3	2.8	2.3	2.3	2.8	2.9	2.6	2.6
2019	1.9	2.3	2.8	2.2	2.2	2.9	2.9	2.6	2.5

年份	民营医院				公立医院				全国
	东部	中部	西部	总计	东部	中部	西部	总计	
2020	1.9	2.1	2.6	2.1	1.9	2.3	2.5	2.2	2.2
2021	2.0	2.2	2.8	2.3	1.9	2.4	2.4	2.2	2.2
年均增长率	0.00	-1.11	0.00	0.00	-4.66	-3.78	-5.43	-4.09	-4.09

资料来源：历年《中国卫生健康统计年鉴》。

二 民营医疗机构发展的政策保障

1949年新中国成立后，之前遗留下来的各种资本形式的大医院逐渐被收归国有，同时个体开业医生和个体开业诊所继续存在和发展，但我国的医疗机构发展政策仍旧是以公立为主，直到20世纪70年代末，民营医疗机构都基本上处于被限制发展状态。

1978年12月党的十一届三中全会召开后，1979年4月卫生部、财政部、国家劳动总局联合发出《关于加强医院经济管理试点工作的意见的通知》，为社会办医提供了政策基础。改革开放后，国务院逐渐放宽对个体开业行医的限制，并鼓励在职医务人员业余服务。国务院于1980年8月批准卫生部《关于允许个体开业行医问题的请示报告》，明确指出允许个体开业行医合法存在。1985年卫生部发布《关于卫生工作改革若干政策问题的报告》，揭开了我国卫生工作改革的序幕，对个体开业行医做出具体政策规定，民营医疗机构以多种形式参与公立医疗机构改革。1989年卫生部等的《关于扩大医疗卫生服务有关问题的意见》确定了以各种形式的责任制为主的改革政策，允许有偿提供医疗服务。1992年9月23日国务院印发了《关于深化卫生改革的几点意见》，其主要精神就是建立健全卫生监督监测体制、拓宽卫生筹资渠道、完善补偿机制、转换运行机制、推进劳动人事及工资制度改革、加强经营开发、增强卫生经济实力，促进了民营医疗机构的发展。1994年国务院颁布《医疗机构管理条例》，明确将医疗机构所有制分为

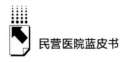

5 种。同年卫生部出台《医疗机构管理条例实施细则》，规范医疗机构管理。1997 年中共中央、国务院在《关于卫生改革与发展的决定》中将社会办医定位为医疗卫生服务体系的补充力量，并提出逐步实现企业卫生机构社会化。宿迁医改模式成为这一时期医疗市场化改革的标杆。1999 年《关于开展区域卫生规划工作的指导意见》指出，民营医疗机构作为公共卫生的重要部分，参与公共卫生领域竞争。2000 年 2 月 21 日国务院办公厅转发国务院体改办等 8 部门《关于城镇医药卫生体制改革的指导意见》，提出要"建立新的医疗机构分类管理制度。将医疗机构分为非营利性和营利性两类进行管理"。为贯彻该政策要求，实施医疗机构分类管理，促进医疗机构之间公平、有序竞争，2000 年 7 月 18 日卫生部、国家中医药管理局、财政部、国家计委等 4 部门发布《关于城镇医疗机构分类管理的实施意见》，确定了非营利性医疗机构和营利性医疗机构的界定依据，以及医疗机构分类的核定程序，规定医疗机构按《医疗机构管理条例》进行设置审批、登记注册和校验，并明确指出，营利性医疗机构根据市场需求自主确定医疗服务项目等。2005 年 2 月 19 日国务院印发《关于鼓励支持和引导个体私营等非公有制经济发展的若干意见》，更大程度上促进了民营医疗机构的发展。1978 年改革开放以来，医疗领域也开始允许公有制为主体、多种所有制经济共同发展的局面存在，社会办医开始逐渐兴起。国家 1980 年提出允许个体开业行医，1985 年提出民营医疗机构可以多种形式参与公立医疗机构改革，1997 年提出将社会办医定位为医疗卫生服务体系的补充力量。这一阶段为初步开放萌芽阶段。

2009 年新医改以来，国家发布多份政策文件鼓励社会资本举办医疗机构。政策从宏观到微观，鼓励和支持政策更加细化，从准入、融资、税收、医保等多方面给予社会办医优惠和支持，逐步解决社会资本举办医疗机构过程中遇到的难题，为社会办医创造了良好的外部政策条件。2009 年 3 月 17 日中共中央、国务院《关于深化医药卫生体制改革的意见》颁布，我国开启新一轮医改，加大公立医院改革力度，并加快形成多元办医格局，标志着民营医疗机构进入了一个崭新的发展阶段，明确将"坚持非营利性医疗机构为主体、营利性医疗机构为补充，公立医疗机构为主导、非公立医疗机构共同发展的办医原则"比较系统完整地写进了这一纲领性文件，"鼓励和引导社会资本发展医疗卫生事业"。次年中央把鼓励社会资本办医放在更加突出的地位，提出更加具体的措施。2010年5月印发并实施的《关于鼓励和引导民间投资健康发展的若干意见》，鼓励民间资本参与发展医疗卫生事业。同年11月26日国务院办公厅转发了国家发展改革委、卫生部、财政部、商务部、人力资源和社会保障部等5部门《关于进一步鼓励和引导社会资本举办医疗机构的意见》，表明鼓励社会资本办医被提到前所未有的高度予以重视。该文件从放宽社会资本举办医疗机构的准入范围、进一步改善社会资本举办医疗机构的执业环境和促进非公立医疗机构持续健康发展3个方面提出了鼓励社会办医的24条具体措施。该政策为非公立医疗机构消除了诸多障碍，使其与公立医疗机构享受同等待遇，并成为各省份制定具体政策的基本遵循。这一时期从中央到地方的各级政府发布了大量的激励信息，运用放宽准入限制、补贴和减税等政策工具激励社会资本投资举办医疗机构。2011年5月31日卫生部印发了《关于进一步做好非公立医疗机构设置审批和管理工作的通知》。2012年国务院在《卫生事业发展"十二五"规划》中明确提出大力发展非公立医疗机构，放宽社会资本举办医疗机构的准入范围，并指出建立健全医疗服务监管体系，完善医疗服务监管法规制度，加强医疗服务行为、质量安全和机构运行的监测监管，并特别提到民营医疗机构在发展中应得到有效的监管。2013年十八届三中全会做出《中共中央关于全面深化改革若干重大问题的决定》，提出鼓励社会办医，优先支持举办非营利性医疗机构。随后，大量产业资本开始涌入，民营医疗机构呈现快速发展态势，出现了高端医疗服务、专科连锁和综合医院等多种发展模式。2013年国家卫计委、国家中医药管理局的《关于加快发展社会办医的若干意见》要求持续提高社会办医的管理和质量水平。2015年6月11日国务院办公厅印发了《关于促进社会办医加快发展的若干政策措施》，明确提出要进一步放宽社会办医的准入标准，拓宽融资渠道，优化社会办医的发展环境。2016年中共中央、国务院发布《"健康中国2030"规划纲要》，提出推进和实现非营利性民营医院与公立医院同等待遇，逐步扩大外贸兴办医疗机构的范围。2017 年 5 月 23 日国务院办公厅出台《关于支持社会力量提供多层次多样化医疗服务的意见》等一系列鼓励和促进民营医院发展的政策文件。2018 年 8 月 3 日国务院办公厅发布《关于改革完善医疗卫生行业综合监管制度的指导意见》，意味着我国医疗卫生领域的全行业监管能力建设进入法治化、制度化、专业化的新阶段。这一阶段，国家开始重视对医疗服务的监管，逐步完善监管法律制度，民营医疗机构进入了健康发展阶段。2020 年中国共产党第十九届中央委员会第五次全体会议通过《中共中央关于制定国民经济和社会发展第十四个五年规划和二〇三五年远景目标的建议》，提出要全面推进健康中国建设，支持社会办医，推广远程医疗。

新冠疫情的到来为民营医疗机构的高速发展按下了暂停键，民营医疗机构遭遇了生存和发展的严峻挑战。2020 年 2 月 15 日国家卫生健康委、国家中医药管理局联合发布的《关于进一步加强社会办医管理做好新冠肺炎疫情防控工作的通知》明确要求，社会办医不分举办主体、经营性质、类别规模，主动融入防控工作大局，实行"统一服从疫情防控部署调度"的工作机制。同年 9 月国家卫生健康委、国家中医药管理局联合发布了《关于开展"民营医院管理年"活动的通知》，提出组织开展为期 3 年的"民营医院管理年"活动，旨在帮助民营医院，尤其是大型民营医院填补运营管理漏洞，提升业务能力，做强、做稳、做精，从而真正成为公立医院之外，中国医疗卫生服务体系的"有益补充"（见表 20）。

表 20　改革开放以来我国民营医疗机构相关政策回顾

序号	政策名称
1	《关于卫生工作改革若干政策问题的报告》
2	《关于扩大医疗卫生服务有关问题的意见》
3	《医疗机构管理条例》
4	《关于卫生改革与发展的决定》
5	《关于城镇医药卫生体制改革的指导意见》

序号	政策名称
6	《关于城镇医疗机构分类管理的实施意见》
7	《关于鼓励支持和引导个体私营等非公有制经济发展的若干意见》
8	《关于深化医药卫生体制改革的意见》
9	《关于鼓励和引导民间投资健康发展的若干意见》
10	《关于印发公立医院改革试点指导意见的通知》
11	《关于进一步鼓励和引导社会资本举办医疗机构的意见》
12	《关于进一步做好非公立医疗机构设置审批和管理工作的通知》
13	《卫生事业发展"十二五"规划》
14	《关于促进健康服务业发展的若干意见》
15	《关于加快发展社会办医的若干意见》
16	《关于促进社会办医加快发展的若干政策措施》
17	《"十三五"深化医药卫生体制改革规划》
18	《关于支持社会力量提供多层次多样化医疗服务的意见》
19	《关于改革完善医疗卫生行业综合监管制度的指导意见》
20	《关于促进社会办医持续健康规范发展的意见》
21	《关于进一步加强社会办医管理做好新冠肺炎疫情防控工作的通知》
22	《关于开展"民营医院管理年"活动的通知》
23	《关于印发"十四五"国民健康规划的通知》

从上述政策回顾能够看出，我国民营医疗机构深受中国医改的影响，并在医改中逐步发展，对应医改的步伐依次经历了萌芽期、快速扩张期及规范发展期三个阶段。我国社会办医政策内容整体上保持了较高的一致性和连贯性，并保持明确的社会办医发展方向，发展趋势也相对平稳。现阶段，我国以驱动国内社会资本投资医疗卫生事业为主，同时放宽了境外资本作为社会办医主体的要求。此外，国家对城镇医疗机构的经营性质认定也进行了程序调整。如今，我国民营医疗机构已经具备充分的政策支持，并且民营医疗机构正积极探索多元化、多种形式的办医模式，成为我国医疗卫生服务体系的重要补充力量。

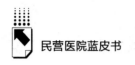

三　民营医院发展的问题与挑战

（一）新冠疫情对民营医院的冲击

面对突如其来的新冠疫情，缺乏对重大突发公共卫生事件应急和防控能力的民营医院显得十分被动。2020 年民营医院诊疗服务量和住院服务量出现大幅下降，诊疗人次较 2019 年减少了 6.87%，入院人数较 2019 年减少了 4.85%。随之而来的是医疗收入增幅明显放缓，与 2019 年相比 2020 年下降了 9.20 个百分点。对于某些扛不住风浪的中小型民营医疗机构而言，倒闭、转让几乎成为唯一的选择。

（二）民营医院呈现"多而不强"的局面

近年来，我国民营医院发展迅速，在数量上多于公立医院，但在医院规模和医疗服务能力上仍然无法与公立医院相比。从数量上看，截至 2021 年末，我国医院总数量达到了 36570 家，其中民营医院 24766 家，占比 67.72%，公立医院 11804 家，占比 32.28%。从规模上看，2021 年公立医院中三级医院有 2789 家，占比 23.63%，民营医院中三级医院有 486 家，仅占 1.96%；2021 年公立医院中 800 张及以上床位规模的医院有 1996 家，占比 16.90%，民营医院中 800 张及以上床位规模的医院有 169 家，仅占 0.68%。从服务能力上看，2021 年民营医院诊疗人次为 61290.76 万人次，占比 15.78%，公立医院诊疗人次为 327089.32 万人次，占比 84.22%；2021 年民营医院入院人数为 3745.25 万人，占比 18.58%，公立医院入院人数为 16409.89 万人，占比 81.42%。可见，民营医院与公立医院仍存在巨大差距，整体呈现"一多三小"的局面，即数量多，但大多数规模小、提供的服务量小、市场影响小，使得民营医院呈现"多而不强"的局面。

（三）民营医院高层次人才匮乏，人才队伍稳定性差

近年来，尽管社会办医的卫技人员数量呈增长趋势，但人才增长速度滞

后于诊疗需求增长速度。相对于公立医院而言，民营医院更加缺乏技术过硬和稳定的专业人才，大部分医师更偏向就职于公立医院。"招人才难，留住人才更加难"的问题严重阻碍了社会办医高质量、高水平发展。相比公立医院，民营医院往往缺乏人才培养的长远规划，加上缺乏科研平台与继续教育支持，使得其人力资源发展面临困境。此外，民营医院发展前景不明朗、稳定性差，人才成长空间受限，导致人才队伍流动性变大，对民营医院的可持续发展造成了严重的影响。同时，国家政策要求推进多点执业，允许在职的医师申办医疗机构，但受《执业医师法》和事业单位人事管理制度的限制，绝大部分医师无法自由流动。多点执业存在行为监管、医疗事故处理、收入分配等方面的政策缺位，民营医院较难获得必要的优秀人才。

（四）民营医院资产负债率居高不下，面临着巨大的偿债压力

与公立医院不同，民营医院受限于财政补助缺乏、资产负债率高、收支结余率要求高等因素，经营风险较高。就 2021 年而言，民营医院的总资产仅占医院总量的 20.08%，但是相应的负债占比却达到了 26.70%。董静的研究提示，根据我国医院基本情况来看，医院的资产负债率在 30%～50%比较合理。① 而民营医院 2021 年资产负债率高达 65.39%，比公立医院的资产负债率（45.10%）高出 20 多个百分点。疫情发生以来，民营医院负债规模有进一步扩大的趋势，经济运行压力不断增大。一方面，这是因为社会资本对民营医院的投资热情明显有所减退，一部分投资者减少甚至停止对民营医院的投资。另一方面，民营医院还面临着医疗收入增幅下降以及防疫物资、人员经费、用地房租费用等支出大幅增加的双重压力，这使得本就脆弱的资金链受到更大的考验。在这样的背景下，民营医院为了维持医院的正常运行，不得不通过大规模向银行贷款以及社会举债来满足融资需求，导致负债规模进一步扩大，偿债风险不断增加。

---

① 董静：《关于降低医院资产负债率的思考》，《全国商情》2014 年第 18 期。

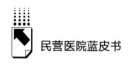
（五）大多数民营医院仍未被纳入分级诊疗制度中

民营医院作为公共医疗资源的一个组成部分，是我国公立医院的重要补充。合理利用民营医院及其医疗资源，有助于打破公立医院的垄断，引导患者转变就医模式，促进分级诊疗。然而，我国医疗市场长期以来都是以公立医院为主体、民营医院为补充，在整合型医疗卫生服务体系的医联体、医共体建设中，大多数是通过以公立医院为主体的纵向联合实现医疗资源共享和技术帮扶，尹琳琳等的研究显示，目前全国有近80%的社会办医疗机构尚未被纳入分级诊疗制度中。①

目前来看，将民营医院纳入分级诊疗制度主要面临三大困境。第一，等级医院评审的限制。分级诊疗的实施须得以医疗机构的等级划分为基础。但是民营医院缺少相关等级评审标准，无法有效对接医联体内的转诊患者。对此，尽管部分省份出台了民营医院的评审标准，但大多数针对的是综合性医院，民营医院中的专科医院仍鲜少涉及。此外，评审内容也主要针对的是公立医院的特点，无法完全适用于民营医院。第二，医保政策的限制。在现有医保政策的限制下，即使将民营医院纳入医联体，患者也会选择公立医院就医，民营医院在医联体中的发展非常受限。第三，医联体医疗服务定位的矛盾。与公立医院不同，民营医院缺少财政补助，营利性色彩较为浓厚，其提供的公益性服务相对欠缺。因此，一些公立医院认为，倘若将民营医院纳入医联体内，会对医联体整体公益性医疗服务的提供造成消极影响。

随着公立大医院多院区的建设发展，优质医疗资源不断扩容，医联体逐渐成为大医院"跑马圈地"和"虹吸"的载体，民营医院优质资源不断流向公立医院，医疗服务质量和水平也与公立医院差距明显，民众更倾向于选择到公立医院就诊，民营医院的发展举步维艰。

（六）民营医院监管体系不完善

近年来，国家相继出台鼓励社会办医的政策，社会主义市场经济体制下

---

① 尹琳琳等：《我国社会办医现状及对策分析》，《中国卫生经济》2020年第2期。

的医疗市场正在逐渐形成和不断发展。但由于医患间信息不对称等，医疗服务行业存在较为严重的市场失灵现象，需要对其进行严格监管。然而，目前各级政府大多存在"重发展、轻监管"等问题，引导社会资本健康发展的政策体系不健全，导致民营医院呈现数量多、规模小、能力弱的特征，尚未形成与政府办医"共同发展、平等竞争"的多元办医格局。目前针对民营医院的监管主要分为行业监管、政府监管、医保监管和社会监管四种。首先，行业监管法律法规尚不健全，长期存在"重事前审批，轻事中、事后监管"等问题，对民营医院的准入和监管法律也未做出明确规定。其次，政府监管缺乏威慑作用，部分民营医院为了尽快获利，过分夸大治疗效果，发布大量非法、虚假广告诱骗消费者，同时政府执法力度较小，医院违法行为成本低，相关部门对民营医院的监管不严，缺乏威慑力和约束力。再次，医保监管制度尚不健全，因医保监管法律体系尚未形成而未能发挥其预期作用，执法权不足。最后，社会公众参与监管程度不足，导致对民营医院的监管陷入"监管不足—质量无法保证—居民不信任—效率低下"的恶性循环。

（七）民营医院发展定位不明确

目前，社会办医疗机构与政府办医疗机构之间没有呈现"竞争有序、分工明确、相互合作"的理想状态。截至2021年末，全国综合民营医院占民营医院总数的53.2%，而政策鼓励和支持的社会办专科医院数量仅占31.7%，其中，以眼科、精神病、康复、口腔和妇产（科）等专科医院为主，其余专科医院数量更少。根据《中国卫生健康统计年鉴2022》居民病伤死亡原因统计，2021年城市居民前四位死因依次为心脏病、恶性肿瘤、脑血管病、呼吸系统病；此外，根据《中国卫生健康统计年鉴2022》慢性疾病患病率调查，高血压、糖尿病、心脏病、脑血管病的患病率位居前列，对我国居民健康影响较大。然而，从当前我国民营医院类型分布看，与上述疾病相关的民营专科医院很少。我国民营医院的医疗服务供给与患者需求存在明显偏差，需求量较大的专科医疗领域甚少有民营资本触及，无法满足群众多元化、多层次的健康需求。可见，我国社会资本对举办民营医院的发展定位还不够明确，缺乏对医疗市场需求的充分认识与了解，这也间接导致了民营资本更多举办综合医院，而对具有市场前景的部分专科医院则较少关注。而民营医院具有竞争力的前提是向居民提供多样化、多层次、差异化的医疗服务，民营医院应该将自身发展定位在保留差异的同时寻求共同点，相互补充，提高医疗服务质量。

四　民营医院发展的政策建议

（一）落实扶持政策，优化民营医院发展环境

自 2009 年新一轮医改以后，国家相继出台一系列利好政策鼓励和引导民营医院发展，在政策层面为社会资本办医拓展平台，近年来我国民营医院飞速发展。2019 年《关于促进社会办医持续健康规范发展的意见》出台，提出从拓展社会办医空间、扩大用地供给、推广政府购买服务、落实税收优惠政策 4 个方面加大政府支持社会办医力度。2020 年《中共中央关于制定国民经济和社会发展第十四个五年规划和二〇三五年远景目标的建议》发布，指出要支持社会办医，加快建设发展健康产业，进一步加大了民营医疗机构的政策支持力度，民营医院发展进入新阶段。

丁海峰等预测，2020～2025 年我国民营医院的数量将持续保持增长态势，到 2025 年民营医院占我国医院总数的比例将超过 90%。[①] 然而民营医院在床位、医师、护士等医疗卫生资源和医疗服务能力方面与公立医院差距甚大，按此趋势，民营医院服务效能的提升难以跟上其发展规模的扩张。民营医院的发展受到时间、政策、社会资本、群众需求等各种因素的影响，因此相关部门在贯彻落实国家对民营医疗机构相关政策的基础上，应根据各地

[①]　丁海峰等：《基于 GM（1，1）灰色预测模型的我国民营医院发展趋势预测》，《医学与社会》2021 年第 3 期。

区民营医院的发展定位细化政策内容，着重解决当地民营医院发展中存在的实际问题，营造相对公平的竞争环境。一是各级政府应加强部门配合联动，优化制度环境。现行针对民营医院的制度主要涉及经营许可证、市场准入、医疗价格、医疗税收等方面，这些制度仍然存在政府垄断和界限模糊等问题，因此需要规范和净化民营医院发展制度。二是加强公私医院协作交流。公私医院之间并不是相互对立的关系，而是相互补充的关系。在政府的大力支持下，公立医院拥有的卫生资源数量和技术水平远高于民营医院，这也恰是民营医院所迫切需要的，政府对民营医院的投入体现在政策和资金上，而公立医院能够给予技术上的帮扶。因此政府应引导公私医院协作交流，加强业务沟通，传授先进的医疗技术，帮扶民营医院更好地建设发展，同时也能缓解公立医院看病压力。

（二）加大财政投入，缓解民营医院经济压力

政府应该坚持"不求所有，但求所用"的观点，加大对民营医院的财政投入，要摒弃政府资金不能投入民营医院的认识误区，降低民营医院资产负债率。设立社会办医专项奖励补助资金并逐年增加额度，大力扶持和奖励重点专科建设、等级创建、基建项目、设备购置、卫生队伍建设以及公共卫生服务。政府只有加大投入的引导力度，才能激发民营医院的发展积极性。同时政府需要平衡投入规模，因为政府财政承担着众多公共服务，对民营医院的投入只是其中的一部分，对民营医院的投入规模受到政府财政能力限制。因此各级政府在确定对民营医院的投入规模时，应充分考虑政府财政收入和民营医院的实际情况，在保持投入规模适度的情况下，更应注重投入的效益，采取适当方法对投入效益进行评估测算，力争在一定投入规模下取得最大化的投入效益。此外，政府还可以设立由国资引导、民资参与的医疗产业发展基金，为医疗机构提供股权投资和融资担保等服务、鼓励登记为企业法人的民营医疗机构创设医疗私募股权投资基金、允许营利性民营医疗机构以自有资产进行担保等，从而缓解民营医院经济压力。

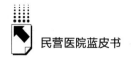

（三）完善医院等级评审制度，促进民营医院可持续发展

医院等级评审作为一项基本工作制度，在加强医疗服务监管、提高医疗服务质量、保障患者医疗安全等方面发挥着重要作用，是推进医改的重要抓手。在多元办医格局下，作为医院规范化管理的途径，做好民营医院的等级评审工作具有重要意义。然而长期以来，我国民营医院的等级评审都是参照公立医院的标准，纳入区域卫生规划，民营医院的等级评审工作零星进行，未受到足够重视。近年来国家逐步强化了对社会办医参与等级评审的支持，自 2011 年第二周期医院等级评审启动以来，我国民营医院参与医院等级评审认证日益活跃，特别是 2019 年 10 部门联合正式印发了《关于促进社会办医持续健康规范发展的意见》，其中把鼓励社会办医机构积极参与国家医院等级评审作为重要的意见向行业推广。随着我国民营医院飞速发展，不同水平、不同层次的医院数量快速增长，迫切需要一套等级评审体系，进一步规范执业行为、加强学科建设、提高管理水平和服务能力。因此下一阶段政府部门需要充分应用已有的经验，在符合区域卫生规划和医疗机构分级管理的条件下，采取分级分类评审、第三方评审、制定特殊性评审指标等方式，对民营医院进行等级评审，促进民营医院更好地融入整个医疗卫生服务体系，提高医疗质量、改进医疗服务。

（四）加强对民营医院的监管，规范医疗市场

随着国家政策对社会办医准入条件的放宽，民营医院不断发展壮大，在规模、管理等各方面都朝着良性运行方向努力，但相关法律法规的修订完善并未与社会办医市场的放开同步，这给卫生执法部门对民营医院实行有效监管带来障碍，具体表现在处罚力度小、违法成本低、不能对违法民营医疗机构形成有效震慑等。所以在民营医院蓬勃发展的同时要发挥政府的主导作用，加强重点监管，完善法律法规条款，让卫生执法部门在监管过程中有法可依。一是要开展经常性的监督检查和联合执法行动，及时查处过度医疗、违规执业、虚假宣传等违法行为，加强与工商、质检、药监等部门联合执

法，综合治理。二是要建立预警机制，并适时调整相关管理措施，规范民营医院经营行为，建立严格的退出机制，对运行不规范、医疗质量差、资质不达标的非公立医疗机构，坚决限期整改或令其退出。

此外，民营医院自身应坚持机构自治，强化行业自律；落实医疗机构的主体责任，健全现代医院管理制度，合法合理调整组织架构和管理制度，加强院内管理，注重服务质量的提升；设置医疗服务监管部门，接受患者对医疗服务的投诉和质询，定期公开执业情况，接受社会的评价和监督，提高行风建设的公信力。

（五）加强人才队伍建设，补齐发展短板

卫生人才资源是医院发展的关键要素和核心内容，公立医院由于具备高稳定性、高福利性的特点，相较于民营医院来说，更能够吸引高学历、高技术水平的卫生人才，而民营医院一定程度上只能留住毕业生或年龄较大的医护人员，这两类医院无论是从人员流动性还是从人员专业性来看都有较大差距，因此如何加快卫生人才培养体制机制的改革创新是民营医院在未来一段时间内需要着重思考的问题。建议一方面建立健全民营医院的人才资源库。政策层面国家已经放开注册医师多点执业，麦陈耀的研究数据显示超过75%的样本医生进行了跨省多点执业，[①] 因此知名专家、科主任可以在时间允许的情况下到民营医院坐诊、手术，这不仅能够为民营医院创造经济效益和社会效益，还能够丰富民营医院的人才资源库，能够一定程度上补齐民营医院人才短板。另一方面健全分类分层的人才培养体系。未来会有不同级别的人员流入民营医院，比如军队医院的改革、公私医院的合作、多点执业等，这些都是民营医院卫生人才补充的重要契机，因此针对不同人员分类分层进行管理和培养，充分发挥社会办医灵活的用人机制优势，形成符合民营医院环境要求的人才培养战略和培养平台，同时可以将人才培

---

① 麦陈耀：《开放医生多点执业对民营医院发展的作用》，《中华医学教育探索杂志》2014 年第 4 期。

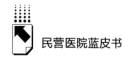

养关口前移，通过资助贫困医学生等方法培养医院后备力量。另外，"拿来主义"观念往往是民营医院用人的主要策略，所以培养员工的价值观、增加凝聚力也是民营医院管理卫生人才的重要措施，公开透明的内部分配、合理的人才管控等措施能够培养员工对医院的归属感，创造适应民营医院的文化氛围。

（六）加强内部管理，改善社会形象

民营医院要加强内部管理，从经验管理过渡到科学管理，制定一套合适的医院科学管理制度；提高医疗质量，民营医院之所以公信力不高，归根到底是因为民营医院无法提供可靠的医疗质量。优质的医疗服务，不仅可以吸引更多的患者来就医、消费，更可以吸引更多的医务人才来就职，从而提高民营医院的社会口碑。因此，民营医院一是要积极落实医疗安全责任制度，健全医疗核心制度，加强医疗服务监控讲评、环节质控和终末质控等。二是要实现医院的信息公开化，建立科学的风险预警机制，加强对负债项目的管理，形成医院所有权、监督权和经营权相互制衡的运行和监管体系。三是要做好宣传管理，禁止不当医疗宣传，积极开展公益活动，改善并维护自身形象，通过开展优秀民营医院创建评比，各类新闻媒体、信息简报和专刊专栏加强宣传，增强医院社会责任意识，加强医务人员执业道德建设，树立并改善医院的良好社会形象。

（七）积极参与 DRG/DIP 支付方式改革，实现自我提升

2021 年国家医疗保障局印发了《DRG/DIP 支付方式改革三年行动计划》，其中提出的工作目标是分期分批加快推进 DRG/DIP 支付方式改革任务，到 2024 年底，DRG/DIP 支付方式覆盖所有符合条件的开展住院服务的医疗机构，基本实现病种、医保基金全覆盖。国家推行 DRG/DIP 支付方式改革的主要目的就是倡导以价值为导向的医疗服务，引导医疗机构改变当前粗放式、规模扩张式运营模式，转向内涵式发展，进行精准成本管控，规范医疗服务，更加注重体现医疗服务技术价值。

然而 DRG/DIP 支付方式改革势必会对民营医院产生一定的冲击，特别是一批服务质量不高、数据信息不完善、病案编码人员极度缺乏的民营医院。但 DRG/DIP 支付方式改革是医院管理和运营水平的"试金石"，医院一旦适应和掌握了基本规则，采取了有效的管理措施，管理能力、临床诊疗水平、运营水平都势必得到显著提升。因此，民营医院的当务之急是提高认识，积极参与，充分认识到 DRG/DIP 支付方式改革的必然性，医院需要成立院级 DRG 推进工作小组，由运营副院长牵头，医保、医务等职能部门共同组成，明确各小组成员责任与分工，建立定期会议制度，组建工作群组，完善与业务相关科室和职能部门的联动工作机制；建设完善的医院信息系统，由于 DRG/DIP 付费都需要大数据作为基础，需要一个强大的数据平台，以确保各类统计数据的规范、完整、一致，做到编码管理到位、信息传输到位、病案质控到位，因此，信息化、现代化建设也必将作为医院下一阶段战略发展目标的一部分。此外建立适应 DRG/DIP 的绩效考核方案，DRG/DIP 支付方式改革的目的是医疗机构提质控费，实现医、保、患三方共赢，这就要求民营医院将绩效考核指标作为考核内容，通过优化临床路径、加强耗材管控、加快病床周转来争取提高效益。DRG/DIP 支付方式改革或许并不能给民营医院发展带来"春天"，却关乎民营医院发展的"明天"，民营医院应抓住 DRG/DIP 支付方式改革这一有利契机，通过提升医院数据质量，抓好临床路径管理与病种成本管理，以更加规范自律的方式提供医疗服务，进而提升自身实力。

（八）倡导价值医疗，寻求长期发展

价值医疗的核心理念在于医疗服务提供方由服务量驱动转变为价值驱动，让有效的医疗资源发挥最大作用，民营医院的发展应与这一理念契合，充分考虑患者在医疗全流程中的需求，控制医疗成本，为患者提供高价值的医疗服务，实现自身的高质量发展。

培育高端的专科医疗服务，形成民营医院专科的核心竞争力。民营医院因为在资金、技术上与公立医院存在差距，可探索特色专科医院的发展模

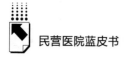
式。通过集中资金、人才等，充分体现"小而精"的特色，承接公立医院无暇顾及或不愿过多投入的空白市场，从而在医疗市场上占据一席之地。除了保证一定的市场占有率，还应注重服务差异化，重点发展特需服务。从患者入手，重点发展有较高收入人群或追求高品质人群，在社会均等化的医疗服务中，在保持同等的医疗水平的前提下更加强调环境舒适度、体验感等，提供 VIP 服务，如高端产科护理、专家门诊预约等，打造出品牌特色与高质量、高水平的服务，与公立医院形成互补。

积极探索多样化诊疗服务。随着 5G 技术的日益成熟与"互联网+"的大力推行，民营医院在发展过程中，也应依托先进信息技术，因地制宜建立互联网医院，在为群众提供高效便捷的医疗服务的同时，也能够实现与区域内医疗机构的互相协作、互联互通。各地的民营医院也可以充分发挥区位、民族医药特色等优势，通过远程会诊、医联体、专科联盟等多种模式展开合作交流。

积极加入医联体。2016 年 12 月，国家卫计委发布《关于开展医疗联合体建设试点工作的指导意见》，要求各地结合区域内医疗资源结构与布局，分区域、分层次就近组建医联体。民营医院应以政府为媒介，加入医联体，充分利用公立医院的专家服务及先进监测设备，提高自身诊疗水平，这既有助于推动公立医院和民营医院合作，也有助于民营医院品牌知名度和信任感的提升。另外，民营医院之间应组建医联体，"抱团化"进行特色科室整合，发挥民营医院在服务、专科方面的优势，有力增强整体竞争力。

（九）明确差异化的市场定位，科学谋划发展战略

由于我国不同地区经济社会发展水平和卫生事业发展状况不一，甚至同一地区的不同区域情况也会有显著差异，民营医院在投资建设时，应根据当地医疗卫生服务的实际需求和现有的医疗资源、社会经济和医疗卫生事业发展实际情况，因地制宜选择不同的发展方向。在公立医院数量较多、社会资本实力较强的地区，民营医院的市场定位应以"提供高端医疗服务和特色

专科服务"为主，并且注重服务质量的提升，尤其是就诊流程的优化和就诊环境的改善等方面，同时也应注重发展商业保险。在公立医院不够丰富但民营医院数量已经较多的地区，投资建设民营医院时应重点考虑地理位置上的合理分布，避免恶性竞争。对于公立医院发展基础较为薄弱的地区，应考虑举办非营利性民营医院，以满足人们基本医疗需求，大力引导社会办医发展，激活当地医疗市场。

长期以来，受到我国社会制度和医疗体制的影响，政府未从顶层设计上对民营医院的定位做出明确和详细的规定，导致民营医院乱象较多。其实民营医院的存在有其必要性，其存在的根本目的和公立医院一样都是以健康为中心。因此从政府角度来看，在未来的发展中应找准民营医院的合理定位，制定恰当的行业准入标准，促使民营医院回归医疗本质，破除逐利性，强化公益性，兼顾市场与医疗双重属性，引导其良性有序发展。民营医院自身应瞄准机遇，做好市场分析和自身定位，优化资源配置结构，提前从战略角度谋划自身发展，优化自身的专科建设、医疗服务能力提升、医疗质量安全保障、人才培养等内外部因素，探索有别于公立医院的发展之路，从整体上提高自身竞争力和推动长远发展，实现民营医院的社会价值。

综上，虽然近年来我国民营医院发展成绩斐然，但当前阶段仍然存在许多发展瓶颈。因此，在下一阶段政府需要落实扶持政策，优化民营医院发展环境；加大财政投入，缓解民营医院经济压力；完善医院等级评审制度，促进民营医院可持续发展；加强对民营医院的监管，规范医疗市场。民营医院自身要加强人才队伍建设，补齐发展短板；加强内部管理，改善社会形象；积极参与 DRG/DIP 支付方式改革，实现自我提升；倡导价值医疗，寻求长期发展；明确差异化的市场定位，科学谋划发展战略。

参考文献

李倩等：《我国社会办医政策演变分析与研究》，《中国医院》2018 年第 2 期。

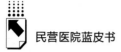

朱小祥：《当前我国社会资本办医存在问题及对策研究》，硕士学位论文，东南大学，2017。

庹晴：《我国民营医疗机构发展研究》，硕士学位论文，西南财经大学，2011。

薛莲等：《基于文本挖掘法的我国社会办医政策分析》，《中国卫生资源》2020 年第 3 期。

郭明敏、刘亚孔：《乡村振兴背景下欠发达地区健康治理效能提升研究——以山西促进社会办医参与健康治理为视角》，《长白学刊》2021 年第 2 期。

吕一星：《我国社会办医发展现状及对策研究》，《中国医院》2021 年第 7 期。

董静：《关于降低医院资产负债率的思考》，《全国商情》2014 年第 18 期。

钱珍光、王艳羣、张梦倩：《分级诊疗背景下社会办医疗机构纳入医联体的探讨》，《卫生经济研究》2018 年第 9 期。

尹琳琳等：《我国社会办医现状及对策分析》，《中国卫生经济》2020 年第 2 期。

岳晓菲等：《社会办医综合监管问题及对策探讨》，《中华医院管理杂志》2020 年第 8 期。

沈晓、徐一明、甘恩儒：《公共政策理论视角下湖北省社会办医政策研究》，《卫生经济研究》2019 年第 11 期。

丁海峰等：《基于 GM（1，1）灰色预测模型的我国民营医院发展趋势预测》，《医学与社会》2021 年第 3 期。

杜鑫、朱梦蓉：《基于 GM（1，1）灰色模型的四川省"十三五"民营医院发展趋势预测分析》，《现代预防医学》2017 年第 8 期。

骆向兵：《我国医疗卫生行业政府投入管理制度研究》，博士学位论文，财政部财政科学研究所，2014。

王乐陈、肖婷、李刚：《对我国民营医院评审的思考》，《中国医院管理》2014 年第 5 期。

刘嫣等：《我国社会资本办医的历史和相关政策的发展》，《中国医院管理》2014 年第 5 期。

刘昉等：《民营医院监管现状的思考与对策》，《中国卫生监督杂志》2018 年第 3 期。

麦陈耀：《开放医生多点执业对民营医院发展的作用》，《中华医学教育探索杂志》2014 年第 4 期。

金磊、金鑫、鱼敏：《民营医院管理规范化探讨》，《中国卫生标准管理》2014 年第 24 期。

赵晓娟等：《医保新政的政策逻辑及对民营医院的影响分析》，《中国卫生质量管理》2020 年第 2 期。

王星宇等：《健康中国战略背景下价值医疗的医院实践》，《中国医院管理》2021 年第 1 期。

刘舒宁：《新医改以来我国民营医院发展趋势研究》，硕士学位论文，中国医科大学，2018。

赵亚芳：《宿迁民营医院发展现状及运行效率研究》，硕士学位论文，南京中医药大学，2017。

政策研究篇

Policy Research Reports

B.2
民营医院投融资交易趋势分析与展望

钱立强*

摘　要： 回顾过去几年，中国医疗健康行业经历了疫情的突发性、反复性带来的冲击，在政策层面、社会基本结构层面、医疗服务需求—供给—支付侧层面均发生了不少变化，这些变化也影响着民营医院投融资交易趋势。本报告从不同维度对2019~2022年民营医院投融资交易趋势的数据进行分析总结，认为民营医院投资方从以财务投资者为主导逐步过渡到以战略投资者为主导，股权转让（控股收购）类交易数量占比较高，交易动因多样化，包括能力拓展、市场开拓、资源整合等。除此之外，专科医院交易数量占比较高，其中，投资热点包括眼科、口腔、妇产（科）、美容、肿瘤等。放眼未来，除了人口结构、政策变化带来的专科领域投资机会之外，民营医疗机构在东南亚地区

---

* 钱立强，普华永道中国内地及香港医疗行业并购主管合伙人、交易战略主管合伙人，全联并购公会常务理事，主要研究方向为投融资战略、投资风险与建议、财务和市场尽职调查、中国医疗健康领域投融资、医疗机构投资模式。

的海外并购也将成为新的关注点。

关键词： 民营专科医院 战略投资者 热门专科 海外并购

近年来，在资本和医改助推下，民营医疗机构经历了快速扩张、"跑马圈地"的规模化发展，而疫情的反复为民营医院发展带来了不确定性。医疗服务行业经历了医改政策趋严、疫情反复等影响，对短期业绩承压的资本选择了退出医疗服务行业，另外，由于业绩承压，部分医院资产出清淘汰，大浪淘沙留下经得起考验的投资人和医院。因此，在过去几年逐渐形成了一些头部医疗集团，这些医疗集团加速"跑马圈地"，甚至在一些区域市场激烈竞争。诸多医疗服务行业的现象令很多民营医院股东开始思考自己经营的医院未来该走向何方：一部分医院股东会破旧立新，积极和资本接洽交流。无论是国资、私募股权基金还是民营企业，不同资本的投资逻辑均取决于它们投资医院的战略、自身优势和商业模式。

2022年国务院办公厅出台《"十四五"国民健康规划》，为社会办医发展指明了方向，规划中提出"促进社会办医持续规范发展""增加商业健康保险供给""推进健康相关业态融合发展"。医院的运营整合门槛很高，投资人普遍注重民营医疗机构服务差异化、专业技术、品牌价值和运营能力等医院内生价值，对于跨界产业投资人而言，如果能够懂行业、懂业务、懂管理，就能够推动健康业态融合发展，实现打通生态链、推动运营整合的目标。

一 医疗服务行业发展宏观趋势

（一）高质量发展持续，医疗价值通过医疗技术与服务能力体现

"十四五"时期经济社会发展主题是推动高质量发展，继2021年《公立医院高质量发展促进行动（2021—2025年）》和《"十四五"优质高效

医疗卫生服务体系建设实施方案》等纲领性文件颁布之后，2022年医疗监管机构围绕着医疗服务高质量发展的纲领性目标，陆续颁布多项重磅政策，包括《医疗机构设置规划指导原则（2021—2025年）》《关于推进家庭医生签约服务高质量发展的指导意见》《"十四五"国民健康规划》《关于进一步推进医养结合发展的指导意见》《"十四五"全民健康信息化规划》等。重要的政策主题包括专科建设、医保改革、国产替代、医疗数字化、分级诊疗、集中采购等。政策的颁布主要是为了逐步缓解医疗资源供需匹配不均，优化医保资金使用，提升医疗技术及服务能力。

在政策支持下，医疗服务行业的部分细分领域迎来发展机遇和窗口，包括特色专科建设与发展、消费属性的医疗服务（例如口腔、眼科等）市场渗透率提升、本土创新引领的医疗技术突破、医疗机构信息化普及下的市场渗透与扩容。医疗服务领域的价值正寻求在医疗技术和服务能力中逐步体现。

（二）医疗服务行业供需变化及支付端改革促进医疗价值回归

从需求端看，随着疫情期间就医人数的增长，人们对公共卫生应急处置能力的要求提升，基层诊疗服务及设施便捷度和远程医疗服务也备受关注；疫情后，慢性病管理和健康管理越发受重视，居民健康意识从重治疗向重预防过渡。

从供给端看，近十年民营医院规模扩张迅速，从医院床位数来看，民营医院床位数在2021年占比已超过三成（见图1），床位数增速达两位数，其中，增速最高的是民营专科医院的床位数，自2012年近14万张增长至超过70万张。这主要受益于新医改政策以及社会办医政策的放开，民营医院医疗资源成为公立医疗体系的有力补充，缓解了公立医院的救治压力。疫情期间，急重症救治医疗设施需求增长、基层医疗服务网络覆盖率有限、医护人员紧缺的情况越发凸显。结合民营医院的床位数供给情况和疫情期间的医疗需求来看，社会资本办医作为对公立医疗资源的补充，仍存在一定的发展空间。

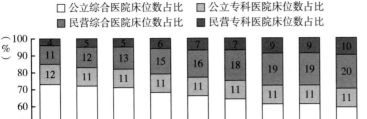

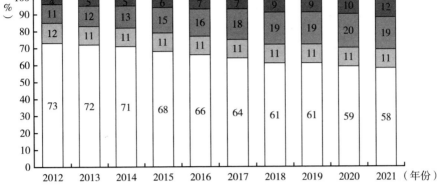

图1　2012~2021年我国民营医院与公立医院床位数占比变化

说明：此处医院类型仅包括综合医院和专科医院，不包括其他医院类型——中医医院、中西医结合医院、护理院（中心）和民族医院。

资料来源：历年《中国卫生健康统计年鉴》。

从支付端看，作为基本医疗保险的补充，打造多层次医疗保障体系将成为医改体系中阶段性的重要任务。2021年，基本医保、大病保险、医疗救助三重保障制度基本实现全覆盖，在"保基本"医保扶贫存量任务基本完成后，2022年，由地方政府相关部门主导、商业保险公司承保的"惠民保"等普惠型商业补充医疗保险在各地推出。同时，商业健康险将对此类医疗卫生费用缺口形成有力补充。过去十年间，商业健康险原保费收入从2012年占基本医保收入的不到10%上升至2021年占比近1/3。[①]

同时，更多基于居民基本需求的医疗服务项目也正逐步被纳入医保。2022年7月，经国务院同意，国家卫生健康委、国家医保局等17部门印发《关于进一步完善和落实积极生育支持措施的指导意见》，提出要指导地方综合考虑医保（含生育保险）基金可承受能力、相关技术规范性等因素，

---

① 原保费为投保人与保险人直接签订保险合同后，投保人所需支付的相关费用，又称第一次保险保费。根据国家医保局数据，2021年我国基本医保收入达到2.9万亿元；根据国家金融监督管理总局数据，2021年我国健康险原保费收入达到8447亿元。

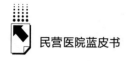

逐步将适宜的分娩镇痛和辅助生殖技术项目纳入基金支付范围。除了将辅助生殖纳入医保，多地正在陆续启动职工医保个人账户改革，包括江苏省、黑龙江省、江西省、湖北省等。

（三）数字驱动下，医疗生态边界延展，蓝海新机遇持续涌现

数字化驱动着医疗技术及服务能力的新一轮变革与创新，更高效满足了人们的健康管理和诊疗需求。数字化以互联网诊疗为突破口，逐步深入渗透至医疗价值链前端的医疗技术，全方位重塑医疗服务行业新格局。

随着智慧医院建设、远程监测及诊疗服务、辅助诊疗系统开发、人工智能药械研发、真实世界数据研究、手术机器人等创新医疗产品及服务的落地，医疗生态的边界将不断延展，医药、器械和服务的形态多元融合，产生上下游并购交易机会。蓝海细分赛道发展的新机遇将持续涌现，这类投资机会也将进一步赋能医疗服务机构综合服务能力建设。

二　民营医院投融资趋势分析

（一）民营医院总体投融资趋势

受疫情期间对医疗健康领域的关注度提升和需求增长的影响，2019～2022年我国民营医院投融资交易数量总体呈现先升后降的趋势，2022年前的投融资交易数量逐年增长，自2022年开始呈回落态势。2022年较2021年交易数量下降近40%至84笔，总体交易金额仅较2021年下降约7%至295亿元（见图2）。交易回落主要受到国企医院改制潮于2021年底收官的影响，加上疫情期间医院的经营与业绩持续承压。然而，具备服务及运营经验和资本运作能力的专科医院规模化扩张仍在持续。

2019～2022年我国民营医院投融资重大交易前10位分别见表1至表4。

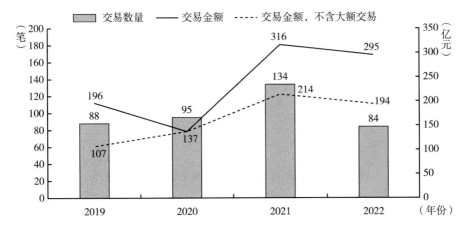

图 2　2019~2022 年我国民营医院投融资总趋势

资料来源：清科私募通数据库、汤森路透、投中数据库、普华永道。

表 1　2019 年我国民营医院投融资重大交易前 10 位

单位：亿元

交易日期	标的名称	业务描述	主要投资人	投资人类型	交易轮次	交易金额
2019-06-30	和睦家医疗	综合医疗集团	新风天域	综合医疗集团	非控股收购	89.5
2019-08-30	爱尔眼科	眼科专科连锁医院	淡马锡、高瓴资本等	金融机构	非控股收购	18.6
2019-06-13	锦欣生殖	辅助生殖专科连锁集团	高瓴资本、奥博资本等	金融机构	非控股收购	10.3
2019-08-18	新视界眼科医院	一级眼科专科医院	光正眼科医院集团	专科医疗集团	控股收购	7.4
2019-04-19	唯儿诺	儿童专科连锁诊所	高盛集团、光信资本、道彤投资等	金融机构	C 轮融资	6.7
2019-01-10	淮南朝阳医院	三级乙等综合医院	淮南和徽企业管理	金融机构	控股收购	6.6
2019-01-11	朝聚眼科	眼科专科医疗集团	兰馨亚洲、阳光融汇医疗基金	金融机构	B 轮融资	4.0
2019-10-25	吉隆坡谷中城南区国际眼科中心（ISEC）	连锁眼科医疗服务机构	爱尔眼科	专科医疗集团	非控股收购	3.5

续表

交易日期	标的名称	业务描述	主要投资人	投资人类型	交易轮次	交易金额
2019-08-22	山东文登整骨医院	民营三级甲等专科医院	新华医疗	医疗器械企业	增资控股	3.0
2019-11-08	普瑞眼科	民营眼科连锁机构	国寿健康	保险机构	Pre-IPO	2.0

表2　2020年我国民营医院投融资重大交易前10位

单位：亿元

交易日期	标的名称	业务描述	主要投资人	投资人类型	交易轮次	交易金额
2020-03-18	宜华健康	综合医疗集团	中冠宝、华夏保险	金融及保险机构	定向增发	10.5
2020-08-12	京都儿童医院	三级儿童专科医院	大钲资本	金融机构	控股收购	10.4
2020-05-08	三博脑科	脑科专科医疗集团	泰康资产、朴道医疗、宏鼎投资等	金融机构	定向增发	8.0
2020-09-18	金卫医疗	综合医疗集团	Meditech Global Group Limited、自然人	其他	私有化	7.6
2020-03-13	美中嘉和	肿瘤专科医疗集团	中信兴业	金融机构	战略投资	7.0
2020-01-08	赛德阳光口腔	口腔专科连锁机构	启明创投、阳光融汇医疗基金	金融机构	A轮融资	6.9
2020-09-29	泰州妇幼医院	二级甲等妇产专科医院	莎普爱思	生物制药企业	控股收购	5.0
2020-07-11	陆道培医疗集团	血液肿瘤专科医疗集团	淡马锡、Investcorp	金融机构	B轮融资	5.0
2020-06-19	希玛眼科	民营连锁眼科医院	未披露	其他	定向增发	3.6
2020-08-24	中珠医疗	民营三级肿瘤专科医院	广州盈创生物科技	生物制药企业	非控股收购	3.5

表3 2021年我国民营医院投融资重大交易前10位

单位：亿元

交易日期	标的名称	业务描述	主要投资人	投资人类型	交易轮次	交易金额
2021-08-04	新风医疗集团	综合医疗集团	复星医药、华平投资、高盛集团等	金融机构	私有化	102.3
2021-04-25	永鼎医院	二级综合医院	海吉亚医疗	专科连锁集团	控股收购	17.3
2021-11-29	博德嘉联	医生集团	新风天域	综合医疗集团	战略投资	10.0
2021-07-15	美维口腔	口腔连锁机构	达晨财智、天风天睿、新希望集团等	金融机构	B轮融资	10.0
2021-02-06	通用环球	民营综合医疗集团	百盈发展	地产物业集团	定向增发	9.7
2021-04-13	瑞尔齿科	民营口腔医疗连锁机构	淡马锡、奥博资本、汉能投资等	金融机构	E轮融资	9.2
2021-03-28	淮阴医院	民营二甲综合医院	江华管理有限公司	综合医疗集团	控股收购	8.8
2021-11-09	广州新市医院	民营综合三级医院	复星健康科技	综合医疗集团	控股收购	8.1
2021-09-29	佑佑宝贝	民营三级妇儿专科医院	龙湖集团	地产物业集团	控股收购	7.1
2021-04-13	杭州连天美整形医院	民营医疗美容医院	奥园美谷	地产物业集团	控股收购	7.0

表4 2022年我国民营医院投融资重大交易前10位

单位：亿元

交易日期	标的名称	业务描述	主要投资人	投资人类型	交易轮次	交易金额
2022-08-09	美中宜和	妇幼专科连锁集团	字节跳动	互联网集团	控股收购	101.3
2022-05-26	苏州泓天医疗投资	口腔医院	泰康人寿	保险机构	控股收购	38.2

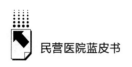

续表

交易日期	标的名称	业务描述	主要投资人	投资人类型	交易轮次	交易金额
2022-10-14	爱尔眼科	眼科专科连锁集团	高盛集团、麦格理银行、摩根大通等	金融机构	定向增发	35.4
2022-02-10	香港亚洲医疗	心血管专科连锁集团	碧桂园创投、春华资本、工银国际等	地产物业集团及金融机构	D轮融资	25.4
2022-06-30	恒康医疗	综合医疗集团	新里程	综合医疗集团	非控股收购	17.9
2022-06-20	徐州新健康	三级综合医院	南京新百	地产物业集团	控股收购	17.3
2022-04-21	康芝医院	辅助生殖专科医院	锦欣生殖	专科医疗集团	控股收购	9.5
2022-11-29	西安爱尔等26家医院	眼科专科连锁医院	爱尔眼科	专科医疗集团	控股收购	9.1
2022-03-25	明州康复医院	康复专科连锁医院	三星医疗	综合医疗集团	控股收购	8.4
2022-06-30	达康医疗	独立血液透析中心及肾病专科医院	赣江新区开发投资、央企乡村投资基金、南京高科等	金融机构	E轮融资	4.0

（二）民营医院投融资特点

1. 国企医院改制落幕，医院并购保持活跃

截至2021年11月底，中央企业所举办的1154家医疗机构深化改革完成率达到99.6%，作为收官之年，最后一批医院改制于2021年12月31日前加速完成。[①] 在历时超过十年的改制进程中，大型医疗集团"跑马圈地"，产业资本积极布局，部分早期涌入的产业资本因自身运营水平不高等陷入困

---

① 数据来源于国务院国资委。2021年12月23日，国务院国资委召开中央企业办医疗机构深化改革媒体通气会。国务院国资委企业改革局副局长唐祖君表示，中央企业办医疗机构改革基本完成，下一步将加快完成医院改革扫尾任务。

境，而头部的医疗集团如复星健康科技、新里程等则成为中国医疗服务产业的中坚力量；在医院资产转售和医疗集团持续扩张的形势下，医院并购保持活跃。除医疗集团之外，互联网与信息科技、保险、地产等跨界产业资本进入市场寻求商业模式优化、产业转型升级，制药与器械企业也持续寻求协同效应下的新增长。

2. 专科医院诊所并购连锁化加剧，多标的控股收购成常态

近年来，并购主题从"连锁化""规模化"向"品牌化""基层化"转变，强调服务能力拓展与质量提升的同时，部分交易旨在从一线、新一线等城市向基层渗透布局。

以眼科医疗集团龙头爱尔眼科为例，其一次收购了 26 家体外培育孵化的眼科医院，服务能力正逐步向县域级地区渗透，进一步扩大下沉市场规模。以知名保险集团泰康人寿为例，2022 年其一次收购了 5 家口腔专科医院的控股权，从早年收购拜博口腔、布局医疗服务的"跑马圈地"到"去拜博化"，可见泰康人寿打造自营品牌的决心。以辅助生殖医疗头部企业锦欣生殖为例，其一次收购了 2 家辅助生殖持牌医院，获取稀缺牌照资源并提升诊疗服务能力。

从以上交易我们发现，民营医院的大型交易金额逐年增长的原因之一是医疗集团已不满足于并购一家机构，而是一次性并购多家机构。由此可见，头部医疗集团仍在扩张期，为实现诊疗服务能力的连锁化和规模化，医疗集团的并购交易整合仍将持续。

3. 纾困类交易持续，跨界企业回归聚焦主业

部分战略投资人于早年间通过跨界并购医院开始涉猎医疗行业，以此进行业务转型或发展双主业，经历数年发展后，由于自身经营能力有限、并购后标的未能履行业绩承诺、原主业债务高企等，机构陷入资金紧张的局面，医疗板块业务亟待纾困。该类企业主要通过资产剥离及转售、股权及债务重组等方式化解困境，包括以恒康医疗和宜华健康为代表的医疗集团重组和债务豁免；以新华医疗转售唐山弘新医院和辰韦仲德旗下多家专科医院、国际医学转售商洛医院为代表的单体医院转售和资产剥离。另外，近年来也不乏

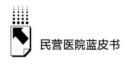

上市公司濒临退市或摘牌，私有化退出资本市场。

4.消费属性赛道依托规模化优势领跑，持续拓展服务能力

经历疫情后，健康管理的重要性越发受到民众关注，民营医院中，眼科、口腔、妇产（科）等医院交易数量持续领跑，从2022年来看，以上领域的交易数量均超过5笔。眼科医疗集团陆续上市，以市场份额和营运能力扩张为主导的并购将进一步持续，部分机构向基层市场拓展。以上细分领域的交易均以上市企业或大型医疗集团为主体，主要以拓展服务能力为交易动因。

（三）民营医院热点专科领域投融资情况

1.综合及专科医院投融资情况

从医院类型来看，民营医院以专科医院交易为主，其交易数量占比2019~2022年均保持在60%以上，2022年专科医院交易数量占比超过七成（见图3）。

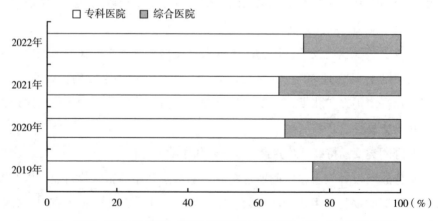

图3 2019~2022年我国民营医院投融资交易数量占比（按医院类型）

资料来源：清科私募通数据库、汤森路透、投中数据库、普华永道。

2.热门专科领域分析

2019~2022年，从累计交易数量来看，前五大民营专科医疗领域从大到小依次为眼科、口腔、妇产（科）、美容和肿瘤，其累计交易数量分别为 77 笔、51 笔、38 笔、35 笔和 27 笔（见图 4）。除头部专科外，中腰部专科包括了儿童、康复、骨科、皮肤病等，另外，心血管病、耳鼻喉科等专科医院也有少量交易。2022 年，口腔、眼科市场估值预期较高，从平均单笔交易金额来看，口腔专科平均单笔交易金额超 5 亿元，眼科专科平均单笔交易金额约 4.5 亿元。以上细分领域的交易均以上市企业或大型医疗集团为主体，主要以拓展服务能力和开拓新市场为交易动因。

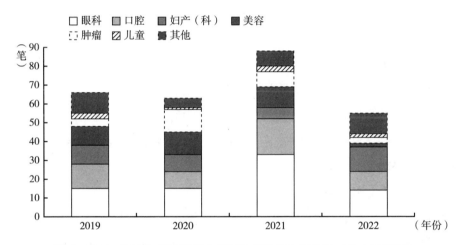

图 4　2019～2022 年我国民营专科医院投融资交易数量（按专科类型）

资料来源：清科私募通数据库、汤森路透、投中数据库、普华永道。

3. 热门专科领域投资标的机构及其优势特点

（1）县域地区布局与新市场开拓

专科投资呈现出县域地区布局特点，投资人为巩固区域布局优势、实现区域优势的扩大，选择在医疗资源相对匮乏的地区进行布局，或者在未曾布局的地区开拓新市场。爱尔眼科一直致力于拓展市场，随着二线城市布局完善，边际效益递减，因此渗透至三四线城市成为其寻求确定性的投资逻辑。海吉亚医疗收购广西贺州广济医院，积极布局人口密集且医疗资源稀缺的县域地区，保持先发优势和口碑优势。除了县域地区布局外，华润医疗旗下江

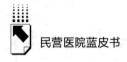

华管理有限公司收购淮安市淮阴医院，是华润医疗开启长三角区域医疗服务网络布局的起点。成都普瑞眼科医院收购东莞光明眼科医院，这是普瑞眼科在华南地区又一新增长引擎，与广州番禺的首家自建医院形成规模效应并提升竞争力。

（2）优质医师团队

对医疗服务机构而言，医师资源的质量高低与数量多寡是医疗服务机构的关键竞争力指标，因此不断丰富优质医师资源是行业龙头企业维持可持续发展的关键因素。不少医疗集团在规模化阶段会选择投资医师资源丰富的企业以实现自身对医师资源的需求。李兰娟院士带头创办的树兰医疗，拥有强大的疑难危重病临床诊治能力，现已成为中国唯一一家能够同时开展肝、肾、心、肺四大器官移植的社会办医疗机构。三名脑外科医师创办的三博脑科同样拥有强大的医师团队，超过 2000 名专业医护人员中有 538 名医师，其中主任及副主任医师达 180 余名，团队具备专业背景和丰富临床经验。

（3）特色诊疗技术

从历史交易来看，资本聚焦于具备专科特色、独创性技术和可持续创新能力的专科医疗机构。亚洲最大的心血管病医院之一武汉亚洲心脏病医院，20 多年来积累了突出的学术及临床服务能力，开展了湖北省首例微创搭桥手术、华中地区首例经导管二尖瓣钳夹术等。其母公司香港亚洲医疗于 2022 年获得了由碧桂园创投、春华资本领投、工银国际等跟投的 D 轮融资。陆道培医疗集团作为国际上享誉盛名的造血干细胞移植和细胞免疫治疗中心之一，具有在血液肿瘤领域全球领先的造血干细胞移植技术及特色的 CAR-T[①] 桥接移植技术，自开展 CAR-T 临床实验以来，已完成逾千例的患者入组。集团于 2020 年获得了由淡马锡、Investcorp 投资的 B 轮融资，并于 2023 年递交了港股上市申请。

---

① 嵌合抗原受体治疗（Chimeric Antigen Receptor T-cell，CAR-T），又称嵌合抗原受体 T 细胞治疗，是将人的 T 细胞经过基因工程手段体外修饰改造后，回输患者体内，用于治疗疾病。

（4）稀缺医疗资质

对于特殊医疗行业，行医牌照获取难度大，资源稀缺，但利润高，因此此类拥有资质的企业，也是投资方眼中的"香饽饽"。比较典型的案例包括锦欣生殖通过投资九洲医院与和万家医院增加了两家辅助生殖持牌医院。对于美容机构而言，整形外科医院四级手术资质获取难度较大，稀缺性较强。朗姿股份收购区域性优质美容机构武汉五洲整形外科医院（见表5）90%的股权，该医院为三级医院并具备四级手术资质，收购后可进一步提升手术型美容服务能力。

表5　我国投融资热点民营专科领域医院投资案例

专科领域	民营医院典型标的案例
眼科	爱尔眼科、东莞光明眼科医院、青岛视康眼科医院、希玛眼科、万州爱瑞阳光眼科医院
口腔	苏州泓天医疗投资、美维口腔、瑞尔齿科、赛德阳光口腔、爱康健齿科
美容	杭州连天美整形医院、武汉五洲整形外科医院、广东韩妃、韩辰整形
肿瘤	海吉亚医疗、永州珂信肿瘤医院、美中嘉和、陆道培医疗集团、中珠医疗
妇产（科）	泰州妇幼医院、瑞慈水仙医院及瑞慈瑞静医院、咸阳彩虹医院、蚌埠玛丽妇产医院、深圳和美妇儿医院

注：此处包含2019~2022年交易数量排名靠前的专科，非穷尽。苏州泓天医疗投资控股5家口腔医院，包括苏州口腔医院、泰安口腔医院、昆山同济口腔医院、蚌埠口腔医院和无锡口腔医院。

（四）民营医院投资者分析

1. 民营医院投资者类型及投融资趋势

从投资者类型来看，民营医院以战略投资者为主导，2019~2022年战略投资者累计交易数量占比约为73%，累计交易金额占比接近七成。从趋势来看，2019~2022年战略投资者历年交易数量占比均大于财务投资者（见图5）。

战略投资者中，专科医疗集团和综合医疗集团依旧是投资主力。锦欣生殖、三星医疗、新里程等知名的大型医疗集团均在医疗机构进行了投资布局，

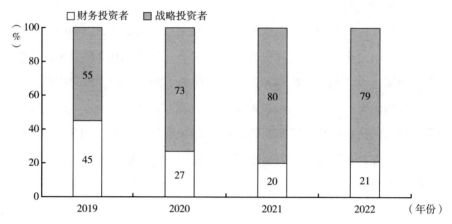

图5　2019~2022年我国民营医院交易数量占比（按投资者类型）

说明：战略投资者主要包括企业战略投资人、拥有产业背景或投后运营管理能力的投资机构；财务投资者主要包括以财务回报为投资目的的投资机构。

寻求市场和服务能力拓展。除医疗集团类战略投资者之外，泰康人寿、碧桂园创投等险资、地产资本也寻求跨界资源整合，并积极围绕医疗服务、康养等健康产业布局。

另外，值得注意的是，国资背景的产业投资平台因具备资源协调和整合的能力，往往能够为医疗服务机构提供资金和政策方面的支持，包括给予机构资金补贴和优惠政策。同时，这类产业投资平台往往背靠产业园，亦能够为企业提供资源协同方面的支持，包括联动园区内的医疗行业上下游企业的资源，促进医疗服务机构和外部机构的资源置换和战略合作。

2. 不同类型的民营医院投资者及其特点

（1）综合医疗集团聚焦优质营利性医院，携大量资金参与私有化及纾困重整

综合医疗集团作为医疗服务市场的中坚力量，早年收购大量医院优质资产以拓展医疗服务和运营能力。复星健康科技以营利性医院的控股收购或战略投资为主，华润、环球和新里程投资较多非营利性医院。近年来，综合医疗集团收购步伐放缓，逐渐转向社会资本办医的营利性机构，并逐步参与到

私有化、重整主题的巨额交易中，如和睦家医疗私有化以及宜华健康重组分别由复星健康科技和新里程参与。

（2）民营专科连锁机构纷纷上市，资本加持下的规模化交易持续活跃

专科医疗集团作为医疗服务市场近年来崛起的新势力，除部分自建医院之外，主要通过同业并购进行规模化扩张，"跑马圈地"拓展服务市场。伴随新的专科连锁机构纷纷上市，并购交易将持续活跃，如爱尔眼科、海吉亚医疗、锦欣生殖等。其中，爱尔眼科旗下拥有超过150家眼科医院或诊所，远远领先于其他同类机构，杠杆并购后的商誉隐忧初现。海吉亚医疗锁定县域地区进行医院布局，以"农村包围城市"的差异化布局策略，通过并购改变了县域地区优质医疗资源匮乏的现状。辅助生殖龙头锦欣生殖斥资30亿元收购全国最大民营单体妇儿医疗机构四川锦欣妇女儿童医院，又于2022年成功收购西南地区辅助生殖牌照持有机构云南九洲医院以及昆明和万家医院，实现区域布局扩张。自此，锦欣生殖的服务版图已覆盖我国云南、四川、广东、湖北和美国加州。从以上案例可见，已上市的专科连锁机构纷纷通过并购的方式实现了服务能力拓展和市场扩张的目标。

（3）地产资本陷入困境退场，具备专业运营能力的医疗集团接手

近年来，地产资本受政策影响频频陷入困境。通过纾困重整和转售，例如宜华健康通过纾困重整和转售剥离逐步离场。具备专业能力的综合医疗集团借此机会"抄底"入局，通过专业的运营管理赋能和资源整合达到提升诊疗质量和扩张业务规模的目的。至此，综合医疗集团进一步成为民营医院资本的中坚力量。

（4）跨界资本聚焦专科，多元化业务助力转型并寻求新增长点

除地产机构外，不乏其他跨界投资机构聚焦专科特色连锁医院，如朗姿股份投资整形医院和美容连锁机构。海尔集团自2014年布局医疗领域，通过"产业投行"模式的帮扶与引领，持续构建"生态化、专科化、区域化"的医疗生态圈，以金融服务和产业运营双轮驱动，在长周期医疗价值链获得"共创共赢"。

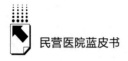

3.战略投资者的交易动因多样化

根据往年交易情况和战略投资者的交易战略目标，笔者将交易动因归为如下六类①。第一类是能力拓展型，主要是基于已有的医疗服务能力进行能力拓展的同业类型的并购。第二类是品类扩张型，主要是收购同业态下的新产品管线、新服务品类。第三类是市场开拓型，以新市场渠道和应用场景开拓为导向。第四类是资源整合型，以资源协同赋能、规模经济效益下价值提升为导向进行上下游并购。第五类是多元化战略型，常见于上市公司和大型集团公司，这类公司通常以寻求新业务增长点、战略转型或者多产业布局为诉求，进行跨界并购。我们通常也把前五类称为战略型投资，相对于战略型投资，第六类则是单纯追求财务回报的财务型投资。

民营医院战略投资者的投资目标明确。投资医院及诊所的战略投资者以整合资源、拓展能力、拓展市场为主要目的。战略投资以产业资源与技术协作为主，注重技术领先和独特性。

我国民营医院战略投资者交易动因和相关案例见表6。

表6　我国民营医院战略投资者交易动因和相关案例

交易动因	交易案例
能力拓展	锦欣生殖收购辅助生殖持牌医院九洲医院及和万家医院,拓展辅助生殖服务能力建设 泰康资产收购苏州泓天医疗投资旗下5家口腔医院,持续打造泰康口腔品牌力
品类扩张	希玛眼科收购爱康健齿科,将深圳爱康健齿科医疗服务能力加入现有眼科医院网络 新风天域投资敦复医疗,拓展肿瘤领域布局
市场开拓	爱尔眼科收购西安爱尔等多家眼科专科医院,扩大下沉市场布局 泰康资产收购苏州泓天医疗投资旗下5家口腔医院,顺应口腔行业发展,凸显企业在口腔领域的区域优势
资源整合	字节跳动收购美中宜和,依托线上流量分发能力,协同整合线下医疗资源 朗姿股份收购韩辰整形,进一步扩大企业医美业务规模

---

① 交易动因的分类依据普华永道交易咨询部门全球历史并购交易分析归纳得出。

交易动因	交易案例
多元化	房地产开发上市企业龙湖集团收购佑佑宝贝,跨界开拓妇儿医疗市场,依托地产商优势提供更多元化服务类型 泰康资产依托保险资金的长期属性投资三博脑科,在三博脑科的数据支持下开发了脑科保险产品"心脑泰",实现多元化布局
财务投资	方源资本以数亿元投资呷呀口腔医疗集团,助力其战略并购口腔医疗集团旭海英博,通过资本赋能品牌力和服务能力提升 大钲资本完成民营三级儿童专科医院京都儿童医院投资,通过资本赋能管理团队和服务质量提升医疗机构地位

4. 民营医院投融资交易类型以股权转让(控股收购)为主

从交易类型来看,民营医院投融资交易以股权转让(控股收购)为主,历年交易数量占比均超过50%,且整体呈现走高态势(见图6)。因为医院是一个人才、资金、技术、监管密集的领域,医院的运营管理有自己独特的行业特征,而少数股东对医院的管控和治理难度很大。据观察,越来越多医院交易变成了控股型交易,具备资源整合能力的投资人更愿意通过股权转让(控股收购)的方式参与医院的运营管理和学科建设,发掘与医院的潜在协同效应,从而达到扩张规模、优化服务、打通上下游和拓展医疗服务领域等目的。

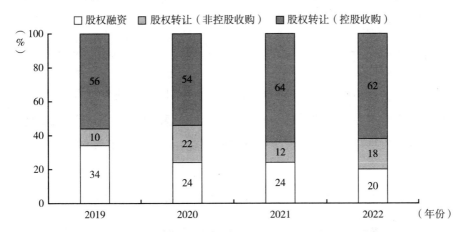

图6 2019~2022 年我国民营医院投融资交易数量占比(按交易类型)

资料来源:清科私募通数据库、汤森路透、投中数据库、普华永道。

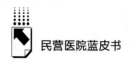

三　民营医院未来投融资主题展望

（一）人口结构变化带来对老年慢性病、辅助生殖的投资关注

在宏观层面，人口结构变化正在对医疗服务机构产生深远的影响，进一步孕育医疗服务增量需求。

依据国家统计局最新发布的人口数据，截至 2022 年末，我国人口自然增长率为-0.60‰，这也反映了我国正式步入了人口负增长期，人口结构老龄化、少子化的问题再次进入公众视线。国家卫生健康委及国家统计局数据显示，截至 2022 年底，全国 65 岁及以上老年人口约 2.1 亿人，占总人口的14.9%；预计 2035 年左右，60 岁及以上老年人口将突破 4 亿人，在总人口中的占比将超过 30%，我国将进入重度老龄化阶段。[①] 另外，出生率持续下降，自 2020 年跌破 10‰后，2022 年出生率仅为 6.77‰。[②]

综合以上人口结构变化趋势，老年人医疗及健康管理需求相关的领域将进一步受到关注，例如老年人慢性病防治与管理、基础疾病诊疗、老年人健康管理、愈后康复、适老化设施建设等，另外，鼓励生育的配套政策也将进一步刺激辅助生殖等医疗服务领域的发展。

（二）东南亚地区"出海"并购或将成为民营医疗集团新发展方向

近年来，受疫情、经济环境复杂、优质民营医院标的数量有限等影响，国内民营医院规模化扩张的态势有所放缓。在此背景下，"出海"投资新标的、构建新发展格局有可能成为包括民营医院在内的中国医疗健康行业的一

---

① 2022 年 9 月 20 日，国家卫生健康委召开新闻发布会，国家卫生健康委老龄司长王海东介绍了我国老龄化现状及未来老龄人口发展趋势。

② 根据国家统计局于 2023 年 1 月 17 日发布的 2022 年国民经济运行数据，2022 年全年出生人口 956 万人，人口出生率为 6.77‰；死亡人口 1041 万人，人口死亡率为 7.37‰；人口自然增长率为-0.60‰。

个新趋势。2022 年，东南亚 11 国①总人口达到 6.78 亿人，11 国 GDP 达到 3.66 万亿美元，未来 10 年 GDP 年均增长率预计将保持在 4%～5%，②东南亚将成为全球经济增长最快的地区之一。东南亚市场由于人口基数大、人种与疾病结构与中国类似、人均可支配收入增长较快等，正在成为中国医疗健康行业"出海"业务发展的新热点。

不少中国民营医院已经开始探索在东南亚拓展业务布局的可能性，提升全球竞争力。从投资模式来看，各医院集团扩张策略各有千秋。部分医院集团以搭建医疗旅游业务的形式，与东南亚渠道商、医疗机构进行业务合作，在业务层面试点可能性。部分医院集团正积极搭建境外投资平台，计划通过股权收购和自主运营等形式，扩展东南亚业务版图。与此同时，在受到美国投资限制法令的影响下，中国境内美元基金投资规模持续走低，而以美元基金为代表的财务投资者，也在探寻东南亚市场的投资机遇。其中，部分美元基金选择与当地本土基金合伙，借助当地基金管理人的本土资源开展投资活动；另一部分美元基金则选择与中国民营医院进行战略合作，借助民营医院的行业视角和当地合作伙伴资源共谋发展。

在积极探索投资机会的同时，也需要注意，东南亚是一个高度分散的市场，11 个国家人口基数、发展阶段、政治体制均不同，中国投资者在当地投资需要因地制宜，充分做好投前调研和投后规划，包括团队搭建、业务模式、文化与沟通、企业治理等方面都需要调整和平衡。此外，投资者在做投资决策时，也需要同步考虑退出方式可行性（无论是 IPO 还是并购退出），以及当地政治、监管、货币等因素对退出方式的影响。

---

① 东南亚 11 国包括越南、老挝、柬埔寨、缅甸、泰国、马来西亚、新加坡、印度尼西亚、菲律宾、文莱、东帝汶。

② 根据贝恩公司（Bain & Company）与蒙克山基金（Monk's Hill Ventures）联合发布的一份报告预测，在截至 2032 年的未来十年内，东南亚的 GDP 将会呈现出 4%～5% 的年均增幅。并且在其中，越南将以 5%～7% 的年均增幅居于东南亚各国的首位，菲律宾和印尼则会以 4%～5% 的年均增幅并列第 2 位。

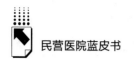

（三）医疗信息化和大数据为医疗服务机构发展带来新动能

随 DRG/DIP 支付方式改革加快推进,[①] 医疗服务机构对精细化运营和集约化管理的要求相应提升，从诊疗流程到医院管理，对医院信息系统的依赖程度均有所提高。

诊疗流程方面，智慧病案、辅助诊疗系统、临床诊疗知识库、垂直病种专病队列等强诊疗属性的医疗信息化功能模块将大幅提升诊疗效率和准确性；医患随访、互联网医院等平台型数字医疗服务将进一步提升远程诊疗便捷度、拓展基层医疗服务范围并提升服务能力。医院管理方面，医院管理信息系统以及医保支付、财务、运营、诊疗等一体化融合将成为趋势；对于互联网医院而言，深耕专科医疗服务的数字医疗企业可能以模块化的形式上线，帮助医疗服务机构构建新的线上诊疗服务生态。由此来看，医疗服务机构依托信息化的降本增效需求被验证，相关投资热度将平稳持续。

由于医疗信息化的普及依赖海量、多样化的医疗大数据，因此，对于医疗服务机构而言，医疗大数据的重要性不言而喻。在医疗服务的控费、增效、提质的需求促进下，患者及健康人群的健康大数据链接了上游药品和器械供应方、下游医疗服务提供方、医疗保险支付方和终端患者及健康人群，构建起完整的医疗服务生态圈，包括如下要素。

①药品/器械企业的药械研发：通过患者临床数据验证治疗方式的有效性。

②保险机构的费用控制：通过健康人群和患者的数据积累，调整保险精算模型以实现精准营销，从而达成保险精算模型随健康数据进行动态定价，提升保费管理效率，有效节省医疗支出，实现医疗保险控费目标，除了精准控费之外，健康数据因具备中国本土化的疾病谱特征，能够帮助保险机构研

---

① 国家医保局于 2021 年 12 月宣布正式启动 DRG/DIP 支付方式改革三年行动计划。根据已经印发的《DRG/DIP 支付方式改革三年行动计划》，到 2024 年底，全国所有统筹地区全部开展 DRG/DIP 支付方式改革工作，到 2025 年底，DRG/DIP 支付方式覆盖所有符合条件的开展住院服务的医疗机构。

发更适合中国国情的创新型健康险产品。

③医疗服务机构的诊疗服务：通过医疗服务机构的患者就诊数据提供更高的诊断、复诊效率，优化医疗服务机构降本增效的管控方式，从而提升基本医疗保险的使用效率。

④患者和健康人群的疾病防控：需要通过健康数据了解自身健康水平，达到预防疾病、及时治疗的效果。

医疗大数据与医疗服务价值链各相关方关系见图7。

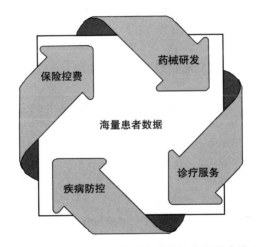

图7 医疗大数据与医疗服务价值链各相关方关系

结　语

在高质量发展、服务业扩大开放的新形势下，技术创新和服务能力成为驱动医疗价值投资的主要考量因素。基于对医疗服务质量、技术先进性和服务效率关注度的提升，民营医疗服务机构借助多样化的数字技术实现降本增效并提升服务质量，同时，按价值付费的方式持续驱动着医疗支付创新与改革。

展望未来，投资者在民营医疗服务机遇发掘和产业整合加速的过程中，

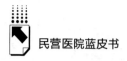
应积极布局特色医疗技术、优秀医师团队、基层医疗市场、稀缺医疗资质、海外服务模式创新、医疗信息协同效应等领域，助力企业实现持续的价值创造。

参考文献

国务院办公厅：《"十四五"国民健康规划》，2022。

刘谦主编《中国民营医院发展报告（2020）》，社会科学文献出版社，2021。

国家医保局：《2021年全国医疗保障事业发展统计公报》，2021。

国家卫生健康委、国家医保局等17部门：《关于进一步完善和落实积极生育支持措施的指导意见》，2022。

《普华永道钱立强：医疗服务行业投资回暖，险资等跨界投资者加速入局》，《华夏时报》2020年11月30日。

普华永道：《2013年至2019年中国医疗健康服务行业并购活动回顾及展望：聚焦、跨界、整合，医疗健康服务产业蓝海依旧》，2020。

普华永道：《2013年至2020年中国医疗健康服务行业并购活动回顾及展望：解构、重塑、共生》，2021。

普华永道：《2016年至2021年中国医疗健康服务行业并购活动回顾及展望：变革、创新、机遇》，2022。

《普华永道服贸会上发布上半年医疗健康行业并购交易趋势报告，资本青睐"技术特色"和"高服务质量"》，中国发展网，2022年9月5日，http：//www.chinadevelopment.com.cn/xc/2022/0905/1796404.shtml。

《老龄少子化趋势下，资本关注哪些医疗赛道？诊疗价值链延展了》，《南方都市报》2023年6月19日。

《国家卫健委：近十年我国老龄工作取得显著成效》，央视网，2022年9月20日，https：//news.cctv.com/2022/09/20/ARTInjejQDvm-MaZi5jzTPHYT220920.shtml。

《国务院新闻办就2022年国民经济运行情况举行发布会》，中国政府网，2023年1月17日，https：//www.gov.cn/xinwen/2023-1/17/content_5737627.htm。

Bain & Company and Monk's Hill Ventures：Southeast Asia's Pursuit of the Emerging Markets Growth Crown，2022年11月14日，https：//www.bain.com/insights/southeast-asias-pursuit-of-the-emerging-markets-growth-crown/。

国家医保局：《DRG/DIP支付方式改革三年行动计划》，2021。

B.3

中国社会办医行业趋势年度报告（2023）

摘　要： 近十年来，我国社会办医行业发展迅速，已进入从"量变"到
"质变"的发展关键期。本报告从行业趋势、洞察与展望三大
方面入手，进行行业全面解析，助力社会办医可持续性高质量
发展。行业趋势方面，本报告回顾了社会办医行业的成长情
况，解读疫情冲击、产业定位与医疗改革三大外部因素为民营
医院带来的挑战与启示。本报告还基于 2022 年度全国社会办
医行业发展调研，全面解析我国社会办医行业的外部环境与运
营状况，从发展方向与能力支撑两方面为国内民营医院提出建
议。展望未来，本报告聚焦精细化、差异化、专科化、集团化
四大关键趋势并为民营医院提供具体、可落实的方法论以便
参考。

关键词： 社会办医　医疗改革　民营医院

　　近年来，中国社会办医发展迅速，在医疗服务供应中发挥着日益显著
的作用。然而，民营医院仍面临公立医院竞争、后疫情时代冲击、支付方
式改革等挑战。不同医院类型之间盈利能力、诊疗规模等方面差距也较
大。在政策的持续扶持下，社会办医已进入从"量变"到"质变"的发展

---

* 夏小燕，波士顿咨询公司合伙人兼董事总经理，中国医疗健康业务组核心领导，主要研究方
向为医疗服务提供方和支付方业务与咨询服务；许圣超，波士顿咨询公司项目经理，中国医
疗健康业务组核心成员，主要研究方向为医疗服务提供方和支付方业务与咨询服务。

关键期，聚焦于精细化、差异化、专科化、集团化的高质量发展。民营医院若想要获得更大的成功，需在"扩疆域"的同时，注重"练内功"，不断优化机构运营模式，促进社会办医的健康发展，更好地服务于广大人民群众。

一 趋势：社会办医重要性持续提升，外部机遇与挑战并存

（一）中国社会办医行业稳步增长

随着政策环境驱动、社会资本涌入和市场需求增长，中国社会办医行业日益规模化、技术化，在机构总量、单体规模、市场结构、服务质量方面都有显著提升。2015～2022 年，我国社会办医院数量从 1.5 万家增至 2.5 万家，复合增长率达到 8%，在中国医院总数量中的占比从 53% 升至 68%，远超复合增长率-1% 的公立医院。2015～2021 年，社会办医院床位数复合增长率达到 13%，远超公立医院的 3%，在中国医院总床位数中的占比从 19% 升至 30%（见图 1）。2020～2022 年，社会办医院同比增长速度放缓，波动部分系疫情所致，未来仍呈稳步增长趋势。

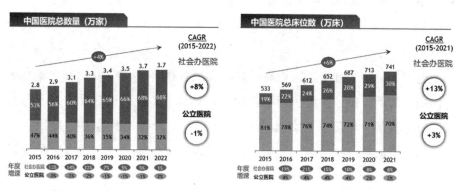

图 1 中国医院总数量（2015～2022 年）与总床位数（2015～2021 年）

资料来源：历年全国社会办医行业发展调研。

按机构类别区分，2020 年专科医院、中医类医院在社会办医院中的占比达到 43%，呈现强劲增长势头，增速超过综合医院。2015～2020 年，专科医院在社会办医院总数中的占比从 29% 升至 31%，复合增长率为 11%，而中医类医院占比从 9% 升至 12%，复合增长率为 16%。两者的复合增长速度均超过综合医院的 8%，导致综合医院呈现份额逐渐缩小的态势（见图 2）。

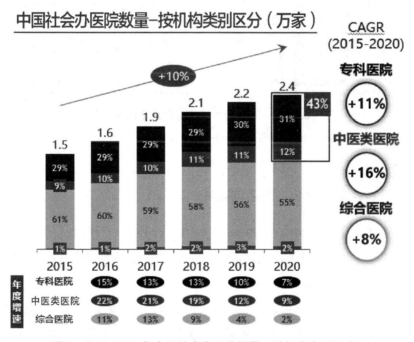

图 2　2015～2020 年中国社会办医院数量（按机构类别区分）

说明：其他类医院仅列举占比数据。
资料来源：历年全国社会办医行业发展调研。

同时，社会办医院承接的门诊与住院人次占比总体增多，证明其重要性持续攀升。2015～2022 年，中国社会办医院接待门诊人次从 3.7 亿人次增至 6.2 亿人次，占比从 12% 升至 16%，复合增长率达到 9%，远超公立医院的 3%。同时期中国社会办医院住院人次从 0.2 亿人次增至 0.4 亿人次，占比从 15% 升至 19%，复合增长率达到 4%，略高于公立医院的 3%（见图 3）。

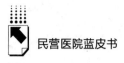
近几年因疫情影响，门诊与住院承接量有一定波动，但社会办医重要性持续上涨，证明其在医疗服务供应中发挥着日益显著的作用。

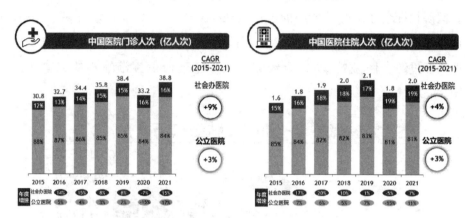

图3　2015～2021年中国医院门诊及住院人次

资料来源：历年全国社会办医行业发展调研。

（二）外部环境带来机遇与挑战

1.疫情促进社会办医疗体系整合

2020年，线下就诊人数大幅减少，民营医院门诊人次减少7%，公立医院减少15%。至2022年门诊人次仍有所下滑，但降幅主要来自公立医院。疫情期间，新冠疫情对供需的影响较大。一方面，不定期发生的疫情挤兑医疗资源，核酸/抗原检测需求、人流限制等相关因素仍可能扰乱供给端常规运行。另一方面，医院优先救治重疾患者，导致非紧急就诊需求有被迫推迟的可能，对需求端造成一定影响。虽然线下就诊量及供需情况逐渐恢复正常，但新冠疫情对社会办医行业的冲击仍未完全消除。

疫情期间，头部民营医院可凭借其较强的医疗技术与完善的硬件设施，在防控疫情的同时诊治重疾患者。其他民营医院仍面临相关运营风险，需主动寻求与头部集团合并、合作的机会，从而推进医疗服务产业整合。

2.政策明确社会办医作为"补充"的产业定位

近年来，国家持续支持社会办医，但多次明确其作为公立医疗体系

"补充"的定位。"十三五"规划鼓励社会力量兴办健康服务业，推进非营利性民营医院和公立医院享受同等待遇。"十四五"规划加大投入推动公立医院高质量发展，明确将以公立医疗卫生机构为主体、非公立医疗卫生机构为补充，扩大医疗服务资源供给。《"十四五"优质高效医疗卫生服务体系建设实施方案》明确指出，政府将坚持"加强公立医疗卫生机构建设，提高标准、适度超前"地建设国家医学中心、区域治疗中心和推动省域优质医疗资源扩容下沉。总体而言，国家将持续支持社会办医，但必将投入更多资源加强公立医疗体系建设，客观上导致社会办医面临更大压力。

同时，2023年3月出台的《关于进一步完善医疗卫生服务体系的意见》明确指出，国家将推进城市医疗联合体建设，社会办医疗卫生机构可牵头组建或参加医疗联合体，应建立统一协调的医疗联合体管理体制，为社会办医指明未来发展道路。这一系列新政策对社会办医有三大启示：一是追求差异化发展，做好"补充"角色；二是强化自身实力，在同领域保持持续竞争力；三是积极融入或牵头组建医疗联合体，更好地优化盈利能力、扩大诊疗规模，该启示也与后疫情时代带来的产业整合机遇相符。

3. 医疗改革推动社会办医革新

作为国家医疗改革的重要组成部分，药械集采与支付方式改革将对社会办医行业发展产生深远影响。自2018年11月以来，国家已进行8批次共计360个品种的药品集采。同步开展的器械集采也已包含冠脉支架、人工关节与骨科脊柱类耗材。药品、耗材集采将显著影响医院的营收与利润，大幅挤压医院的利润空间。

药械集采为社会办医院带来了以药械差异化吸引患者、以更市场化的激励模式吸引医生人才的机会。一方面，民营医院可采用增加药械选择范围的方式，将其作为差异化竞争力，吸引更多的患者。同时，药械厂商将更加重视与民营医院的合作，给予其更大的谈判空间。另一方面，民营医院可采用相对公立医院而言更合理、市场化的激励模式，有效吸引医生人才，强化竞争力。

支付方式改革方面，国家于2018年首次提出开展DRG付费试点。此

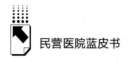
后，DRG/DIP 付费落地步伐不断加快。2021 年，国家发布三年行动计划，将支付方式改革从"30+71"的试点模式推向全面覆盖。2022 年，国家医保局开发 DRG/DIP 功能模块基础版，计划年内在全国落地。新支付方式改变了医院盈利逻辑。过去，医院更多追求收入增长，从而提供更多医疗及检测项目、开具更多药品处方。未来，医院将重点实施降本增效，提供更"有效"的项目，并促进临床管理标准化、规范化。该转变冲击医院固有盈利模式，使其亟待推进改革以应对挑战。

在支付方式改革的新盈利逻辑下，医院将以降本增效为核心，强化精细化管理能力。一方面，社会办医院可以对核心医疗业务进行改革，配合 DRG/DIP 落地，提升经营效率。另一方面，社会办医院可以提高后台部门的信息化程度，持续寻求优化空间。新支付方式促进社会办医院提升运营水平与医疗质量，长期来看有利于中国医疗健康行业的可持续发展。

二 洞察：社会办医步入发展关键期，需同步做到"扩疆域"与"练内功"

（一）宏观趋势对民营医院影响分析

为深入理解宏观趋势对民营医院运营发展的影响，BCG 在全国范围内收集涵盖不同医院类型（连锁/单体、综合/专科、三级/二级/一级）的 56 个样本，通过一线调研，深入识别其运营痛点与发展机遇。在外部环境方面，2021~2022 年对民营医院发展影响最大的因素是来自公立医院的竞争（38%）、疫情（包括 25%线下就诊量影响、16%疫情防控任务影响）、支付方式改革（如 DRG/DIP 等，占 13%）、药械集中采购（7%）及其他因素（1%）。

进一步调研发现，同一外部因素对不同类型医院的影响程度有差异。在公立医院竞争方面，消费专科医院和中医/中西医结合医院竞争压力大于严肃专科医院和综合医院。在疫情冲击方面，综合医院受疫情线下就诊量影响的程度最大，以眼科、口腔、骨科、美容、妇产（科）等为主的消费专科承压则最小。在 DRG/DIP 支付方式改革方面，中医/中西医结合医院受 DRG/DIP 的实施影响大于消费专科、严肃专科和综合医院。未评级和低等级医院受 DRG/DIP 实施的影响较大，而支付方式改革对高等级医院的影响较小。

通过对支付方式改革影响的进一步分析发现，严肃专科医院和综合医院 DRG/DIP 实施或试点的参与度更高。47%受访的严肃专科医院已实施 DRG，12%已实施 DIP，29%已开启 DRG 试点。21%受访的综合医院已实施 DRG，25%已实施 DIP，8%已开启 DRG 试点，17%已开启 DIP 试点。综合来看，仅有 12%的严肃专科医院和 29%的综合医院尚未参与支付方式改革，远低于中医/中西医结合医院和消费专科医院的 40%（见图4）。同时，单体医院对 DRG/DIP 的实施比例高于医院集团及连锁机构，而以眼科、口腔与辅助生殖为优势科室的受访医院均已开展 DRG/DIP 实施或试点。

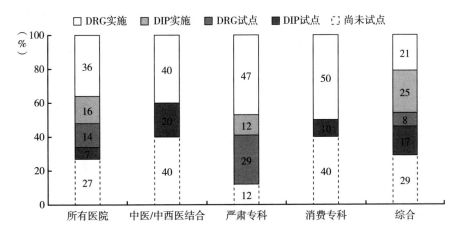

图4　2022 年民营医院 DRG/DIP 的实施或试点情况

资料来源：2022 年度全国社会办医行业发展调研。

从收入角度来看，2022 年 DRG/DIP 对严肃专科医院收入的影响程度最高，35%的受访严肃专科医院认为其收入会因此下降。相比之下，DRG/DIP 对消费专科医院收入的影响较小，高达 90%的受访消费专科医院预计在

DRG/DIP 落地后，收入仍将持平甚至有所提升。另有 40% 的中医/中西医结合医院同样预计 DRG/DIP 将对医院收入产生积极影响，约 60% 的综合医院则认为其收入将维持相对平稳。

（二）民营医院运营状况与发展空间分析

1. 扩疆域：医院集团及连锁机构的盈利能力、诊疗规模均优于单体医院；组建或加入医联体/医共体和规模化连锁已成为医院扩张的新选择

调研发现，医院集团及连锁机构的盈利能力优于单体医院。与 2021 年相比，89% 的医院集团及连锁机构实现盈利或盈利增长，远超单体医院的 50%。实现盈利增长的医院集团及连锁机构占比达到 63%，是单体医院占比 25% 的两倍有余（见图 5）。其中，专科医院盈利能力优于综合医院。专科医院（包括严肃专科与消费专科）有七成实现盈利或盈利增长，综合医院仅有略超半成实现盈利或盈利增长（见图 6）。若以科室划分，口腔和眼科仍是优势赛道。以口腔为优势学科的调研医院全部实现盈利增长，以眼科为优势学科的调研医院有七成实现盈利增长。

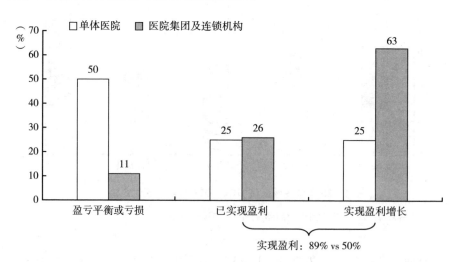

图 5　2022 年民营医院盈利情况变化（按医院类型区分）

资料来源：2022 年度全国社会办医行业发展调研。

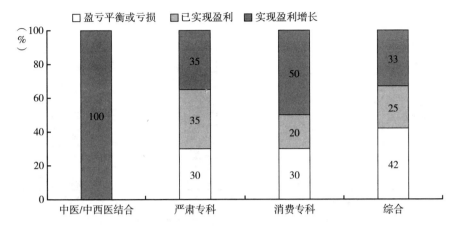

图 6　2022 年民营医院盈利情况变化（按医院治疗领域特长区分）

资料来源：2022 年度全国社会办医行业发展调研。

医院集团及连锁机构在诊疗规模上同样优于单体医院。与 2021 年相比，90% 的医院集团及连锁机构实现增长，远超单体医院的 54%。实现显著增长的两类医院比例基本持平，说明两类医院在诊疗规模方面的增长差距相对较小。规模变化差距主要来自 58% 的医院集团及连锁机构实现略微增长，而仅有 25% 的单体医院实现略微增长（见图 7）。其中，中医/中西医结合医院和消费专科医院诊疗规模均实现 40% 的显著增长，优于综合医院的 29% 和严肃专科医院的 12%（见图 8）。若以科室划分，口腔、眼科和辅助生殖仍为优势赛道。以口腔为优势学科的调研医院七成实现规模增长，以眼科或辅助生殖为优势学科的调研医院约一半实现规模增长。

民营医院可进行规模化扩张。除传统扩建方式外，组建或加入医联体/医共体和规模化连锁已成为医院扩张的新选择。调研发现，除选择比例达到 27% 的传统扩建方式外，23% 的民营医院选择牵头组建医联体/医共体，9% 选择加入医联体/医共体，参考医疗集团的组织形式，通过医疗资源整合与统筹助力自身扩张。另有 21% 的民营医院选择规模化连锁，符合本报告对医院集团及连锁机构在盈利能力、诊疗规模等方面优于单体医院的认知。还有约 11% 的民营医院选择建设新院，9% 选择建设分院。不难看出，未来民

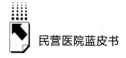

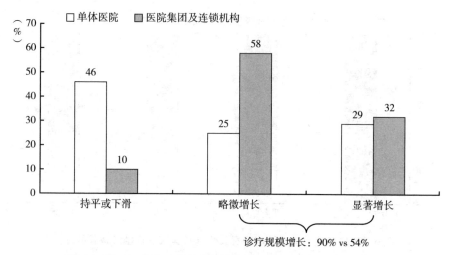

图7 2022年民营医院诊疗规模情况变化（按医院类型区分）

资料来源：2022年度全国社会办医行业发展调研。

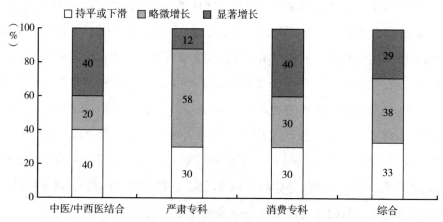

图8 2022年民营医院诊疗规模情况变化（按医院治疗领域特长区分）

资料来源：2022年度全国社会办医行业发展调研。

营医院的扩张方式将会持续创新，赋能各大医院拓展符合院情以及未来发展需要的多种路径。

2.练内功：民营医院在医疗专业化、服务特色化方面仍有较大提升空间；人才梯队与数字化能力建设对民营医院发展而言必不可少

调研发现，民营医院中具有国内顶尖专科及以上医疗水平的人才占比不

到18%，能达到区域顶尖水平的人才占54%，27%的团队属于或低于普通专科水平，说明其医疗能力专业化程度仍需大力提升。未来需加大资源投入，培养能收治疑难杂症并输出诊疗理念的高级医疗人才，并逐步建设处于国际水平、具有全球化临床和学术影响力的顶尖医疗团队。医疗的进一步专业化将为民营医院的扩张策略打下坚实的临床基础。

此外，民营医院应积极开拓差异化、特色化服务道路，兼容并包开展专项服务项目，从而抵抗来自公立医院的竞争压力。随着国内平均可支配收入的持续上升，人民群众对就诊体验的要求日益增高。在选择医院时，不仅考虑临床实力，同时也十分看重患者体验及后续服务。调研发现，73%的民营医院认可患者随访服务是患者就诊选择的决定性因素之一，另有59%的民营医院高度评价便民利民服务的重要性。因此，民营医院需在患者随访、便民利民方面打造更加优质化和特色化的服务项目，以满足人民群众的新需求，与公立医院差别化竞争。

人才梯队与数字化能力建设作为民营医院运营体系的主要支撑，也是专业化医疗和特色化服务的主要抓手，对民营医院发展而言必不可少。

就人才而言，我国超半数医院集团及连锁机构具有以专科为主、多学科相结合的临床队伍，且进行青年医生培养。但是具有国际化的专科团队以及国际领先的人力资源管理体系的民营医院仍然较少，仅占受访医院集团及连锁机构的5%（见图9）。根据医院治疗领域特长细分，投入资源进行人才梯队建设的专科医院多于综合医院。77%的严肃专科医院和60%的消费专科医院已投入资源进行人才梯队建设，而综合医院的这一比例仅达到42%，中医/中西医结合医院仅达到40%，拥有更大人才梯队建设投入空间。由此可见，人才梯队建设刻不容缓。唯有加大资源投入，才能进一步推动医疗专业化，提高医院对疑难杂症的掌握力，为医院规模化扩张提供强有力的能力支撑。

此外，数字化赋能已经成为不可逆的发展趋势。然而，多数民营医院数字化投入仍较为有限。2022年受访民营医院电子病历应用获评高等级的仅占13%，互联互通获评高等级的仅占25%，另各有21%和45%的受访民营医院未参与两项评级（见图10）。由此可见，在数字化赋能的道路上，民营

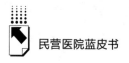

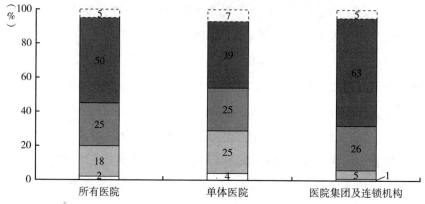

图9　2022年民营医院人才梯队建设情况

资料来源：2022年度全国社会办医行业发展调研。

医院仍有很长的路要走。唯有全面实现数字化赋能，才能最大化提升患者就诊便利程度，提升周转和管理效率，从而全面提升医院在扩张中的竞争力，促进社会办医行业健康发展。

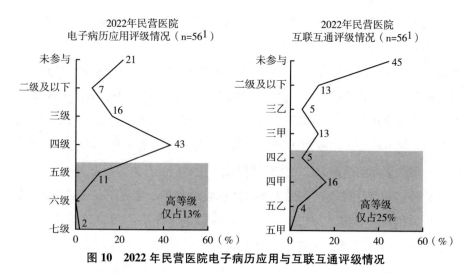

图10　2022年民营医院电子病历应用与互联互通评级情况

资料来源：2022年度全国社会办医行业发展调研。

唯有同时做到"扩疆域"与"练内功"的社会办医院，才能在未来发展浪潮中真正增强机构运营能力、完成有效扩张，从而取得更大的成功。若有余力，民营医院可以同步推进高质量医疗服务普惠化，深入基层满足专科诊治需求，响应国家对医疗行业惠及大众的政策引导。同时可与公立专科协作互补，承接公立医院流转患者的延伸医疗需求，提供更加完善的医疗服务。

三 展望：社会办医将走上精细化、差异化、专科化、集团化的高质量发展道路

随着中国社会办医行业逐渐成熟，实现高质量发展就显得尤为关键。国家政策与行业发展规律均指向精细化、差异化、专科化、集团化四大趋势，需要领头民营医院推动行业发展。

精细化发展方面，需关注核心医疗业务与支持性部门的降本增效两方面内容。在核心医疗业务上，应积极借助信息化手段，从临床路径、病案管理、成本核算、薪酬改革四条主线推动 DRG/DIP 落实。在支持性部门上，可依托标准化、信息化等手段，提升设备维护、人员培训、供应链等后台支持的效率、降低运营成本。

民营医院若想差异化破局，可从医疗技术、专科设置、患者服务、内容营销等角度寻求拓展机会。比如，医疗技术上，把握集采药械产品和吸引高水平人才带来的两大差异化机会。专科设置上，与公立医院进行错位发展。患者服务上，提供公立医院不具备的高品质 VIP 服务。内容营销上，善用多种渠道，借助内容营销提升专业形象等。

专科化趋势需关注优势专科、资源投入、服务优化、联盟借力等四大主题。在优势专科选择上，需优选强化综合医院中的重点专科，或在集团中布局专科医院，以优势专科带动全集团的发展。在资源投入上，民营医院需加大在关键领域的投入，进一步提升对患者的吸引力及收入水平。在服务优化方面，可以考虑引入全流程患者管理、MDT 等先进的服务理念及管理模式，

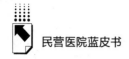

提升患者体验及专科治疗效果。此外,民营医院可通过联盟平台获取专科医生、患者资源、影响力及与厂商合作机会。

集团化趋势包括深耕重点领域、优化组织管控、打造赋能平台、完善股权与激励体系等四大内容。重点领域深耕上,民营医院应避免广撒网,需基于自身特色选取重点区域巩固发展资源并提升协同能力。组织管控方面,需明确总部、区域、医院角色,配套组织设置与管控架构设计。在赋能平台上,需搭建六大平台赋能各家医院的日常管理。在股权与激励体系上,应尽可能深度绑定核心人员利益,通过多维度激发管控动能。

具体来说,社会办医若要抓住精细化、差异化、专科化、集团化四大趋势,需要在运营管控中尝试以下方面的优化和提升。

(一)打造由管理目标指引的完善、精细化的运营体系

为达成社会办医高质量发展的目标,民营医院应围绕医院整体目标与科室发展目标驱动运营,覆盖服务拓展、专科管理、支持性部门三大层级。

第一,服务拓展层级包括患者服务(潜客服务、已有客户服务、院内和院外服务)与商务 BD(产品服务规划、支付管理、合作伙伴管理、营销引流)两大模块。

第二,专科管理层级是医院运营的重中之重,包括专科精益管理(科室经营绩效管理、临床运营管理、资源评估与管理)与专科诊疗技术管理(科研与教学管理体系、学科规划)两大模块。其中,临床运营管理可进一步拆解为临床主诊组、病种精准分类、临床流程等方面。资源评估与管理可以细化为设备、病床、药耗、人力使用情况等具体指标,将流程管控、成本控制等环节的痛点可视化。

第三,支持性部门可拆分为医疗质量(医疗安全管理、诊疗流程规范化管理)、采购管理(集采管理、供应商管理、服务外包管理)和财务管理(全面预算管理、成本管理)三大模块,为服务拓展、专科管理能力奠定基础。

此外,民营医院需同步打造多元人才梯队激励体系,涵盖组织架构与团

队设置、管控与跨科室模式、人力资源与人才梯队规划、薪酬绩效激励体系和文化导向设计等模块，为运营体系提供强有力的组织保障。

（二）通过服务、技术、效益三类特色，打造差异化竞争力

在科室层面，民营医院需基于不同科室学科的特点和发展阶段，针对服务、技术、效益三大导向，有侧重地开展运营体系和差异点打造。

在服务导向方面，应注重打造以服务为亮点的基础医疗科室（如眼科、体检科）。这类科室通常服务重点人群（幼儿、产妇、老年人等）、全科和中高端体检，有受众广泛但服务基础的特征。将个性化服务打造为关键差异点，可有效避免需求把握不充分、服务满意度低等问题。

在技术导向方面，民营医院应着重打造技术门槛高的明星科室（如肿瘤科、神经科、影像科、血液科）。例如，将专家资源及先进诊疗可及性视作关键差异点，防止在长远战略上忽略对技术标杆的支持。同时，应对明星科室较为高昂的医疗设备折旧费用提前规划，避免将其视作业务指标和成本削减的包袱。

在效益导向方面，民营医院应注重打造高效量大的科室（如心血管科、骨科、透析科、康复科）。这类科室为医院贡献主要收入与利润，以诊疗量和手术量驱动，注重服务、技术、效益均衡发展。因此，这些科室应注重打造高效运营体系，提升在增长与盈利上的动力，并缩小在服务端与私立国际医疗的差距以及技术端与公立医院的差距。

（三）为不同导向科室设立相关指标，助力专科化发展

在管理目标设置上，民营医院应从整体战略拆解至科室层面的战略要求和运营目标。在医院层面，应打造模式创新、业绩提升和技术平台三大整体战略：围绕用户需求提供全周期健康管理方案；提升诊疗量，以具有服务或技术特色的一体化医疗平台模式带动收入增长；规范医疗质量和医疗技术，建立患者品牌效应及医疗合作口碑。为达成这三大整体战略，医院可设立业务服务、规模、财务、运营效率、医疗质量和技术六大管理目标。

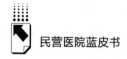
在科室层面，民营医院应围绕上述服务、技术、效益三大特色，为不同科室定制化设置目标与指标。服务导向型科室应注重建立以"患者为中心"的高质量全流程患者服务标杆，背负服务规范化（如病案首页合格率、电子档案建档比例）、患者满意度（如科室推荐意愿、整体评价、员工应答速度）等指标。技术导向型科室应打造全亚专科或专病特色，并背负诊疗技术（如疑难重症覆盖情况、手术数、CMI值、前沿疗法和药物应用）、科研发展（如在研课题、论文发表与获奖）等指标。效益导向型科室应强调以高效运营带来可持续利润，故应背负资产效率（如床位使用率、设备使用率、手术间使用率）、人均效率（如医师人均业务收入、成本、门诊数、手术数）与过程效率（如平均住院天数、门急诊等待与就诊时间）等指标。

此外，所有科室仍应协力达成整体运营目标，共同背负医疗质量、业务规模、财务表现三大指标。可供参考的重要指标包括但不限于：临床过程（如术前/术后终止抗生素比例、急性病病人自就诊到接受治疗时间）、临床结果（如再次入院率、并发症发生率、手术死亡率、感染率）、业务量（如年出院患者数、年门诊数、年手术量）、资产规模（如科室住院区域面积、病床数、手术间数、设备数）、利润（如营业利润率、科室结余）、收入表现（如年收入、药占比、耗占比、特需收入占比）与其他财务指标（如平均账期、坏账率）。唯有共同基础指标与针对性指标相结合，各科室才能以特色化运营方式，助力医院整体高质量发展目标达成，并为其专科化发展指明方向。

（四）遵循集团化管理原则，进行有逻辑、有侧重的分类管控

1. 基于医院战略选择，分类管控应遵循三个原则和一个尝试

在以目标驱动运营的基础上，社会办医需强化集团化管理特色优势，在分类管控中遵循三个原则：抓大放小，资源聚焦；重点赋能，长期增效；基线达标，勿踩红线。这意味着社会办医需大力扶持竞争力较强或有发展潜力的医院，并对非重点医院给予自由发展空间；在保障基本业绩的前提下，加强重点医院能力建设，确保非重点医院不踩红线。同时，民营医院也需遵循

一个尝试：区域管控，以大带小。医院总部可通过授权，适当探索片区或大管小模式。

2. 医院分类管理逻辑与侧重

基于分类管控三个原则，可从业务规模、重点学科、股东体系等方面出发，将医院分为龙头类、重点专科发展类、同体系小医院类和自由发展类。例如，2025 年预期收入高于一定体量的医院可被划分为龙头类；预期收入未达到标准，但有发展重点学科潜力的医院可被划分为重点专科发展类；专科发展潜力未达到标准，但在近距离内有同股东体系大医院的小医院可被划分为同体系小医院类；上述标准均未达到的其他医院可被划分为自由发展类。该划分逻辑可根据集团管理需求和运营目标灵活调整。

由于集团对各类医院核心要求不同，因此在管理上也应有不同的侧重点。例如，根据总部参与程度由强至弱，可将医院分为 A 类全面管理医院、B 类重点专科赋能医院和 C/D 类绩效牵引医院。集团总部对 A 类医院关注应更频繁，以战略为重点，管控其包括科研临床整体目标、重点发展学科选择、发展目标及阶段性计划、所需资源在内的一系列规划，实现全程指引管理。对 B 类医院而言，集团总部应强调重点发展学科的战略指引，管理其发展目标及阶段性计划和所需资源。对 C/D 类医院来说，集团总部只需进行大方向把控，仅在涉及重大事项时进行较为全面的管理。通过对侧重点的准确取舍，集团才能更好地统筹管理旗下医院，真正做到效率最大化，助力可持续的高质量发展。

结　语

综上所述，在我国社会办医行业的发展关键期，民营医院需抓紧后疫情时代以及产业政策更迭中的机遇，在"扩疆域"的同时，注重"练内功"，聚焦精细化、差异化、专科化、集团化的高质量发展。唯有多管齐下，社会办医行业才能做到可持续发展，与公立医院分级诊疗体系以及医疗机构智慧化达成协同效应，推进中国医疗健康产业生态服务端建设，从而在经济发展

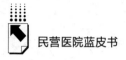
和生活水平提高的大背景下，更好地满足人民群众对医疗健康服务水平的高要求。

参考文献

国务院办公厅：《"十四五"国民健康规划》，2022。

国家卫生健康委员会编《中国卫生健康统计年鉴2022》，中国协和医科大学出版社，2022。

黄培杰等：《价值导向型医院：医疗服务提供商的变革议程》，波士顿咨询公司，2016。

夏小燕等：《中国社会办医集团化管理之路》，波士顿咨询公司，2021。

夏小燕、黄培杰、Larsson S.：《医疗价值：为医疗系统转型奠定基础》，波士顿咨询公司、世界经济论坛，2017。

夏小燕等：《制胜下一个十年：中国社会办医的蜕变之道》，波士顿咨询公司，2020。

夏小燕等：《新时代、新格局下的社会办医制胜之道》，波士顿咨询公司，2018。

2020~2021年中国民营医院互联网医院发展现状研究

傅虹桥 黄羽舒*

摘　要： 本报告基于动脉网全国互联网医院数据，结合案例研究和深度访谈法，对我国民营医院互联网医院的总体数量、地区分布、建设时间、医院等级、类型与专科分布情况以及发展中存在的优势与主要瓶颈问题进行分析，反映我国民营医院互联网医院发展现状。民营医院互联网医院数量少，地区分布上以东、西部地区为主，中部地区的民营医院互联网医院有待进一步发展，民营医院互联网医院普遍建设启动较晚，等级分布较平均，以综合医院为主，专科医院中眼科、精神心理、康复、妇幼保健院与儿童医院互联网医院居多。未来，民营医院在发展中应以专科疾病互联网医院为抓手，提供高质量精细化的医疗服务；针对区域需求进行互联网医院定位，以差异化竞争服务患者、留住区域内病人；丰富诊疗技术的应用以提升民营医院互联网医院的竞争力。

关键词： 互联网医疗　互联网医院　民营医院

随着互联网技术的发展和医疗需求的变化，互联网医院逐渐崭露头角并成为我国医疗行业的一项重要创新。本报告首先回顾了互联网医疗发展的政

---

* 傅虹桥，北京大学医学部公共卫生学院副研究员，博士生导师，主要研究方向为卫生经济学、卫生政策、互联网医疗；黄羽舒，北京大学医学部公共卫生学院在读博士生，主要研究方向为卫生政策、互联网医疗。

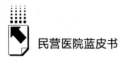
策环境和总体建设情况。其次，针对民营医院互联网医院进行现状研究，包括数量、地区分布、建设时间、医院等级、类型与专科分布等特征，以展示我国民营医院互联网医院的发展状况。最后，分析民营医院互联网医院的优势与瓶颈问题，为推动互联网医院的健康发展、提升医疗服务的水平提供参考依据。

一　中国互联网医疗总体情况

（一）政策环境

1. 互联网医疗政策从限制到逐步放开，逐步形成更为宽松的政策环境

互联网医疗作为新兴行业，其发展受制于配套法律法规的不明朗，近年来配套政策及互联网医疗的监管正逐步完善。2014～2016年随着互联网行业的迅速发展，催生了如在线诊疗、健康咨询、挂号缴费等多种业态。2017年，行业监管趋严、政策趋紧，行业发展缓慢。

2018年之后，配套政策逐渐规范，行业又进入了良性发展的阶段。自2018年7月国家卫生健康委、国家中医药管理局颁布《互联网诊疗管理办法（试行）》《互联网医院管理办法（试行）》《远程医疗服务管理规范（试行）》以来，全国层面进一步在"互联网+"医疗药品、医疗服务价格、医保支付、项目技术规范等方面出台了相应的政策，以支撑"互联网+"医疗服务的发展（见表1）。

表1　互联网医疗行业相关政策

颁布时间	发文单位	政策名称
2015年7月	国务院	《关于积极推进"互联网+"行动的指导意见》
2017年4月	国家卫计委办公厅	《关于征求互联网诊疗管理办法（试行）（征求意见稿）和关于推进互联网医疗服务发展的意见（征求意见稿）意见的涵》
2018年4月	国务院办公厅	《关于促进"互联网+医疗健康"发展的意见》

续表

颁布时间	发文单位	政策名称
2018 年 7 月	国家卫生健康委、国家中医药管理局	《关于深入开展"互联网+医疗健康"便民惠民活动的通知》
2018 年 7 月	国家卫生健康委、国家中医药管理局	《互联网诊疗管理办法(试行)》《互联网医院管理办法(试行)》《远程医疗服务管理规范(试行)》
2019 年 8 月	国家医保局	《关于完善"互联网+"医疗服务价格和医保支付政策的指导意见》
2020 年 10 月	国家医保局	《关于积极推进"互联网+"医疗服务医保支付工作的指导意见》

资料来源：相关部门网站。

尤其在 2020 年新冠疫情期间，国家卫生健康委接连下发多个重要文件，要求在抗击疫情中充分利用"互联网+医疗"的优势作用，"互联网+医疗"得到了前所未有的重视，各项政策紧密出台，总体的趋势是政府对互联网医疗的监管在探索中逐步放开，目前正在逐步形成更为宽松的政策环境。

2. 互联网医疗政策从顶层设计到具体管理办法逐步细化

2018 年 4 月，国务院办公厅《关于促进"互联网+医疗健康"发展的意见》发布，主要形成了我国互联网医疗的顶层设计框架，包含了健全"互联网+医疗健康"服务体系、完善"互联网+医疗健康"支撑体系、加强行业监管和安全保障三个主要部分，标志着我国"互联网+医疗健康"发展进入新的阶段。

2018 年 7 月，国家卫生健康委员会和国家中医药管理局印发了《互联网诊疗管理办法（试行）》、《互联网医院管理办法（试行）》和《远程医疗服务管理规范（试行）》，这三个管理办法（规范）属于《关于促进"互联网+医疗健康"发展的意见》出台后制定的首批细分领域的实施细则。互联网医院顶层设计已经明晰，并在互联网诊疗、互联网医院管理、远程医疗方面出台了全国性的管理办法（见表 2），且具有重要的实践操作指导意义。

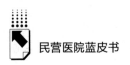

民营医院蓝皮书

表2　2018年以来全国"互联网+"医疗服务相关政策汇总

颁布时间	发文单位	政策名称
2021年10月	国家卫生健康委	《互联网诊疗监管细则（征求意见稿）》
2021年8月	国家卫生健康委办公厅、国家医保局办公室	《关于印发长期处方管理规范（试行）的通知》
2020年12月	国家卫生健康委、国家医保局、国家中医药管理局	《关于深入推进"互联网+医疗健康""五个一"服务行动的通知》
2020年11月	国家药监局综合司	《药品网络销售监督管理办法（征求意见稿）》
2020年11月	国务院办公厅	《全国深化"放管服"改革优化营商环境电视电话会议重点任务分工方案》
2020年10月	国家医保局	《关于积极推进"互联网+"医疗服务医保支付工作的指导意见》
2020年10月	国家卫生健康委规划发展与信息化司	《关于加强全民健康信息标准化体系建设的意见》
2020年5月	国家卫生健康委办公厅	《关于进一步完善预约诊疗制度加强智慧医院建设的通知》
2020年5月	国家卫生健康委、国家中医药管理局	《关于做好公立医疗机构"互联网+医疗服务"项目技术规范及财务管理工作的通知》
2020年5月	国家卫生健康委办公厅	《关于加快推进国家医学中心和国家区域医疗中心设置工作的通知》
2020年4月	国家卫生健康委办公厅	《关于进一步推动互联网医疗服务发展和规范管理的通知》
2020年4月	国家发展改革委、中央网信办	《关于推进"上云用数赋智"行动培育新经济发展实施方案》
2020年3月	民政部办公厅等4部门	《新冠肺炎疫情社区防控工作信息化建设和应用指引》
2020年2月	国家医保局、国家卫生健康委	《关于推进新冠肺炎疫情防控期间开展"互联网+"医保服务的指导意见》
2020年2月	国务院应对新型冠状病毒肺炎疫情联防联控机制综合组	《关于开展线上服务进一步加强湖北疫情防控工作的通知》

续表

颁布时间	发文单位	政策名称
2020 年 2 月	国家卫生健康委办公厅	《关于在国家远程医疗与互联网医学中心开展新冠肺炎重症危重症患者国家级远程会诊工作的通知》
2020 年 2 月	国家中医药管理局办公室	《关于加强信息化支撑新型冠状病毒肺炎疫情中医药防控工作的通知》
2020 年 2 月	国家卫生健康委办公厅	《关于在疫情防控中做好互联网诊疗咨询服务工作的通知》
2020 年 2 月	国家卫生健康委办公厅	《关于加强信息化支撑新型冠状病毒感染的肺炎疫情防控工作的通知》
2019 年 8 月	国家医保局	《关于完善"互联网+"医疗服务价格和医保支付政策的指导意见》
2019 年 8 月	国家发展改革委等	《促进健康产业高质量发展行动纲要（2019—2022 年）》
2019 年 3 月	国家卫生健康委办公厅	《医院智慧服务分级评估标准体系（试行）》
2019 年 2 月	全国人大常委会	《药品管理法》
2019 年 1 月	国家卫生健康委办公厅	《关于开展"互联网+护理服务"试点工作的通知》
2018 年 10 月	国家卫生健康委办公厅	《关于公立医院开展网络支付业务的指导意见》
2018 年 8 月	国家卫生健康委办公厅	《关于进一步推进以电子病历为核心的医疗机构信息化建设工作的通知》
2018 年 7 月	国家卫生健康委、国家中医药管理局	《互联网诊疗管理办法（试行）》
2018 年 7 月	国家卫生健康委	《国家健康医疗大数据标准、安全和服务管理办法（试行）》
2018 年 7 月	国家卫生健康委、国家中医药管理局	《关于深入开展"互联网+医疗健康"便民惠民活动的通知》
2018 年 4 月	国务院办公厅	《关于促进"互联网+医疗健康"发展的意见》

资料来源：相关部门网站。

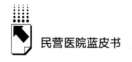

3. 疫情催化了互联网医疗服务监管政策完善

2018 年被称为互联网医疗政策"元年"，各地积极推进互联网诊疗、互联网医院监管。2018 年 4 月，国务院办公厅印发《关于促进"互联网+医疗健康"发展的意见》，明确了鼓励发展的政策导向。随后，国家卫生健康委出台了关于互联网诊疗、互联网医院、远程医疗服务的三个试行管理办法（规范）。三个文件明确了互联网医院性质与实体医疗机构的关系、互联网医院的法律责任、互联网医疗活动准入程序以及首诊、处方药等存在风险的服务红线。这些相关办法（规范）的出台使得我国在互联网医疗服务监管领域走在了世界前列，对促进我国互联网医疗发展有着积极的作用。互联网医疗在此次疫情防控中能够发挥较大作用，正是得益于这一阶段政策创新的红利。

但与此同时，疫情也催化了针对互联网医疗服务监管政策的讨论。2020 年 4 月，国家发展改革委、中央网信办联合印发《关于推进"上云用数赋智"行动培育新经济发展实施方案》，首提互联网医疗医保首诊。5 月，国家卫生健康委办公厅对该文件进行了间接回应：要求各地坚守医疗质量和患者安全底线，在开展任何试验探索时，不得突破现有法律法规和三个文件的有关规定。同样在 4 月，国家药品监督管理局召开药品网络销售违法行为专项整治和药品流通监管工作调度视频会，首提"规范网售处方药行为"，引起了广泛的关注。在后疫情时代，在质量安全、隐私保护、诊疗规范、处方药销售等环节上完善监管政策成为互联网医疗监管必须完成的工作。2021 年 10 月，国家卫生健康委发布《互联网诊疗监管细则（征求意见稿）》，这是自 2018 年《互联网诊疗管理办法（试行）》等三大文件出台以来，国家卫生健康委针对互联网诊疗发布的首个细则文件。该细则不仅对互联网诊疗相关的机构、人员、业务、质量安全等环节提出了细致要求，还针对业内出现的 AI 开方、先买药后补方、药品回扣等进行了坚决制止。

此外，各地方政府也在积极探索互联网医疗服务监管政策。上海市、宁夏回族自治区、吉林省、安徽省、江西省、四川省、海南省等多个省份卫生健康委结合本地区实际情况制定了相应的互联网诊疗及互联网医院管理办法（见表 3）。2020 年，银川市颁布《银川市互联网诊疗服务规范（试行）》，从互联网医院和医师行为规范、病历规范、药事服务、医疗质量管理、数据安全等七个方面对互联网诊疗服务进行了详细的规定。

表3　《互联网诊疗管理办法（试行）》等3个文件颁布以来部分省份出台的相关监管政策

省份	政策名称
北　京	《关于推进北京市互联网诊疗监管平台应用工作的通知》
	《北京市卫生健康委员会北京市中医管理局转发国家卫生健康委员会国家中医药管理局关于印发互联网诊疗管理办法(试行)等3个文件的通知》
天　津	《关于加强互联网诊疗和互联网医院管理有关工作的通知》
河　北	《河北省互联网医院管理办法实施细则(试行)》
内蒙古	《内蒙古互联网医疗卫生信息服务管理暂行办法》
吉　林	《吉林省互联网医院管理办法(试行)》
上　海	《上海市互联网医院管理办法》
江　苏	《江苏省互联网医疗服务审批程序》
安　徽	《安徽省互联网医院管理办法(试行)》
福　建	《福建省卫生健康委员会关于做好互联网医疗服务管理工作的通知》
江　西	《江西省互联网医院管理办法(试行)》
山　东	《山东省互联网医院管理办法实施细则(征求意见稿)》
广　东	《关于转发互联网医院建设标准(试行)等3个文件的通知》
广　西	《广西互联网医院验收评估要点》
海　南	《海南省互联网医院管理办法(试行)》
重　庆	《关于"互联网+"医疗服务价格和医保支付政策的实施意见》
四　川	《关于进一步做好互联网医院和互联网诊疗相关工作的通知》
	《四川省互联网诊疗管理规范(试行)》
云　南	《云南省互联网医院管理办法(试行)》
甘　肃	《关于印发甘肃省互联网医院管理办法(试行)等3个文件的通知》
	《甘肃省互联网诊疗管理办法(试行)》
青　海	《青海省医疗机构互联网医疗服务审核要求》
宁　夏	《银川市互联网诊疗服务规范(试行)》

资料来源：相关部门网站。

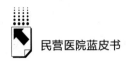

（二）全国互联网医院建设现状

1. 总体数量

从全国互联网医院建设数量情况上看，全国互联网医院以公立医院互联网医院为主，民营医院互联网医院和企业互联网医院占比较低。截至 2021 年 7 月，根据动脉网全国互联网医院数据，全国共有互联网医院 1142 家，其中独立设置的互联网医院 278 家，实体医疗机构第二名称的互联网医院 864 家，含公立医院互联网医院 776 家，民营医院互联网医院 88 家。由图 1 可见，目前全国的互联网医院以公立医院主导建设的互联网医院为主，占 68%，企业主导建设的互联网医院占 24%，民营医院主导建设的互联网医院仅占 8%。

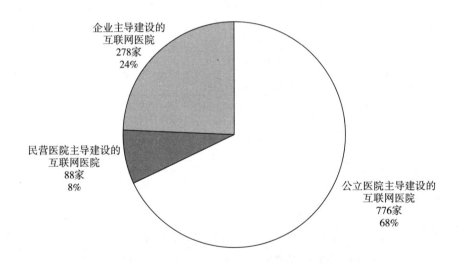

图 1 截至 2021 年 7 月全国互联网医院分类情况

说明：三类医院可分别简称为"企业互联网医院""公立医院互联网医院""民营医院互联网医院"。

资料来源：动脉网全国互联网医院数据。

2. 地区分布

从全国互联网医院建设地区情况上看，互联网医院集中于东部和西部地区，而中部地区较少。东部地区经济发达、医疗资源丰富、互联网与信息化产业基础雄厚，而西部地区由于地广人稀、医疗资源匮乏，需要互联网医院与互联网诊疗手段以实现医疗资源的有效利用，因此在东部与西部地区互联网医院建设较多，中部地区的互联网医院建设仍有待加强（见图2）。

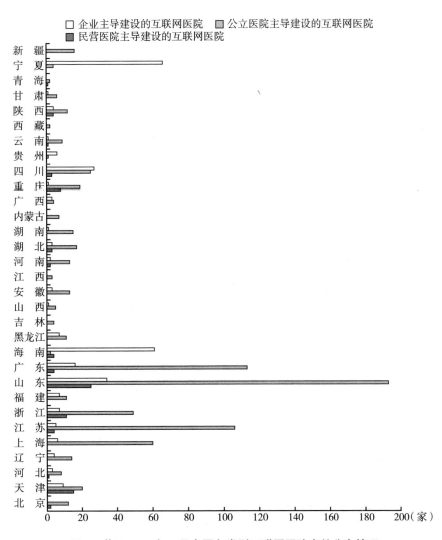

图2 截至2021年7月全国各类型互联网医院省份分布情况

资料来源：动脉网全国互联网医院数据。

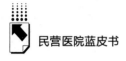
3. 建设时间

由图 3 可见，中国互联网医院从 2015 年开始兴起。2018 年之后，配套政策逐渐规范，我国互联网医院进入了良性发展的阶段，新建互联网医院数量稳步增长。值得注意的是，2020 年在新冠疫情的催化之下互联网医院迎来建设高潮，新增互联网医院数达到752 家。

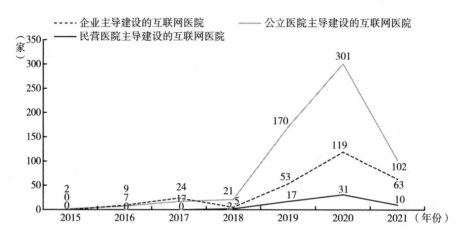

图 3　2015~2021 年全国各类型互联网医院建设时间分布

说明：剔除数据中建设时间未知的互联网医院。

资料来源：动脉网全国互联网医院数据。

二　民营医院互联网医院发展状况

（一）民营医院互联网医院建设现状

1. 地区分布

由图 4 可见，我国民营医院互联网医院基本集中在东部地区。目前我国东部地区民营医院互联网医院建设数量达 66 家，西部地区 17 家，中部地区仅 5 家，中部地区的民营医院互联网医院有待进一步发展。

2. 建设时间

从 2018 年起民营医院开始建设互联网医院，相较于公立医院，民营医

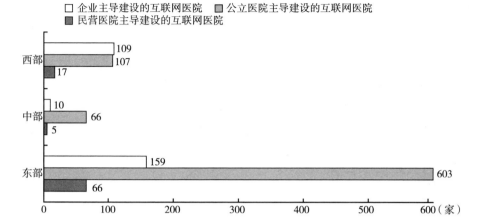

图4 截至2021年7月全国各类型互联网医院地区分布情况

资料来源：动脉网全国互联网医院数据。

院互联网医院建设启动较晚。2020年受新冠疫情影响，部分地区实行封闭式管理，人们的出行受到限制，民营医院为了方便病人就诊，纷纷开始建设互联网医院，新冠疫情催生了一批民营医院互联网医院，超过1/3的民营医院互联网医院建立于2020年（见图5）。

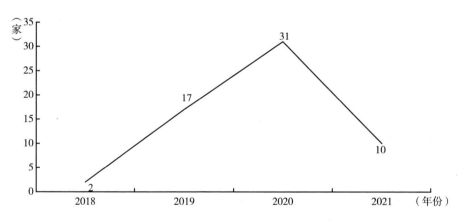

图5 2018~2021年全国民营医院互联网医院建设时间情况

说明：剔除数据中建设时间未知的互联网医院。

资料来源：动脉网全国互联网医院数据。

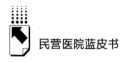

3. 医院等级

与以公立医院为主导建设的互联网医院主要为三级医院、以企业为主导建设的互联网医院主要为未定级医院不同，以民营医院为主导建设的互联网医院以一级医院为主。截至 2021 年 7 月，全国民营医院开设互联网医院的，一级医院 25 家、二级医院 21 家、三级医院 17 家（见图 6）。

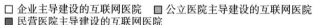

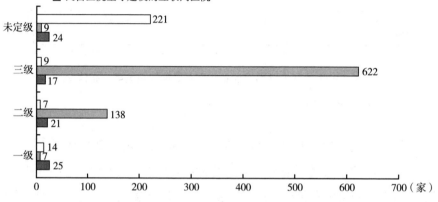

图 6　截至 2021 年 7 月全国各类型互联网医院等级分布

说明：剔除数据中等级未知的互联网医院。
资料来源：动脉网全国互联网医院数据。

4. 类型与专科分布情况

民营医院互联网医院类型以综合医院为主。民营医院互联网医院中，综合医院 49 家、专科医院 23 家、中医医院 9 家（见图 7）。其中，专科医院中眼科、精神心理、康复、妇幼保健院与儿童医院互联网医院居多（见图 8）。

（二）民营医院互联网医院优势

1. 发挥民营医院精细化服务优势，改善服务流程和环节

公立医院互联网医院功能单一、收费相对低廉、激励与动力不足，对于医疗服务难以实现高质量精细化管理；企业互联网医院主要仅限于健康咨询

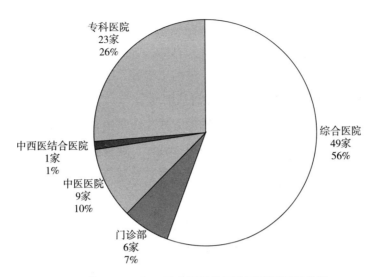

图7 截至2021年7月全国民营医院互联网医院类型

资料来源：动脉网全国互联网医院数据。

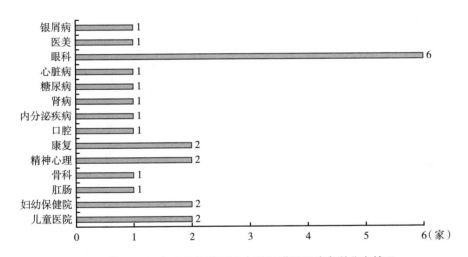

图8 截至2021年7月民营医院专科互联网医院专科分布情况

资料来源：动脉网全国互联网医院数据。

与诊疗环节，很少能涉及治疗等医疗服务的全流程。

民营医院互联网医院的主要优势在于，可以通过自建互联网医院实现线上线下一体化覆盖全流程的医疗服务精细化管理，改进现有民营医院的服务

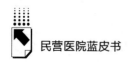
流程和环节，对民营实体医院自身服务能力进行非常有效的补充和完善。根据民营医院自身能力与定位，民营医院互联网医院可以更好地为已有患者提供服务，提高老百姓就医的便捷性，整体上提升系统的运营效率。

2. 开展医院集团内合作，方便患者基层就医

民营医院互联网医院通过互联网的方式连接集团总院与各个分院，方便患者在县级分院和基层医疗机构远程门诊就诊，在分院接受治疗，有利于减少患者舟车劳顿，节约看病成本，促进患者下沉基层，在基层获得便捷的医疗服务。

3. 针对专科特色形成患者随访管理标准化流程，提高医疗质量管理水平

民营医院针对自身专科特色，通过互联网医院加强患者出院后的管理，建立患者随访系统。改变以往患者出院以后跟医生不再联系的模式，过去医院对出院后患者的服药情况及身体状况难以获取，现在通过专科特色的随访系统建立一个全面跟踪体系，一旦患者出现问题，可以及时与医生沟通，对患者病情进行比较好的跟踪，能够大幅度提升整体治疗效果。

（三）民营医院互联网医院建设运营中存在的问题

1. 民营医院互联网医院缺乏运营管理，管理成本较高

互联网医疗企业运营跟实体医院的运营不太一样，互联网医疗企业运营包含流程优化、流量投放、推广、引流，把流量分给提供服务的人。但民营医院缺乏全局性互联网医院运营团队，由于运营管理能力有限面临流程设计不科学、功能单一等瓶颈问题。

2. 民营医院由于信息技术限制，达到三级等保的要求存在困难

对民营医院互联网医院而言，其中一个重要难点就是实现国家互联网医院建设标准的三级等保要求，这对民营医院难度较大，意味着医院系统要实现等保三级的评测认证且将工作做实。一方面，系统要和互联网对接，所有的工程师、开发运营管理人员，对网络安全、信息安全加强认识，对网络安全等保三级相应内容进行系统学习。另一方面，工作人员在学习后要将等保三级的具体要求纳入具体工作当中，这需要做很多工作，里面有很多条款和

要求，跟医院原有信息化工作有比较大的出入。由于等保三级要求是针对全行业的，并不是仅考虑到医疗行业的特点，但医疗行业有医疗行业的特点，需要兼顾等保三级对于制度、对于流程的管理控制要求，也兼顾系统的可用性、可实施性的具体要求。对于民营医院而言达到标准存在困难，并不是短期内能完成的。

3. 多点执业政策落地执行的阻碍较大，民营医院互联网医院医生资源匮乏

政策上，多点执业政策落地执行的阻碍很大。一是公立医院对医生有所把控，医生对到民营医院进行多点执业是有所忌讳的。二是民营医院互联网医院想要吸纳不同地区的医生在线上进行多点执业，存在一定困难。多点执业的落地难，对民营医院互联网医院的人才资源发展上构成了一定的限制，民营医院互联网医院医生资源匮乏。

三　民营医院互联网医院典型案例：
温州康宁医院互联网医院

（一）温州康宁医院基本情况

温州康宁医院创建于 1997 年，是目前国内唯一一家非公立的三级甲等精神病专科医院，是国家临床重点专科单位，属于民营精神专科领域里的头部医院。2015 年 11 月 20 日，"康宁医院"在香港联合交易所主板挂牌上市，成为国内第一家精神病专科医院上市公司，公司除了温州康宁医院，在全国自有医院 27 家，参股医院 6 家。

（二）温州康宁医院互联网医院建设历程

1. 共建互联网医院阶段

从 2019 年开始，温州康宁医院尝试建设互联网医院，初期的模式是温州康宁医院与第三方公司共建互联网医院，初期共建互联网医院运营内容相对比较简单，只有咨询、问诊、开药、复诊等流程。由于初期的共建模式是加入一个大平台，后续产品更新迭代和运营定制开发，需要额外付出一些成本，后续服务难以满足医院发展的实际需求，互联网医院尚未真正运营起来，使用量较少。

2. 自建互联网医院阶段

2020 年由于受疫情影响，部分地方限行，很多精神疾病患者又需要长期服药，老百姓很不方便。在疫情下，面对患者就诊与用药的困难，温州康宁医院互联网医院考虑到之前共建模式的缺陷，建立互联网医院开发团队专门负责产品开发，自建温州康宁医院互联网医院。温州康宁医院互联网医院从 2020 年 3 月开始建设，6 月拿到互联网医院牌照。

（三）温州康宁医院互联网医院运营情况

温州康宁医院互联网医院的运营由医院自建运营团队负责，运营团队约 4~5 人，包括客服、医生助手、品牌流量公众号运营人员。温州康宁医院互联网医院月均诊疗人次达 1000~1500 人次，平均日诊疗人次为 50 人次。服务对象以温州市及周边县市（距离医院 20~100 公里的区域）患者为主。

（四）互联网医院建设亮点及特色

1. 围绕精神专科特色开发延伸服务和功能

区别于综合医院，温州康宁医院互联网医院围绕精神专科特色，针对精神心理的咨询诊疗开展延伸服务，在互联网诊疗心理专科里提供量表的测评服务。

2. 开发院外患者管理工具对患者进行全流程健康管理

温州康宁医院开发一套院外对患者的管理工具，住院以后将信息录入互联网医院，对出院患者定期进行随访，如用药提醒、复诊提醒、量表测试定期推送、健康宣教、用药情况评估与反馈。出院后通过互联网医院的手段将患者纳入管理范围之内，保证患者与实体医院的联系不会中断，对患者病情的康复、用药管理效果会更好。

3. 将互联网健康咨询业务与社会心理服务建设工作结合

围绕专科特色，温州康宁医院互联网医院将互联网健康咨询业务与社会心理服务建设工作结合在一起。尤其在教育系统领域，温州康宁医院在学校投放了电话亭设施，学生如果遇到紧急的心理问题，如焦虑、抑郁，可到电话亭里来一键倾诉。温州康宁医院通过互联网医院的咨询师，接听电话帮助解决学生的心理问题，开展社会心理服务。

（五）未来发展目标

未来计划整合"康宁医院"集团医院与医生资源，使"康宁医院"所有实体医院都入驻温州康宁医院互联网医院平台，为当地的患者服务。比如，成都康宁医院不需要在当地再建互联网医院，成都康宁医院的医生可以入驻温州康宁医院互联网医院，为患者提供服务。

四　民营医院互联网医院发展的机遇与挑战

（一）民营医院互联网医院以单体建设为主缺乏平台优势，应以专科疾病互联网医院为抓手，提供高质量精细化的医疗服务

企业主导的平台型的互联网医院更多是面向全国性广域流量的运营和推广，靠入驻平台的医生提供服务，更像一个撮合机制，可以满足患者的需求，同时又能吸引医生入驻平台，由平台来进行匹配和撮合他们之间的交易，这类平台型的互联网医院有比较好的规模效应。目前大型互联网医院，比如微医、好大夫在线，这类平台型的互联网医院规模已经很大，需要比较大的资本投入，且前期融资已经发展起来。民营医院互联网医院难以建一个大型的互联网医院与平台型互联网医院竞争，现阶段对民营医院来讲，再做这样的模式缺乏先发优势。

由于目前民营医院互联网医院主要是在原有实体医院的基础上通过互联

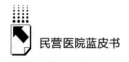

网手段进行服务的延伸，民营医院的主要优势在于本身有线下实体医院，拥有自身医生团队、管理团队且可以把服务做得很完善，故互联网医院应聚焦实体医院所辐射地区已有的患者和患群，把民营医院实体医院已有的流量做好。应针对某一些专科，或者某一些领域进行深入研发，研发更好的专科疾病患者管理工具，更好地为患者提供服务。

（二）针对区域需求进行互联网医院定位，应以差异化竞争服务患者、留住区域内病人

民营医院互联网医院所辐射对象主要为区域患者，根据已有的患者和患群，结合地方特色情况开展互联网医院业务，也是未来发展的机遇。根据区域市场的需求，跟公立医院错开差异化服务是民营医院互联网医院未来发展的定位。比如，公立医院高端服务较少、专科不强，民营医院可以做高端服务以满足对于服务要求比较高的群体，做公立医院不强的专科，提供差异化的服务。尤其针对县域地区，包含县人民医院、县中医院、妇幼保健院等标配的公立医院，其因为技术与服务上满足不了老百姓的需求，有大批的病人都流失转向县外。民营医院互联网医院如果能针对区域需求进行定位，做到真正服务于当地老百姓，就能留住一部分病人。

（三）互联网诊疗技术手段存在一定局限性，应丰富诊疗技术的应用以提升民营医院互联网医院的竞争力

目前互联网医院的功能集中在简单问诊，主要通过电话、信息、图文、视频等技术手段实现，采用的技术手段较为原始、简单，所能解决的问题存在一定的局限性。随着互联网技术发展，民营医院可通过 3D 等技术，让互联网医院的诊疗技术手段更丰富，从而提升民营医院互联网医院的竞争力。

综上，我国民营医院互联网医院当前发展存在一定的瓶颈问题。未来，民营医院在发展中应以专科疾病互联网医院为抓手，提供高质量精细化的医疗服务；针对区域需求进行互联网医院定位，以差异化竞争服务患

者、留住区域内病人；丰富诊疗技术的应用以提升民营医院互联网医院的竞争力。

参考文献

陈秋霖：《互联网医疗逆势增长之后》，《中国卫生》2020 年第 7 期。

B.5
基于患者满意度的医养结合模式创新

冯 慧　王志刚*

摘　要： 随着中国老龄化问题不断加剧，"医养结合"养老模式逐渐成为中国不同省份和城市的选择模式。然而由于中国不同地区存在较大的经济、文化差异，"医养结合"养老模式在不同地区也有不同的实施方式。有必要在地区差异基础上对中国"医养结合"养老模式的最优策略进行研究。本报告首先选取了四个经济、文化有很大差异的城市，对这四个城市的"医养结合"养老模式进行研究，分别研究了它们的组织方式、经营状况、满意度等方面的内容。通过研究发现，在四个城市中由于经济发展和历史文化的差异，采用了不同的方式将医疗和康养资源整合起来，共同点是都充分利用了现有的资源，差异是组织形式存在很大差异，尽管如此它们都能够良好运行。为了进一步探索这一现象背后的原因，本研究采用多元 Logistic 回归模型，分析了影响老年人对不同的"医养结合"养老模式选择的因素。通过研究发现，老年人的家庭因素也是影响"医养结合"养老模式选择的因素之一，是否有疾病、婚姻状况等都会影响他们的选择，并且所有 3 个假设都得到了支持。基于对"医养结合"的案例研究和统计研究，本报告为相关主体提出了一些建议，包括政府和政策制定者、

* 冯慧，北京万泉国际中西医结合医院副院长，主要研究方向为医疗健康产业政策、医疗集团管理、消费医疗投融资、商业健康险；王志刚，工商管理博士，北京和君咨询有限公司合伙人，主要研究方向为医疗健康产业政策、医疗集团管理、消费医疗投融资、商业健康险。

医院和康养机构、家庭和社区等。通过各方主体共同努力可以不断完善"医养结合"养老模式在中国的应用，并且最终解决中国的老龄化问题。

关键词： 医养结合　患者满意度　Logistics 回归模型

全球范围内，人口老龄化是一个不可忽视的社会现象。随着医疗科技的进步和生活条件的改善，人们的寿命逐渐延长，从而导致老年人口逐年增多。尤其在发展中和发达国家，老龄化问题逐渐凸显，带来了一系列社会、经济和医疗的挑战。在这种背景下，如何为老年人提供高质量、人性化和全面的医疗与养老服务成为当前亟须解决的问题。

一　研究背景

传统上，医疗和养老是两个相对独立的服务体系，这种分离常常会造成资源分配不均、信息不流通，以及患者在接受服务时感受到的不便。为解决这些问题，越来越多的研究和实践开始关注医养结合（Medical and Nursing Integration）这一模式。这一模式将医疗和养老服务整合在一起，意在为患者提供一个更连贯、全面的服务体验。然而，在医养结合模式日渐受到关注的同时，一项关键问题也逐渐浮现出来：不同的患者对这种模式的接受度和满意度存在显著差异。这些差异可能与患者的个人背景（如户籍、是否有子女）、身体状况（如是否失能），以及对服务质量、环境质量和诊疗质量的感知等多个因素有关。患者满意度一直被视为衡量服务质量的重要指标。一个高度满意的患者不仅更可能持续使用该服务，而且更可能将其推荐给他人。因此，探究哪些因素会影响患者对医养结合模式的满意度，不仅有助于服务提供者改进服务质量，还能为政策制定者提供有力的决策支持。正因如此，基于患者满意度的医养结合模式选择显得尤为重要。这一研究主题不仅

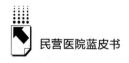

具有广泛的社会实用价值，也是多学科交叉的研究热点，包括但不限于社会学、医学、心理学和健康经济学等。通过全面、系统地分析影响患者满意度的多种因素，本报告期望为医养结合服务的持续改进和个性化提供有力的理论和实证支持。

二 案例分析

随着全球老龄化的加速，医养结合模式逐渐受到关注，成为养老与医疗行业中的热点问题。然而，在大量研究和应用这一模式的过程中，患者（尤其是老年人）的满意度成为一个重要但相对被忽视的议题。尽管有大量研究探讨了医养结合模式的效益和可行性，却鲜有文献从患者满意度的角度进行全面的考察。

（一）利用调查问卷数据对上海市老年人的满意度进行调查

通过满意度调查分析老年人对"养内设医"的医养结合模式满意的程度。

从表1可以看出，对于上海市的"养内设医"的医养结合模式，总体的满意度为50.97%，不满意的老年人占比为24.15%。在具体的不满意项目上，认为价格不合理的占27.54%，认为服务质量差的占比为15.94%，认为"养内设医"对健康无益、没有康养效果的老年人占比为15.70%。从上面的分析可以看出，对价格不满意的占比是最高的，这主要是由于Yijia的纯商业运行模式，尽管政府在项目上投入了大量的资金，但是由于"养内设医"的医养结合养老模式需要投入大量的资金，相对来说成本较高，这必然导致医养结合养老服务的收费更高一些。并且从年龄和居住地的分布来看，大多为年龄较小的老年人，其中55～65岁的老年人占比为48.55%，这部分老年人一般身体机能比较健全，疾病相对较少，能够承担比较高的价格。

表1　上海市"养内设医"的医养结合养老满意度调查结果

单位：人，%

事项		人数	百分比
居住地	城市	231	55.80
	农村	183	44.20
年龄	55~65岁	201	48.55
	66~75岁	161	38.89
	≥76岁	52	12.56
是否满意当前模式	满意	211	50.97
	一般	103	24.88
	不满意	100	24.15
您认为价格是否合理	合理	122	29.47
	一般	178	43.00
	不合理	114	27.54
您认为服务质量如何	好	122	29.47
	一般	226	54.59
	差	66	15.94
您认为是否对健康有益	是	78	18.84
	一般	271	65.46
	否	65	15.70

（二）武汉市"医内设养"医养结合养老模式满意评价

通过对武汉市依托于社区医疗机构的"医内设养"养老模式的分析可以知道，"医内设养"需要一定的医疗资源，而在中国，医疗资源基本上属于国有的性质，这就需要在"医内设养"的具体实施过程中，政府更多地参与进来。对于武汉市"医内设养"模式进行满意度调查，可以从结果上评价这种模式的发展状况。

从表2可以看出，在对武汉市的"医内设养"养老模式的调查中，年龄较大的老年人占比非常高，其中76岁及以上的老年人占比为48.71%，高龄老年人占了接近一半的比例。这主要是由于"医内设养"的模式是建立在医疗资源基础上的，年龄较大的老年人多为失能或半失能状态，对医疗服务的需求更大一些。从满意度来看，有65.65%的老年人对该模式满意，仅有11.29%的老年人不满意。认为价格合理的比例为63.06%，对价格不满意的比例为10.59%。但是在对服务质量的调查中，老年人对"医内设养"模式服务质量的满意度非常低，仅为7.06%。这主要是由武汉市的"医内设养"模式中专业的护理缺乏导致的。

表2　武汉市"医内设养"的医养结合养老满意度调查结果

单位：人，%

事项		人数	百分比
居住地	城市	307	72.24
	农村	118	27.76
年龄	55~65岁	98	23.06
	66~75岁	120	28.24
	≥76岁	207	48.71
是否满意当前模式	满意	279	65.65
	一般	98	23.06
	不满意	48	11.29
您认为价格是否合理	合理	268	63.06
	一般	112	26.35
	不合理	45	10.59
您认为服务质量如何	好	30	7.06
	一般	131	30.82
	差	264	62.12
您认为是否对健康有益	是	261	61.41
	一般	121	28.47
	否	43	10.12

（三）大连市"医养互嵌"模式调查

从表3可以看出，在"医养互嵌"的调查数据中，城市和农村的人数比例非常接近，不同年龄段老年人的分布也接近均匀，都在30%左右。有50.00%的老年人对"医养互嵌"模式表示满意，不满意的比例为

28.29%。对"医养互嵌"养老模式的价格不满意，认为价格不合理的占比为 20.29%。有 42.29% 的老年人认为"医养互嵌"的医养结合养老模式的价格是合理的。对养老服务的质量不满意的占比仅为 6.57%。超过一半的老年人对"医养互嵌"模式的服务质量满意。有 49.14% 的老年人对"医养互嵌"养老模式的效果满意。认为"医养互嵌"模式对健康无益的比例为 12.00%。

表 3　大连市"医养互嵌"的医养结合养老满意度调查结果

单位：人，%

事项		人数	百分比
居住地	城市	176	50.29
	农村	174	49.71
年龄	55~65 岁	120	34.29
	66~75 岁	116	33.14
	≥76 岁	114	32.57
是否满意当前模式	满意	175	50.00
	一般	76	21.71
	不满意	99	28.29
您认为价格是否合理	合理	148	42.29
	一般	131	37.43
	不合理	71	20.29
您认为服务质量如何	好	189	54.00
	一般	138	39.43
	差	23	6.57
您认为是否对健康有益	是	172	49.14
	一般	136	38.86
	否	42	12.00

从调查结果可以看出，"医养互嵌"模式相较于前面的两种模式更容易受到老年人的欢迎，但是"医养互嵌"模式的运行相对比较复杂，需要企业和政府能够处理好医疗资源和康养资源的整合利用，同时也要避免相关设施的重复建设，减少成本。

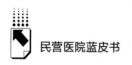

（四）廊坊市"社区居家养老"模式调查

从表4可以看出，在K社区的"社区居家养老"模式中，整体满意度达到了63.39%，不满意的比例为19.94%，认为价格合理的占比为83.63%，认为价格不合理的仅占3.57%。这说明"社区居家养老"模式相较于其他模式有明显的价格优势。认为服务质量好的比例为37.20%。对该养老模式的效果进行调查时，有57.44%的老年人认为该医养结合养老模式对改善健康状况是有益的。从年龄分布来看，"社区居家养老"模式的老年人大多是低龄老年人，高龄老年人占比较低，这主要是由于高龄老年人往往会存在一些疾病需要专门的医疗机构治疗。

表4　廊坊市"社区居家养老"的医养结合养老满意度调查结果

单位：人，%

事项		人数	百分比
居住地	城市	215	63.99
	农村	121	36.01
年龄	55~65岁	209	62.20
	66~75岁	104	30.95
	≥76岁	23	6.85
是否满意当前模式	满意	213	63.39
	一般	56	16.67
	不满意	67	19.94
您认为价格是否合理	合理	281	83.63
	一般	43	12.80
	不合理	12	3.57
您认为服务质量如何	好	125	37.20
	一般	165	49.11
	差	46	13.69
您认为是否对健康有益	是	193	57.44
	一般	67	19.94
	否	76	22.62

三 多元 Logistic 回归模型对四种养老模式进行分析

医养结合的养老模式实现路径有四种，分别是"医内设养"、"养内设医"、"医养互嵌"和"社区居家养老"。不同的地区和不同的老年人可能更倾向于选择其中的一种或者多种，为了研究哪些因素会影响老年人在这四种医养结合路径实现方式中做出选择，用多元 Logistic 回归模型进行分析。

从表5可以看出，模型的拟合卡方值为980.895，它的 P 值小于0.001，所以模型的拟合效果是非常好的。

表5　模型拟合综合情况

模型	模型拟合条件	似然比检验		
	−2 对数似然	卡方	自由度	显著性
仅截距	1312.368			
最终	331.474	980.895	30	0.000

表6是影响老年人选择的因素对最终选择结果影响的显著性检验。其中，老年人是否有疾病对选择不同的模式有显著的影响，因为它的 P 值是0.025，它是小于0.050的。而老年人是否需要护理以及老年人是否需要精神支持，则没有显著地影响老年人对四种医养结合模式的选择，因为它们的 P 值分别为0.091和0.100，它们都是大于0.050的。老年人的人口学信息中，是否有子女对于选择不同医养结合养老模式有显著的差异，它的 P 值为0.038，也是小于0.050的。老年人的婚姻状况、居住地对老年人选择意愿也有显著的影响，年龄对老年人的选择意愿没有影响。

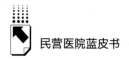

表 6　似然比检验

效应	模型拟合条件	似然比检验		
	简化模型的−2 对数似然	卡方	自由度	显著性
截距	331.474	0.000	0	0.000
您是否有疾病	335.510	4.036	3	0.025
您是否需要护理	339.749	8.276	3	0.091
您是否需要精神支持	364.612	33.138	3	0.100
您是否有儿女	336.979	5.505	3	0.038
您的婚姻状况	595.593	264.119	9	0.000
居住地	382.362	50.888	3	0.000
年龄	422.192	0.719	6	0.230

　　为了进一步对每个因素在不同医养结合模式选择时的意愿倾向，更详细地分析了模型的参数估计值。

　　在表 7 中，回归结果是以"医养互嵌"模式作为参照的，在表中自变量的参数估计值为 0 的时候，这一项就是自变量的参照。老年人是否有疾病在"社区居家养老"模式下的回归系数为 9.980，它的 P 值为 0.056，它是大于 0.050 的，这意味着"社区居家养老"模式与"医养互嵌"模式在老年人是否有疾病时的意愿没有显著的差异。即在有疾病的老年人和无疾病的老年人看来，他们选择"社区居家养老"或者"医养互嵌"都可以。老年人是否有疾病对于"养内设医"和"医内设养"两种模式的回归系数分别为 8.399 和 9.517，它们的 P 值均小于 0.050，所以老年人是否有疾病在"医内设养"和"养内设医"两种模式与"医养互嵌"比较时，会有显著的差异，并且它们的回归系数为正数，这意味着当老年人没有疾病时，更倾向于"医内设养"和"养内设医"这两种模式，而不会选择"医养互嵌"模式。

表 7　模型参数估计结果

您现在是哪种医养结合的养老模式[a]		B	标准错误	瓦尔德	自由度	显著性
社区居家养老	截距	2.466	0.615	16.057	1	0.000
	[您是否有疾病＝否]	9.980	199.751	0.002	1	0.056
	[您是否有疾病＝是]	0[b]			0	

续表

您现在是哪种医养结合的养老模式ᵃ		B	标准错误	瓦尔德	自由度	显著性
社区居家养老	［您是否需要护理=否］	−0.577	0.847	0.464	1	0.876
	［您是否需要护理=是］	0ᵇ			0	
	［您是否需要精神支持=否］	9.035	134.052	0.005	1	0.924
	［您是否需要精神支持=是］	0ᵇ			0	
	［您是否有儿女=否］	−3.805	1046.559	0.000	1	0.007
	［您是否有儿女=是］	0ᵇ			0	
	［您的婚姻状况=离异］	12.228	130.836	0.009	1	0.006
	［您的婚姻状况=丧偶］	3.358	1.135	8.757	1	0.003
	［您的婚姻状况=未婚］	4.016	941.506	0.000	1	0.007
	［您的婚姻状况=已婚］	0			0	
	［居住地=城市］	0.386	0.616	0.393	1	0.031
	［居住地=农村］	0			0	
	［年龄=1.00］	0.489	0.704	0.482	1	0.438
	［年龄=2.00］	−0.015	0.805	0.000	1	0.325
	［年龄=3.00］	0			0	
养内设医	截距	2.219	0.634	12.270	1	0.000
	［您是否有疾病=否］	8.399	199.753	0.002	1	0.006
	［您是否有疾病=是］	0			0	
	［您是否需要护理=否］	−1.579	0.969	2.653	1	0.633
	［您是否需要护理=是］	0			0	
	［您是否需要精神支持=否］	5.930	134.056	0.002	1	0.365
	［您是否需要精神支持=是］	0			0	
	［您是否有儿女=否］	2.700	1046.559	0.000	1	0.008
	［您是否有儿女=是］	0			0	
	［您的婚姻状况=离异］	9.855	130.837	0.006	1	0.000
	［您的婚姻状况=丧偶］	−0.813	1.283	0.401	1	0.006
	［您的婚姻状况=未婚］	7.477	941.506	0.000	1	0.004
	［您的婚姻状况=已婚］	0			0	
	［居住地=城市］	−0.989	0.646	2.343	1	0.006
	［居住地=农村］	0			0	
	［年龄=1.00］	−0.031	0.732	3.002	1	0.146
	［年龄=2.00］	1.571	0.815	3.717	1	0.114
	［年龄=3.00］	0			0	

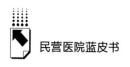
续表

您现在是哪种医养结合的养老模式"		B	标准错误	瓦尔德	自由度	显著性
医内设养	截距	2.848	0.616	21.377	1	0.000
	[您是否有疾病=否]	9.517	199.751	3.002	1	0.002
	[您是否有疾病=是]	0			0	
	[您是否需要护理=否]	−1.793	0.918	3.814	1	0.141
	[您是否需要护理=是]	0			0	
	[您是否需要精神支持=否]	7.514	134.053	2.003	1	0.535
	[您是否需要精神支持=是]	0			0	
	[您是否有儿女=否]	18.929	457.005	2.002	1	0.017
	[您是否有儿女=是]	0			0	
	[您的婚姻状况=离异]	9.905	130.837	3.006	1	0.000
	[您的婚姻状况=丧偶]	−1.862	1.339	2.935	1	0.004
	[您的婚姻状况=未婚]	−8.422	0.000		1	
	[您的婚姻状况=已婚]	0			0	
	[居住地=城市]	−0.861	0.623	3.913	1	0.007
	[居住地=农村]	0			0	
	[年龄=1.00]	0.551	0.706	2.609	1	0.235
	[年龄=2.00]	1.330	0.800	2.765	1	0.326
	[年龄=3.00]	0			0	

老年人是否需要护理和是否需要精神支持，对不同医养结合模式的选择没有显著的差异，因为它们的 P 值均大于 0.050。同样，老年人年龄的大小对于不同养老模式的选择也是不显著的。

老年人是否有儿女，对于在不同的医养结合模式选择意愿中有显著的差异。有儿女的老年人在选择"社区居家养老"时的回归系数为负数，并且它的 P 值是小于 0.050 的，所以有儿女的老年人更愿意选择"社区居家养老"的模式（因为是否有儿女的参照为"是"）。"养内设医"、"医内设养"与"医养互嵌"相比较的话，有儿女的老年人的回归系数都是正的，并且它们的 P 值是小于 0.050 的，这意味着有儿女的老年人更倾向于选择"医养互嵌"的模式，"养内设医"和"医内设养"相比较的话，它们的回归系数分别为 2.700 和 18.929，显然"医内设养"的回归系数要远远大于

"养内设医"的回归系数，这意味着相对于"医内设养"养老机构，有儿女的老年人更愿意入住"养内设医"的养老机构。

从老年人的婚姻状况来看，在"社区居家养老模式"中，相对于已婚的老年人来说，其他类型的老年人的回归系数都是正数，并且它们的 P 值都是小于 0.050 的，其中离异老年人的回归系数最大，意味着相较于"医养互嵌"养老模式，离异老年人更倾向于"社区居家养老模式"。在"养内设医"的养老模式中，婚姻状况的回归系数在 0.050 显著水平下都是显著的，丧偶老年人的回归系数为负数，这意味着丧偶老年人更倾向于选择"医养互嵌"的养老模式，而离异和未婚老年人则会选择"养内设医"养老模式。

从老年人的居住地来看，"社区居家养老"模式中老年人居住地的回归系数为 0.386，它的 P 值是 0.031，它是小于 0.050 的，所以在 0.050 显著水平下，相对于"医养互嵌"养老模式，居住在城市的老年人更倾向于选择"社区居家养老"模式。"养内设医"养老模式中居住地的回归系数为 -0.989，它的 P 值为 0.006，是小于 0.050 的，所以居住在城市的老年人相对于居住在农村的老年人，在"养内设医"和"医养互嵌"两种养老模式的选择中，更倾向于"医养互嵌"的养老模式。在"医内设养"的养老模式中，居住地的回归系数为 -0.861，这意味着居住在城市的老年人相对于居住在农村的老年人，在"医内设养"和"医养互嵌"两种模式选择时，更倾向于选择"医养互嵌"的养老模式。

四　总结

随着中国老龄化时代的到来，老年人的养老问题越来越成为中国亟待解决的大问题。中国是世界上人口最多的国家，这意味着中国的老年人养老问题会更加严峻。从中国国情出发，充分利用现有的医疗资源和养老资源是解决中国养老问题的重要途径，所以医养结合养老模式必然是中国养老模式的首选项。本报告通过对医养结合养老模式的理论基础进行分析，发现医养结合养老模式涉及多个学科的相关理论。而解决中国医养结合养老模式的选择

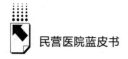
问题的前提，必然首要的是将理论问题系统化，从经济学、社会学等多学科角度来分析医养结合养老问题。

在对医养结合养老模式进行理论分析的基础上，本报告提出了四种医养结合养老模式的实践路径，它们分别是医内设养、养内设医、医养互嵌和社区居家养老。然后选取了具有代表性的上海、武汉、大连、廊坊四个城市进行分析。四种医养结合实现路径在实践中都充分利用了现有的医疗和养老资源，并且包括政府、社区、企业和家庭等多个主体积极参与进来，在四种模式中，各个主体扮演的角色是不一样的，有的以政府或者医院为主导、有的以企业为主导、有的以社区家庭为主导，无论采用何种模式，都反映了地方经济发展和人文历史特点。

尽管本报告从制度层面和宏观层面对医养结合养老模式的四种实现途径进行了分析，但是作为养老需求主体的老年人才是医养结合养老模式的重要考虑因素，所以本报告通过建立 Logistic 回归模型，从老年人在四种不同养老模式实现途径中的养老选择意愿出发，选取老年人相关的变量解释老年人选择不同医养结合模式的原因。通过 Logistic 回归分析发现，老年人的疾病情况、是否有儿女、婚姻状况和居住地等因素会对不同医养结合模式的选择意愿产生影响。对于老年人是否有疾病这一因素，对"社区居家养老"模式与"医养互嵌"模式的选择意愿没有显著差异。然而，在"医内设养"和"养内设医"两种模式下，有疾病的老年人更倾向于选择这两种模式，且差异显著。老年人是否需要护理、是否需要精神支持以及年龄大小对于不同医养结合模式的选择没有显著差异。老年人是否有儿女对于医养结合模式的选择意愿存在显著差异。有儿女的老年人更倾向于选择"社区居家养老"模式，在比较"养内设医"和"医内设养"模式时，有儿女的老年人更倾向于选择"医养互嵌"模式。对于老年人的婚姻状况来看，离异的老年人更倾向于选择"社区居家养老"模式，丧偶的老年人更倾向于选择"医养互嵌"模式。居住在城市的老年人更倾向于选择"社区居家养老"模式，而相对于居住在农村的老年人，居住在城市的老年人更倾向于选择"医养互嵌"模式。

（一）影响

老年人的养老需求和选择意愿受到多个因素的影响，包括健康状况、家庭支持、婚姻状况和居住地等。在设计医养结合养老模式时，需要考虑不同老年人群体的差异和需求，提供多样化的选择。

中国在解决养老问题时可以借鉴国外的医养结合养老模式。美国、澳大利亚、日本和德国等国家已经取得了一定的经验和成果，可以通过学习其成功经验并结合中国的国情来制定适合的医养结合养老政策和实施路径。

政府、社区、企业和家庭等多个主体应积极参与医养结合养老模式的建设和实施。各主体在不同模式中扮演不同的角色，需要形成合力，共同推动医疗和养老资源的整合和优化，以提供全面的养老支持和服务。

法律和制度建设是医养结合养老模式成功实施的重要保障。在制定相关政策时，应建立健全的法律体系，明确国家责任、政府责任、公共投资责任和服务对象，为医养结合养老提供法律依据和支持。

经济发展和人文历史特点是影响医养结合养老模式选择的重要因素。不同地区具有不同的特点和需求，应结合当地的经济状况、文化传统和社会环境来确定适合的医养结合养老模式，实现养老需求与地方特点的良好匹配。

（二）展望

本报告在理论层面对医养结合养老模式进行了广泛的研究，探讨了经济学、社会学、医学和心理学等多个学科领域的理论基础。通过系统化的分析和综合评述，为医养结合养老模式的发展提供了坚实的理论基础。

本报告借鉴了国外医养结合养老模式的成功经验，并结合中国国情，提出了医内设养、养内设医、医养互嵌和社区居家养老等四种实践路径。通过对上海、武汉、大连和廊坊等城市的实践案例分析，揭示了各种实践路径的优势和适用条件，为不同地区和不同利益相关方提供了具体的参考和借鉴。

本报告通过建立 Logistic 回归模型，从老年人的角度探讨了医养结合养老模式的选择因素。通过分析老年人的疾病情况、是否有儿女、婚姻状况和居住地

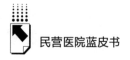

等变量对不同模式选择意愿的影响，提供了针对老年人需求的实证研究结果。这为决策者和养老服务提供者提供了指导，以更好地满足老年人的需求和推进医养结合养老模式的发展。在实证分析的基础上，提出了包括加强资源整合与优化配置、完善法律和制度保障、推动医养结合养老模式的市场化发展、加强人才培养和技能提升等方面。这些 Implications 为政府决策者和养老服务提供者提供了可行的操作指南，以促进医养结合养老模式的落地和推广。

（三）研究的局限性和未来发展战略

1. 研究的局限性

尽管本报告在探讨医养结合养老模式的理论基础和实践路径上做出了有价值的贡献，但也存在一些局限性需要注意。

首先，本报告的研究范围主要集中在中国的老年人养老问题和医养结合模式的实践探索。虽然参考了国外的经验和案例，但对于其他国家和地区的养老模式和文化差异并未深入研究。因此，在将本报告成果应用于其他国家或地区时需要谨慎考虑其特定的社会、经济和文化背景。

其次，本报告的研究方法主要采用了理论分析和案例研究，以及Logistic 回归模型对老年人的选择因素进行分析。尽管这些方法在一定程度上有助于对有关医养结合养老模式的深入理解，但仍存在一定的主观性和局限性。未来的研究可以结合定量和定性的方法，通过问卷调查、访谈和实地观察等方式收集更全面、客观的数据，以进一步验证和完善研究结果。

再次，本报告的实践路径是基于目前的研究和实践情况提出的，可能受到时空因素的限制。养老问题是一个复杂且不断变化的领域，随着社会的发展和老龄化进程的演变，未来可能出现新的挑战和需求。因此，本报告的实践路径和政策建议需要与时俱进，并根据实际情况进行调整和更新。

最后，本报告的研究结果和建议仍需要进一步的实证研究和实践验证。尽管通过理论分析和案例研究提供了一定的指导和启示，但在实际推广和应用中可能会遇到各种困难和挑战。因此，需要进一步的实证研究来验证研究结果的可行性和有效性，以确保养老服务的质量和老年人的福祉。

总体而言，本报告的研究对于解决中国的养老问题和推动医养结合养老模式的发展具有重要的意义，但也需要充分认识到其局限性，并在未来的研究和实践中不断完善和拓展。

2. 未来发展战略

在医养结合养老模式的研究和实践方面，未来有许多值得关注和探索的方向，这些展望可以为改善老年人养老生活、推动养老服务的发展和应对老龄化挑战提供有益的启示。

首先，随着科技的不断进步和应用，未来可以进一步探索医养结合养老模式与信息技术的结合。例如，通过智能化设备和互联网技术，实现老年人的健康监测、远程医疗和智能化养老服务。这将为老年人提供更便捷、个性化的养老服务，同时减轻医护人员的负担，提高养老服务的效率和质量。

其次，未来还可以进一步加强医养结合养老模式与社区发展的融合。社区在老年人养老中发挥着重要的作用，未来可以通过建设社区医疗养老中心、社区康复设施等方式，提供全面的医疗、护理和社会支持服务，为老年人创造更好的居住环境和社交网络。此外，还可以加强社区志愿者和社会组织的参与，提供更多的社区活动和关怀，促进老年人的社会融入和精神健康。

再次，未来应该注重医养结合养老模式的可持续发展。随着老龄化的不断加剧，养老服务需求将持续增长。因此，需要建立健全的政策和法律制度，提供足够的财政支持和优惠政策，鼓励社会资本的投入和创新机制的建立，以确保养老服务的可持续性和质量。此外，还需要加强人才培养和专业化服务的发展，提高医护人员和养老服务人员的专业素质，满足老年人多样化、个性化的养老需求。

最后，国际合作与经验交流也是未来发展医养结合养老模式的重要方向。不同国家和地区在养老服务和医养结合模式方面存在丰富的经验和做法，可以相互借鉴和学习。通过国际合作和交流，可以分享成功的养老模式、政策措施和技术创新，推动全球养老服务的创新发展。

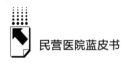
参考文献

国家医疗保障局：《2022年全国医疗保障事业发展统计公报》，2022。

国家卫生健康委等：《关于进一步推进医养结合发展的指导意见》，2022。

国家卫生健康委：《关于推广医养结合试点工作典型经验的通知》，2023。

国家卫生健康委：《关于开展社区医养结合能力提升行动的通知》，2022。

行业调研篇

Industry Research Reports

B.6

全国社会办医院DRG/DIP支付方式改革实施情况调研报告（2022~2023）

中国医院协会民营医院分会　北京中卫云医疗数据分析与应用技术研究院[*]

摘　要： 2023年是国家医疗保障局《DRG/DIP支付方式改革三年行动计划》DRG/DIP三年行动计划扩量与增面关键年，为了解我国社会办医院医保支付方式改革落地实施情况，2023年5~8月，中国医院协会民营医院分会组织的"全国社会办医院高质量发展与能力建设现状"专项问卷调研对"医院DRG/DIP支付方式改革实施情况"进行了调研。此次调研共回收474份有效样本，分布在27个省份的162个地市，其中76.22%的医院已开始DRG/DIP付费实际结算，其中实施DRG付费的医院占

---

[*] 执笔人：丁滨，编审，北京中卫云医疗数据分析与应用技术研究院副院长、品质医疗主编，主要研究方向为医疗数据分析与科技编辑；滕春霞，北京中卫云医疗数据分析与应用技术研究院数据研发中心副主任，主要研究方向为医疗数据分析。通讯作者：陈晓红，主任医师，北京中卫云医疗数据分析与应用技术研究院院长，主要研究方向为医疗数据分析与科技编辑。

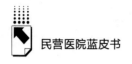
54.99%，实施 DIP 付费的医院占 45.01%。为适应国家 DRG/DIP 支付方式改革，大多数社会办医院开展了多种形式的学习培训，已实施 DRG/DIP 的医院在学习培训方面更为积极，培训工作更为到位。调研结果显示，在尚未实际支付的社会办医院，管理层和医务人员对 DRG/DIP 认知能力还不够，医院尚未建立基于 DRG/DIP 的系统思维与管理机制，医保和病案人员能力不足以应对 DRG/DIP 改革。在已进入 DRG/DIP 实际支付的医院面临的问题主要是支付方式改变带来政策性亏损和病案管理人员专业能力不足。社会办医院病案管理队伍人力资源的配置和业务能力的提高，都是比较突出的问题，调研医院中无专职病案管理人员和病案编码人员比例达到 17.83%。90% 以上的医院对病案编码人员培训、专业数据分析机构的进院辅导有较为强烈的需求。调查提示，医保支付方式改革给社会办医院带来新的挑战，亟须建立全流程管理机制、提高数据质量、强化精细化管理、加强病种成本控制、优化病种结构，才能真正实现跨越式发展。

关键词： 社会办医　支付方式改革　DRG/DIP

　　20 世纪末以来，过快增长的医疗费用成为各国政府和社会的沉重负担。为解决这一问题，全球范围内展开了对医保支付方式改革的积极探索。目前国际上应用最广泛的是以诊断相关分组为基础的预付费制度（Diagnosis Related Groups Prospective Payment System，DRG-PPS）。在我国，国家层面的医保支付方式改革启动于 2019 年。2019 年 5 月，国家医疗保障局启动了 30 个城市作为按疾病诊断相关分组（DRG）付费国家试点城市工作，2021 年 11 月启动了 71 个城市的基于区域总额控制下的按病种分值（DIP）付费国家试点城市工作。医保支付方式改革经过三年试点并取得初步成效后，2021 年 11 月国家医疗保障局印发《DRG/DIP 支付方式改革三年行动计划》（以下简称《三年行动计划》），要求从 2022 年到 2024 年底全面完成 DRG/DIP 支付方式改革任务，推动医保高质量发展。2023 年是 DRG/DIP 三年行动计划扩量与增面关键年，作为占据我国医疗机构总数约 60% 的社会办医院，医保支付方式改革落地实施情况如何，积累了哪些经验，存在哪些困境，尚无全国较大样本的行业调研数据。为全面了解深化医改时期社会办医院需求，切实发挥行业协会组织在政策协调、资源统筹、服务对接等方面的作用及优势，2023 年 5~8 月，中国医院协会民营医院分会组织了"全国社会办医院高质量发展与能力建设现状"专项问卷调研。本报告基于此次问卷中"医院医保支付方式改革落地实施情况"调研结果完成。

一　研究背景

（一）问卷基本情况

此次调研问卷由中国医院协会民营医院分会联合相关机构设计，采用在线调研方式，分为医院基本情况、医院应对医保支付方式改革情况、医院参加等级医院评审情况、医院开展日间手术情况及医院重症医学学科建设情况 5 部分。调研工作由中国医院协会民营医院分会组织，各省份分会协助。数据分析和报告撰写由北京中卫云医疗数据分析与应用技术研究院完成。

（二）问卷回收与数据处理

此次调研共回收 527 份样本数据，参与调研的医院共有 484 家。数据分析过程中对于异常值进行了校正或裁剪，以最大限度保留样本量。另有 7 份问卷来自以门诊为主的医疗机构，一并剔除。经过一系列数据清洗及处理，最终生成有效样本 474 份。

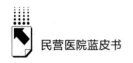

二 调查结果分析

（一）医院基本情况

1. 地域分布

此次调研的 474 份有效样本分布在 27 个省份的 162 个地市，基本覆盖了大部分省份。从地域上来讲，此次调研数据已基本能够代表我国社会办医院高质量发展与能力建设现状。其中参与医院最多的省份为黑龙江省和江苏省（均为 41 家），其次为湖北省。参与调研医院地域分布情况见图 1。

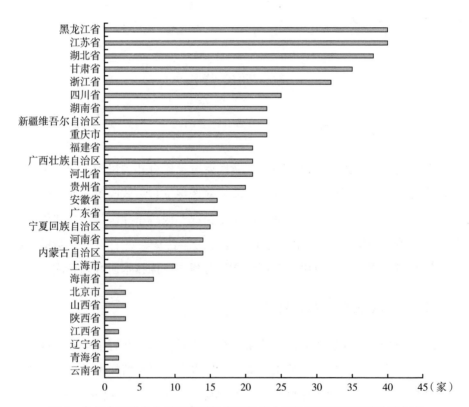

图 1 参与全国社会办医院高质量发展与能力建设现状调研医院地域分布

2. 医院基本情况

474 家医院中二级医院数量最多，占比 61.81%，其中综合医院 176 家、专科医院 117 家。三级医院 102 家，占比 21.52%，其中综合医院 50 家、专科医院 52 家。一级及未定级医院 79 家，占比 16.67%，其中 48 家综合医院和 31 家专科医院。为便于调研医院填报，此次调研未按照《中国卫生健康统计年鉴》的医院类别进行细分。474 家医院地域、类别和级别分布见表 1。

表 1　参与全国社会办医院高质量发展与能力建设现状调研医院基本情况

单位：家，%

医院级别	综合医院		专科医院		总计	
	数量	占比	数量	占比	数量	占比
东部	96	20.25	57	12.03	153	32.28
三级	21	4.43	16	3.38	37	7.81
二级	48	10.13	25	5.27	73	15.40
一级及未定级	27	5.70	16	3.38	43	9.07
中部	78	16.46	60	12.66	138	29.11
三级	18	3.80	24	5.06	42	8.86
二级	51	10.76	30	6.33	81	17.09
一级及未定级	9	1.90	6	1.27	15	3.16
西部	100	21.10	83	17.51	183	38.61
三级	11	2.32	12	2.53	23	4.85
二级	77	16.24	62	13.08	139	29.32
一级及未定级	12	2.53	9	1.90	21	4.43
总计	274	57.81	200	42.19	474	100.00

注：地域分布按照《中国卫生健康统计年鉴》统计方法。

3. 医疗服务资源配置情况

474 家医院中，102 家三级医院平均实际开放床位数为 557.33 张，293 家二级医院平均实际开放床位数为 217.88 张，79 家一级及未定级医院平均实际开放床位数为 180.89 张。开放床位数 ≥500 张的医院有 86 家，低于研究对象中的三级医院数量（102 家）。

三级医院 2021 年和 2022 年平均出院人次分别为 16108 人次和 16715 人

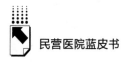
次，约为二级医院的 3 倍，为一级及未定级医院的 4 倍。二级医院 2021 年
和 2022 年平均出院人次分别为 5306 人次和 5470 人次。一级及未定级医院
2021 年和 2022 年平均出院人次分别为 3016 人次和 3811 人次。各级医院的
平均实际开放床位数及平均出院人次见图 2。

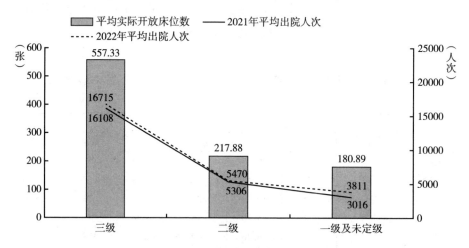

**图 2　参与全国社会办医院高质量发展与能力建设现状调研医院
平均实际开放床位数和平均出院人次统计**

（二）参与调研医院医保支付方式改革实施情况

474 家医院中，有 3 家医院为仅参与商业保险医院，此次调研医保支付方
式改革数据基于 471 家开展基本医疗保险服务的社会办医院。471 家医院中，
259 家医院所在地区的主要医保支付改革方式为 DRG 支付，占比 54.99%；
212 家医院所在地区实施 DIP 支付，占比 45.01%。359 家医院已经实施 DRG/
DIP，112 家医院尚未实施 DRG/DIP（见图 3）。359 家已经实施 DRG/DIP 医
院的区域分布，居前三位的分别是江苏省 37 家（占调研医院的 90.24%）、浙
江省 31 家（占调研医院的 96.88%）、甘肃省 31 家（占调研医院的 88.57%）。

（三）社会办医院对 DRG/DIP 的认知情况

DRG/DIP 给医疗机构的质量管理、运营管理和临床诊疗工作都带来

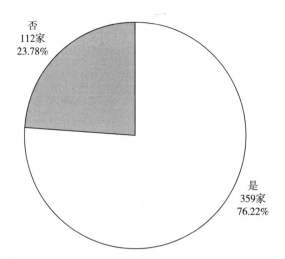

图 3　参与全国社会办医院高质量发展与能力建设现状调研医院 DRG/DIP 实施情况

新的变化和挑战，医院全员对医保支付方式改革的认知能力决定着支付方式改革落地实施能否及时进入良性循环阶段。为此，此次调研对尚未实施 DRG/DIP 的社会办医院管理层和医务人员对 DRG/DIP 认知能力进行了调查。

尚未实施 DRG/DIP 的 112 家医院中，认为医院管理层和医务人员对于"DRG/DIP 的实施给医院的运营管理和服务带来的变化和挑战"这点有非常清楚认知的医院仅有 6 家（5.36%），有比较清楚认知的医院 57 家（50.89%），不太清楚甚至完全不清楚的医院达到 49 家（43.75%）。不同级别的医院，对 DRG/DIP 认知情况也不同（见表 2）。

表 2　尚未实施医保支付方式改革的社会办医院对 DRG/DIP 的认知程度

单位：家

级别	非常清楚	比较清楚	不太清楚	完全不清楚	总计
三级	0	14	5	2	21
二级	4	33	33	1	71
一级及未定级	2	10	8	0	20
小计	6	57	46	3	112

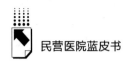

（四）社会办医院对 DRG/DIP 支付方式改革的预期准备

1. 应对机制

为做好 DRG/DIP 支付方式改革工作，各级医院多进行了准备工作。在尚未实施 DRG/DIP 的社会办医院，认为应优先开展的工作首先是"全员培训统一认识，提高专业能力"，其次是"完善病案信息系统，加强病案质控"，再次是"加强编码员队伍建设，提升专业知识水平"（见表3）。

表3　社会办医院认为实施 DRG/DIP 支付方式改革应优先开展的工作

单位：家，%

优先开展的工作	三级	二级	一级及未定级	总计	占比
全员培训统一认识,提高专业能力	15	60	18	93	83.04
完善病案信息系统,加强病案质控	16	56	15	87	77.68
加强编码员队伍建设,提升专业知识水平	14	50	13	77	68.75
强化医保部门监督管理职能,建立完善奖惩制度	12	40	12	64	57.14
为职能科室和临床科室 DRG/DIP 质控员购买 DRG/DIP 书籍深入学习	10	39	11	60	53.57
邀请专业机构分析既往医院数据,提前发现问题	10	40	9	59	52.68
选购专业软件及时发现病历数据漏洞	7	38	7	52	46.43
合计（去重）	21	71	20	112	100.00

2. 学习培训

为适应 DRG/DIP 支付方式改革，大多数社会办医院开展了多种形式的学习培训，主要包括"组织动员医务及管理人员自主学习了解相关政策"等。从调研结果看，已实施 DRG/DIP 的医院在学习培训方面更为积极，培训工作更为到位，有90%以上医院"组织动员医务及管理人员自主学习了解相关政策""开展多次全员集中学习培训"（见表4、表5）。

表4　尚未实施 DRG/DIP 的社会办医院针对支付方式改革开展学习培训情况统计

单位：家，%

培训形式	三级	二级	一级及未定级	总计	占比
组织动员医务及管理人员自主学习了解相关政策	16	52	10	78	69.64
安排相关人员外出参会学习培训	11	45	12	68	60.71
开展多次全员集中学习培训	13	41	7	61	54.46
仅针对医保和病案人员开展了相关政策及知识培训	6	32	8	46	41.07
采购了 DRG/DIP 辅导书籍供相关部门和临床学习	6	17	6	29	25.89
合计（去重）	21	71	20	112	100.00

表5　已实施 DRG/DIP 的社会办医院针对支付方式改革开展学习培训情况统计

单位：家，%

培训形式	三级	二级	一级及未定级	总计	占比
组织动员医务及管理人员自主学习了解相关政策	76	203	53	332	92.48
开展多次全员集中学习培训	78	197	50	325	90.53
安排相关人员外出参会学习培训	72	172	36	280	77.99
邀请专家、专业机构到院授课培训，进行全面指导	64	129	32	225	62.67
仅针对医保和病案人员开展了相关政策及知识培训	41	120	32	193	53.76
采购了 DRG/DIP 辅导书籍供相关部门和临床学习	53	113	25	191	53.20
合计（去重）	81	222	56	359	100.00

（五）社会办医院实施 DRG/DIP 过程中面临的主要困难

已实施 DRG/DIP 的医院和尚未实际实施的医院面对医保支付方式改革，有共性问题，也有不同的问题。

112 家尚未实际实施 DRG/DIP 的医院调研数据提示，在准备执行 DRG/DIP 过程中面临的困难主要是"医院尚未建立基于 DRG/DIP 的系统思维与

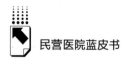
管理机制""医保和病案人员能力不足以应对 DRG/DIP 改革""医院信息化建设跟不上"(见表6)。

表6　社会办医院在 DRG/DIP 付费准备过程中面临的主要问题

单位：家，%

主要问题	三级	二级	一级及未定级	总计	占比
医院尚未建立基于 DRG/DIP 的系统思维与管理机制	14	51	14	79	70.54
医保和病案人员能力不足以应对 DRG/DIP 改革	11	39	10	60	53.57
医院信息化建设跟不上	10	37	9	56	50.00
不理解也不会分析医保反馈预分组数据	6	35	8	49	43.75
临床医务人员缺乏认知，有抵触情绪	6	32	7	45	40.18
医保提供的历史数据预分组提示亏损	5	23	5	33	29.46
合计（去重）	21	71	20	112	100.00

359 家已实施 DRG/DIP 的医院面临的问题主要是"支付方式改变带来政策性亏损""病案管理人员专业能力不足""病案编码员短缺，现有人员能力差"(见表7)。

表7　社会办医院在实施 DRG/DIP 付费中面临的主要问题

单位：家，%

主要问题	三级	二级	一级及未定级	总计	占比
支付方式改变带来政策性亏损	57	146	38	241	67.13
病案管理人员专业能力不足	36	142	30	208	57.94
病案编码员短缺，现有人员能力差	33	130	30	193	53.76
执行层面缺乏熟悉政策的领导性人才	29	104	28	161	44.85
医保结算不及时	29	67	10	106	29.53
医生存在消极情绪，对改革参与不积极	17	59	12	88	24.51
合计（去重）	81	222	56	359	100.00

（六）社会办医院病案管理队伍的现状

对已实施 DRG/DIP 的 359 家医院调研了病案管理队伍的现状，结果提示，综合医院病案管理人员及专职编码员的数量多于专科医院（见表 8）。但是有 64 家医院没有病案管理人员和专职编码员，占 17.83%，包括 33 家均为二级综合医院和一级及未定级综合医院；31 家专科医院，其中三级专科医院 4 家，二级专科医院 20 家，一级及未定级专科医院 7 家。

表 8　已实施 DRG/DIP 的社会办医院病案管理队伍现状

单位：家，人

医院级别	综合医院			专科医院			总计		
	医院数量	平均病案管理人员数量	平均专职编码员数量	医院数量	平均病案管理人员数量	平均专职编码员数量	医院数量	平均病案管理人员数量	平均专职编码员数量
三级	45	6	4	36	4	2	81	5	3
二级	133	2	1	89	2	1	222	2	1
一级及未定级	34	2	1	22	1	1	56	2	1
合计	212	3	2	147	2	1	359	3	2

针对问卷中"如协会开展编码员专业能力提升培训，贵院有无参与培训的需求？"这一问题，90% 以上的医院均有参与协会开展的编码员专业能力提升培训的需求，其中三级医院 100% 有参训需求（见图 4）。

（七）社会办医院对数据治理的认知与需求

医疗数据专家和专业数据研究机构对提升医院 DRG/DIP 实施能力有很大帮助，问卷了解了社会办医院对第三方机构和专家提供数据分析服务的认知程度和需求程度。

在已经实施 DRG/DIP 的医院中，90% 以上的三级和二级医院认为医疗数据分析对医院来说非常有价值，约 80% 的医院对第三方机构的数据分析

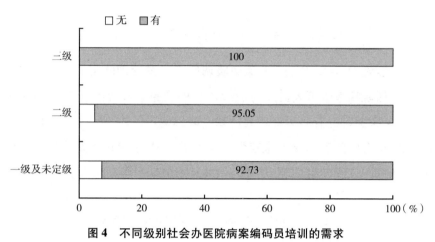

图4 不同级别社会办医院病案编码员培训的需求

有较高的或强烈的服务需求，尤其是三级医院。而未实施 DRG/DIP 的医院尽管同样认为数据治理非常有价值，但服务需求较低（见图5、图6）。

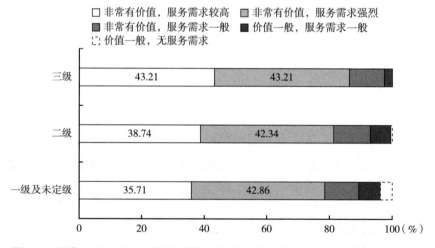

图5 已实施 DRG/DIP 医院对医疗数据专家和专业数据研究机构的认知及需求

对于数据分析及培训服务方式，已实施 DRG/DIP 的医院和未实施的医院分别有 50% 左右倾向于全流程数据治理服务，即"邀请专业机构入院进行全流程指导"（见图7、图8、表9）。

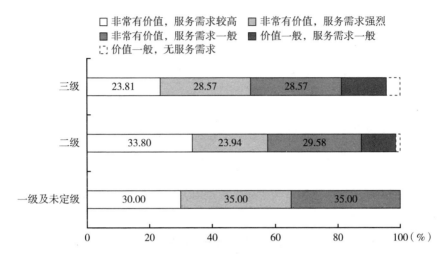

图 6　未实施 DRG/DIP 医院对医疗数据专家和专业数据研究机构的认知及需求

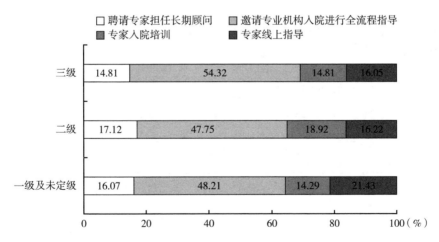

图 7　已实施 DRG/DIP 医院希望采取的数据分析及培训服务方式

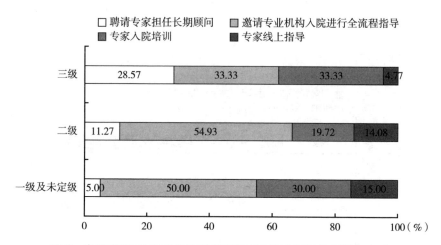

图8　未实施DRG/DIP医院希望采取的数据分析及培训服务方式

表9　不同级别的医院希望采取的数据分析及培训服务方式

单位：家，%

服务方式	三级	二级	一级及未定级	总计	占比
邀请专业机构入院开展系统化数据分析、治理,各职能岗位人员专业能力培训、答疑及业务指导	51	145	37	233	49.47
邀请专家入院授课培训、指导	19	56	14	89	18.90
邀请专家或专业研究机构开展线上咨询指导	14	46	15	75	15.92
聘请专家或专业研究机构担任顾问,提供长期业务培训、指导	18	46	10	74	15.71
合计(去重)	102	293	76	471	100.00

在"希望通过专家、专业机构帮助医院解决哪些实际问题?"这个选项中,已实施DRG/DIP的医院最希望通过专家、专业机构帮助医院"准确发现病案首页中的各类错误(编码错误、入组错误、未入组原因等)",占比85.24%。再就是"帮助医院精准分析亏损的原因并提出解决方法(病组高倍率和低倍率)",占比82.45%(见表10)。

表 10　社会办医院希望通过专家或专业机构帮助解决的实际问题

单位：家，%

服务需求	三级	二级	一级及未定级	总计	占比
准确发现病案首页中的各类错误（编码错误、入组错误、未入组原因等）	65	199	42	306	85.24
帮助医院精准分析亏损的原因并提出解决方法（病组高倍率和低倍率）	70	182	44	296	82.45
提升医院全员对 DRG/DIP 的认知水平	60	184	45	289	80.50
提升医院病案首页数据质量	60	180	41	281	78.27
辅导医院医保专业人员学会分析本院数据	58	177	39	274	76.32
合计（去重）	81	222	56	359	100.00

三　讨论

（一）DRG/DIP 支付方式改革是新时代深入推进医改进程的重要着力点

医疗保障是解除疾病医疗后顾之忧和提高全民健康素质的重大民生保障制度，也是现代社会保障体系中的主要制度安排。我国已建成世界上规模最大的社会保障体系，据《2022 年医疗保障事业发展统计快报》，截至 2022 年底，我国基本医疗保险参保人数 13.45 亿人，参保覆盖面稳定在 95% 以上，参保质量持续提升，全民医保"应保尽保"的目标接近实现。

以往按传统的项目付费时，医保根据每一个项目乘以单价后加总的额度，按照报销比例支付给医院。这种支付方式执行相对简单，按项目、人头、病种等付费的支付方式，在没有总额控制的前提下，医保基金经常出现超额等不可控的情况，虽然在实行总额控制后医保基金超额情况不再出现，但存在不少弊端。随着人民群众生活水平的不断提高，看病就医的刚性需求

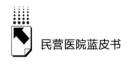
被逐渐释放，其缺陷也暴露地越来越明显——容易滋生"大处方""大检查"等过度医疗行为，由于医疗存在严重的信息不对称，很容易导致"过度消费"，以致医疗费用不断攀升，社会各界要求改革的呼声很高。

DRG 付费是世界公认的较为先进和科学的支付方式之一，DIP 付费则是我国医保管理机构结合中国实际、带有原创色彩且在实践中被证明有成效的医保支付方式。DRG/DIP 支付方式改革是医保改革中的"牛鼻子"，在提高医保基金使用效率、提高医疗效率和医疗质量、降低老百姓看病负担等方面发挥了重要作用。DRG/DIP 支付方式改革意味着我国进入质量付费时代，拉开了医保科学定价大幕，能够推动医保精细化管理，提高医保基金使用效率，充分发挥医保在医改过程中的基础性作用。推行以 DRG/DIP 付费为主的多元复合式医保支付方式，能够切实发挥医保基金的经济指挥棒作用，引导医疗机构行为转变，加强医疗成本管控，可有效缓解"大处方""大检查"的现象，促进医疗资源合理配置，减少人民群众不必要的医疗支出，使广大人民群众获得更加优质、高效的医疗服务。

2019 年以来，国家医疗保障局先后启动 30 个城市的 DRG 付费试点和 71 个城市的 DIP 付费试点。根据国家医保局披露的统计信息，2019 年到 2021 年，30 个 DRG 付费国家试点城市，随着整体医疗费用结构的优化，参保人员个人负担有所减少。2021 年 11 月，国家医疗保障局印发《DRG/DIP 支付方式改革三年行动计划》，为 DRG/DIP 的进一步推广设计了时间表和路线图。据《2022 年医疗保障事业发展统计快报》，2022 年，全国已有 206 个统筹地区实现 DRG/DIP 支付方式改革实际付费。实际付费地区中，按 DRG/DIP 付费的定点医疗机构达到 52%，病种覆盖范围达到 78%，按 DRG/DIP 付费的医保基金支出占统筹地区内医保基金住院支出比例达到 77%。

此次调研的 474 份有效样本分布在 27 个省份的 162 个地市，基本覆盖了大部分省份。从地域上来讲，此次调研数据已基本能够代表我国社会办医院发展现状。此次调研医保支付方式改革数据基于 471 家开展基本医疗保险服务的社会办医院。471 家医院中，359 家医院已经进入 DRG/DIP 实际支付结算，以江苏省、浙江省、甘肃省的医院居多；112 家医院尚未进入实际付费阶段。在付费方式上，实行 DRG 支付的医院（54.99%）略多于实施 DIP 支付的医院（45.01%）。

（二）医保支付方式改革给医疗机构带来的挑战与机遇

DRG/DIP 作为一种医保支付的工具，能够发挥医保支付的经济指挥棒作用，通过打包收付费，驱动医院将药品和耗材转化为成本，充分利用带量采购腾出的空间，进一步规范医务人员行为，优化医院收支结构。调动医院和医务人员有效降低成本和提升服务质量的积极性，控制医疗费用不合理增长，推动分级诊疗实现，引领医院运行的动力机制从扩张式发展向质量效益发展转变。对医院来说，DRG 和 DIP 既是医保支付规则，也是有利于提高医疗资源使用效率、规范医疗行为的管理工具。DRG/DIP 所引入的质量效率指标体系，为医院自身的纵向比较和医院间的横向比较提供了"坐标系"，可有效地促进医院管理水平的提高。

DRG/DIP 付费后，社会办医院必然要接受新结算方式的挑战、控费目标未知的挑战和病种结构调整的挑战。为做好 DRG/DIP 支付方式改革工作，各级医院多进行了准备工作。在调研结果显示，社会办医院对 DRG/DIP 的认知程度比 2020 年有所提高，在 2020 年《中国民营医院发展报告》中，北京中卫云医疗数据分析与应用技术研究院所做的一次区域性问卷调研显示：在民营医院院长层面，对 DRG 认知程度 55% 的人仅听说过，35% 的人听过课但不了解分组规则，13% 的人不了解也不关心；在临床层面，55% 的人表示不了解，认为与本人关联不大。此次调研显示，目前大多数社会办医院开展了多种形式的学习培训，但已实施 DRG/DIP 的医院在学习培训方面更为积极，培训工作更为到位，有 90% 以上医院组织动员医务及管理人员自主学习了解相关政策、开展多次全员集中政策学习培训，有 62.67% 的医院邀请了专家和专业机构进院开展授课和全面指导，在三级医院这个比例略高于二级医院和一级及未定级医院（79.01% VS 57.91%）。但在未实施支付方式改革的医院，尽管 83.04% 的医院认为应优先开展的工作首先是

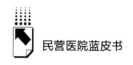
"全员培训统一认识，提高专业能力"，可是实际开展相关培训的比例不到70%，只有25%~50%的医院采购了医保支付方式改革相关类专业书籍供医院相关部门人员学习。DRG/DIP 三年行动计划即将进入收尾期，说明部分社会办医院的准备工作不够充分。

（三）先行医保支付方式改革试点的社会办医院已积累了一定经验

DRG/DIP 以支付方式的转变为切入口，引导以价值为导向的现代医院管理绩效评价体系的路径转型。精细化管理模式的实施将促使医院内部主动协同病案质控、医务、医保、信息、财务等管理部门形成合力，以绩效促进组织整体协同。国家医疗保障局在各地区推广 DRG/DIP 付费过程中，相当一批社会办医院作为本地区试点医院先行进行付费。医院根据国家标准，依托成熟团队，将各部门存在的不同阶段和不同流派的 DRG/DIP 认知统一起来，从"以部门为中心"的项目管理模式，转变到"以 DRG/DIP 病组为中心"的项目管理模式。如浙江省浙江邦尔骨科医疗集团、江苏省南京明基医院、安徽省淮南朝阳医院、福建省厦门弘爱医院、江苏省苏州明基医院、河北省唐山市中心医院、四川省乐山老年病专科医院、甘肃省天水 407 医院等，作为本地区医保支付方式改革试点医院，经历了阵痛期、调整期进入了良性运营期，相关经验在 2022~2023 年度国家卫生健康委主办的第六届中国 DRG 付费大会及相关机构组织的"全国民营医院管理年民营医院高质量发展与运营管理高级研修班"等系列活动中介绍了经验，为全国社会办医院实施医保支付方式改革树立了标杆。

（四）社会办医院应对医保支付方式改革存在的主要困难

1. 部分医院尚未建立 DRG/DIP 下 MDT 管理机制

《三年行动计划》指出，支付方式改革的主要目的，就是要引导医疗机构改变当前粗放式、规模扩张式运营机制，转向更加注重内涵式发展，更加注重内部成本控制，更加注重体现医疗服务技术价值。编码、信息、病案及内部运营机制犹如四个"车轮"，涉及医院各部门、全方位的工作，任何一个"车轮"功能不足，都将影响医院的整体运行稳定。医院管理层应在思想上高度重视 DRG 工作，注重优化医疗收入和成本的结构，监督医生的医疗行为，并做好多部门间工作的统筹协调，建立完善的内控制度和配套的管理措施，如病案管理、临床路径管理、成本核算管理、绩效考核制度建设等，以保障 DRG 付费的顺利开展。但是，在 112 家未实施付费的医院，79家（70.54%）医院尚未建立基于 DRG/DIP 的系统思维与管理机制，二级医院、一级及未定级医院这一比例高达 70% 以上；有 50% 的医院表示本院信息化建设更新没有跟上，以二级医院居多（37/71）。执行层面熟悉政策的领军人才对医院顺利实施 DRG/DIP 支付方式改革至关重要，但调研数据显示约半数医院缺乏这方面人才。

2. 部分医院尚存在临床专科配合度不高的现象

临床专科的配合程度、对 DRG/DIP 知识及政策的掌握程度，在很大程度上也直接影响医院医保支付方式改革能否顺利开展，调研结果显示，在未实施 DRG/DIP 的医院中，40.18% 的问卷反映存在临床医务人员缺乏认知且有抵触情绪的现象，以二级医院尤甚（32/71）；在已实施 DRG/DIP 的医院，仍 24.51% 的医院反映医务人员存在消极、抵触情绪。

3. 社会办医院病案管理能力和人力配置都较多问题

病案管理是 DRG/DIP 分组的核心。要引导医疗机构切实加强院内病案管理，提高病案管理质量。近年来，医院病案首页的重要性不断提高，但无论大医院还是小医院，全面分析病案首页数据仍然存在这样那样的不足，亟待通过有效的措施切实提高病案首页数据质量。在 2020~2023 年，北京中卫云医疗数据分析与应用技术研究院对 20 余家社会办医院开展了病案首页数据全流程治理指导工作，发现当前社会办医院病案首页数据主要存在以下几方面问题：病案首页数据质量影响 DRG 入组结果、医师对诊疗信息填报把握不当、编码人员水平低下导致把关不严、住院费用违背 DRG 付费逻辑规则。

此次调研发现存在的共性问题是社会办医院的医保和病案人员业务能力不足以应对 DRG/DIP 支付方式改革。调研结果显示综合医院现有病案管理

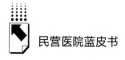

人员及专职编码员人员情况好于专科医院，综合医院平均有 3 位病案管理人员、专职病案编码员 2 位，其中三级综合医院病案管理人员平均达到 6 位、专职编码人员平均达到 4 位；相比较而言，专科医院编码人员力量更薄弱一些，平均只有 2 位病案管理人员、1 位病案编码员，二级医院和一级及未定级医院病案管理人员短缺现象更为突出。其至 17.83% 的调研医院没有专职病案管理人员和病案编码人员，包括 33 家二级综合医院和一级及未定级的综合医院；31 家专科医院，其中三级专科医院 4 家，二级专科医院 20 家，一级及未定级专科医院 7 家。

可见，社会办医院病案管理队伍建设方面，无论是人力资源的配置，还是业务能力的培训与提高，都是迫切需要解决的问题。在此次调研中，90% 以上的医院表示如协会开展编码员专业能力提升培训，一定组织人员参加培训。

4. 半数以上医院实施 DRG/DIP 后存在"政策性亏损"

医保支付方式改革后医院的盈亏问题是所有医疗机构关注的重点问题，在未实施 DRG/DIP 的医院中，29.46% 的医院反映当地医保经办机构根据历史数据提供的预分组结果提示亏损，43.75% 的医院表示"不理解也不会分析医保反馈预分组数据"。在已实施 DRG/DIP 的医院中，有 67.14% 的医院存在"支付方式改变带来政策性亏损"。地方医保经办机构的结算是否及时，也在一定程度上影响医院的能否正常运营，有 29.63% 的医院表示存在一定的结算时滞现象。2020 年进行的民营医院数据分析提示，通过对医院整体、专科、MDC 疾病诊断大类、DRG 病组、不同倍率区间和不同医师产生的 DRG 盈亏问题进行的细致分析，发现数家医院均存在 DRG 付费后亏损现象，这对体量偏小、自负盈亏的社会办医院来说，是不小的压力。

（五）数据治理对社会办医院 DRG/DIP 的落地实施具有积极意义

CHS-DRG 实施的基本条件中，病案质量达标是核心条件。文件要求：按照国家病案管理规范，病案首页信息填写完整，主要诊断和辅助诊断填写和选择正确，手术和操作填写规范，满足 DRG 分组和付费要求。病案首页数据从生成、上报到出结果是一条完整的数据链，数据链中任何一个环节出问题都将导致费用流失。

此次调研医院对于专业数据分析及培训服务的方式，已实施 DRG/DIP 的医院和未实施的 DRG/DIP 医院都更倾向于全流程数据治理服务，即"邀请专业机构入院开展系统化数据分析、治理，各职能岗位人员专业能力培训、答疑及业务指导"，约占 50%；邀请专家或专业研究机构担任长期数据顾问这一选项的最低，两类医院都不足 20%。80% 左右的医院希望通过专家、专业机构帮助医院"准确发现病案首页中的各类错误（编码错误、入组错误、未入组原因等）"，以及"帮助医院精准分析亏损的原因并提出解决方法（病组高倍率和低倍率）"，提示社会办医院已经逐步认识到第三方专业数据分析机构对医院医保支付方式改革后的运营管理带来益处，且重点关注的是数据质量问题和盈亏问题。通过专业的数据分析，从历史数据中梳理出 DRG 分组规则及合理的分组方案，同时指出病案首页中易发生的问题，从数据链深层次发现医院存在的问题，通过对医院整体盈亏分析，发现趋势；通过对专科或 MDC 的盈亏分析发现医院的优势病种和需要改进临床路径、重点控费的病组；通过对医师的分析，甚至对具体病例的分析，着重解决疑难问题，故数据治理对社会办医院尽快度过医保支付方式改革的"阵痛期"，提高数据质量，理顺盈亏问题，具有积极的意义。

综上，医保支付方式改革给社会办医院带来新的挑战，亟须建立全流程管理机制、提高数据质量、强化精细化管理、加强病种成本控制、优化病种结构，医保支付方式改革才能够实现"促进医疗资源合理利用、充分保障参保人员待遇、确保医保基金平稳高效运行"的目标。

参考文献

《国家医保局 财政部 国家卫生健康委 国家中医药局关于印发按疾病诊断相关分组付费国家试点城市名单的通知》，国家医疗保障局网站，2019 年 6 月 5 日，http：//

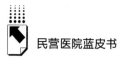
www. nhsa. gov. cn/art/2019/6/5/art_ 37_ 1362. html。

《关于印发疾病诊断相关分组（DRG）付费国家试点技术规范和分组方案的通知》，国家医疗保障局网站，2019 年 10 月 24 日，http：//www. nhsa. gov. cn/art/2019/10/24/art_ 37_ 1878. html。

《国家医疗保障疾病诊断相关分组（CHS-DRG）分组方案（核心组 ADRG）》，国家医疗保障局网站，2019 年 9 月 30 日，http：//www. nhsa. gov. cn/module/download/downfile. jsp？classid＝0&filename＝289d4e344c30423b95e33e81ddd086e7. pdf。

《住院病案首页数据填写质量规范》，国家卫生与计划生育委员会网站，2016 年 6 月 27 日，http：//www. nhfpc. gov. cn/yzygj/s2909/201606/fa8a993ec972456097a2a47379276f03. shtml。

《国家医疗保障局办公室关于印发医疗保障基金结算清单填写规范的通知》，国家医疗保障局网站，2020 年 5 月 8 日，http：//www. nhsa. gov. cn/art/2020/5/8/art_ 37_ 3100. html。

殷希等：《实施疾病诊断相关分组预付费制度对医疗服务质量影响的文献分析》，《中华医院管理杂志》2020 年第 6 期。

蔡海清：《我国医疗保障制度的发展演进与未来展望》，"中国医疗保险" 微信公众号，2023 年 8 月 7 日，https：//mp. weixin. qq. com/s/YhssCR-4JW4xEwnxsA4mEQ。

《2022 年医疗保障事业发展统计快报》，国家医疗保障局网站，2023 年 3 月 9 日，http：//www. nhsa. gov. cn/art/2023/3/9/art_ 7_ 10250. html。

B.7

全国社会办医院等级医院评审情况
调研报告（2022~2023）

中国医院协会民营医院分会　北京中卫云医疗数据分析与应用技术研究院*

摘　要：　医院评审评价是指引医院强化质量安全、规范服务行为、提高管理水平的重要抓手。2022年12月国家卫生健康委颁发了《三级医院评审标准（2022年版）》，给社会办医院带来新的挑战。2023年中国医院协会民营医院分会组织的"全国社会办医院高质量发展与能力建设现状"专项问卷调研中对社会办医院参加等级医院评审情况进行调研，35%的社会办医院已通过等级医院评审，62%的医院三年内计划申请等级医院评审。但对新的等级医院标准和流程的认知程度不高，医院在等级医院评审工作中遇到的困难以信息化建设、医疗质量控制等为主；约60%的医院对专业机构和专家的辅导有需求。从社会办医院的病案首页数据分析和现场辅导反馈情况看，也存在病案首页数据质量较低、医院质控体系不健全、十八项医疗核心制度落实不到位、医疗安全管理不到位等问题。社会办医院在新等级医院评审阶段会面临许多问题和困难，医疗机构要强化认识，医院质量管理应形成结构完整、运作有序、独具特色的体系，才能使医院达到持续质量改进，通过等级医院评审工作实现跨越式发展。

* 执笔人：丁滨，编审，北京中卫云医疗数据分析与应用技术研究院副院长、品质医疗主编，主要研究方向为医疗数据分析与科技编辑；滕春霞，北京中卫云医疗数据分析与应用技术研究院数据研发中心副主任，主要研究方向为医疗数据分析。通讯作者：王吉善，研究员，国家卫生健康委医院管理研究所医院管理中心特聘专家，主要研究方向为医院评审评价与医疗质量管理。

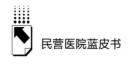
关键词：　社会办医　等级医院评审　医院质量管理

医院评审评价是指引医院强化质量安全、规范服务行为、提高管理水平的重要抓手，我国医院评审工作起步于 1989 年，评审标准经过数次更新，不断完善。2020 年 12 月，国家卫生健康委发布《三级医院评审标准（2020年版）》，标志着三级医院等级评审工作掀开了新的一页，2022 年 12 月，又颁发了更新的《三级医院评审标准（2022 年版）》，新标准更为全面、深入评价医院的医疗质量和规范服务情况。随着我国医疗卫生事业的不断发展，社会办医院在医疗服务体系中的地位和作用日益突出，越来越多的社会办医院通过等级医院评审实现规范有序高质量的发展。随着《三级医院评审标准（2020 年版）》的颁发，开启了以数据评价为主的医院评审评价模式，我国将全面进入新等评时代。新标准无疑给社会办医院参加等级医院评审带来全新的考验，各省份对社会办医院参加等级医院评审的政策支持度，社会办医院的应对准备情况如何，尚无全国较大样本的行业调研数据。为全面了解深化医改时期社会办医院需求，切实发挥行业协会组织在政策协调、资源统筹、服务对接等方面的作用及优势，2023 年 5～8 月，中国医院协会民营医院分会组织了"全国社会办医院高质量发展与能力建设现状"专项问卷调研。本报告基于此次问卷中"医院参加等级医院评审情况"调研结果和近 3 年专家现场辅导、医院数据指标分析结果完成。

一　研究背景

（一）问卷基本情况

此次调研问卷由中国医院协会民营医院分会联合相关机构设计，采用在线调研方式，分为医院基本情况、医院应对医保支付方式改革情况、医院参加等级医院评审情况、医院开展日间手术情况及医院重症医学学科建设情况 5 部分。调研工作由中国医院协会民营医院分会组织，各省份分会协助。数据分析和报告撰写由北京中卫云医疗数据分析与应用技术研究院完成。

（二）问卷回收与数据处理

此次调研共回收 527 份样本数据，参与调研的医院共有 484 家。数据分析过程中对于异常值进行了校正或裁剪，以最大限度保留样本量。另有 7 份问卷来自以门诊为主的医疗机构，一并剔除。经过一系列数据清洗及处理，最终生成有效样本 474 份。

二 调查结果分析

（一）医院基本情况

1. 地域分布

此次调研的 474 份有效样本分布在 27 个省份的 162 个地市，基本覆盖了大部分省份。从地域上来讲，此次调研数据已基本能够代表我国社会办医院高质量发展与能力建设现状。其中参与医院最多的省份为黑龙江省和江苏省（均为 41 家），其次为湖北省。参与调研医院地域分布情况见图 1。

2. 医院基本情况

474 家医院中二级医院数量最多，占比 61.81%，其中综合医院 176 家、专科医院 117 家。三级医院 102 家，占比 21.52%，其中综合医院 50 家、专科医院 52 家。一级及未定级医院 79 家，占比 16.67%，其中 48 家综合医院和 31 家专科医院。为便于调研医院填报，此次调研未按照《中国卫生健康统计年鉴》的医院类别进行细分。474 家医院地域、类别和级别分布见表 1。

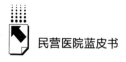

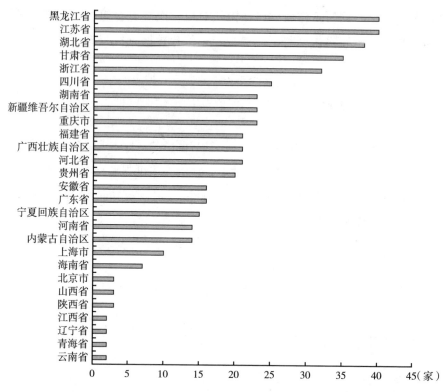

图1 参与全国社会办医院高质量发展与能力建设现状调研医院地域分布

表1 参与全国社会办医院高质量发展与能力建设现状调研医院基本情况

单位：家，%

医院级别	综合医院		专科医院		总计	
	数量	占比	数量	占比	数量	占比
东部	96	20.25	57	12.03	153	32.28
三级	21	4.43	16	3.38	37	7.81
二级	48	10.13	25	5.27	73	15.40
一级及未定级	27	5.70	16	3.38	43	9.07
中部	78	16.46	60	12.66	138	29.11
三级	18	3.80	24	5.06	42	8.86
二级	51	10.76	30	6.33	81	17.09
一级及未定级	9	1.90	6	1.27	15	3.16
西部	100	21.10	83	17.51	183	38.61
三级	11	2.32	12	2.53	23	4.85

医院级别	综合医院		专科医院		总计	
	数量	占比	数量	占比	数量	占比
二级	77	16.24	62	13.08	139	29.32
一级及未定级	12	2.53	9	1.90	21	4.43
总计	274	57.81	200	42.19	474	100.00

注：地域分布按照《中国卫生健康统计年鉴》统计方法。

3. 医疗服务资源配置情况

474 家医院中，102 家三级医院平均实际开放床位数为 557.33 张，293 家二级医院平均实际开放床位数为 217.88 张，79 家一级及未定级医院平均实际开放床位数为 180.89 张。开放床位数≥500 张的医院有 86 家，低于研究对象中的三级医院数量（102 家）。

三级医院 2021 年和 2022 年平均出院人次分别为 16108 人次和 16715 人次，约为二级医院的 3 倍，为一级及未定级医院的 4 倍。二级医院 2021 年和 2022 年平均出院人次分别为 5306 人次和 5470 人次。一级及未定级医院 2021 年和 2022 年平均出院人次分别为 3016 人次和 3811 人次。各级医院的平均实际开放床位数及平均出院人次见图 2。

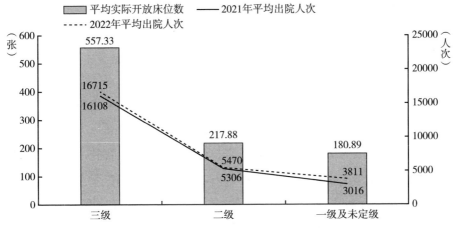

图 2　参与全国社会办医院高质量发展与能力建设现状调研医院平均实际开放床位数和平均出院人次统计

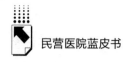
（二）参与调研医院等级医院评审情况

参与调研的 474 家医院有 167 家已通过等级医院评审，占 35.23%；未通过或未参加评审的医院 307 家，占 64.77%。已通过等级医院评审的 167 家医院，以二级甲等医院最多，占比 42.51%；二级乙等占比 22.75%；三级甲等占比 14.37%（见图 3）。

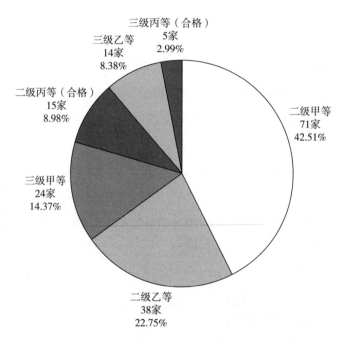

图 3　167 家已通过等级医院评审的社会办医院等级分布

167 家已通过等级医院评审的社会办医院分布在 24 个省份，居前五位的省份分别为：江苏省 26 家（占参与调研医院的 63.41%），四川省 18 家（占参与调研医院的 72.00%），湖北省 13 家（占参与调研医院的 33.33%），黑龙江省 12 家（占参与调研医院的 29.27%），甘肃省 11 家（占参与调研医院的 31.43%）。

（三）社会办医院参加新一周期等级医院评审的需求

已通过等级医院评审的 167 家医院中，111 家医院三年内均有等级医院复评任务，占比 66.47%。其中三级医院占 84.09%，可见三级医院等级评审复评的任务更加紧迫（见图 4）。

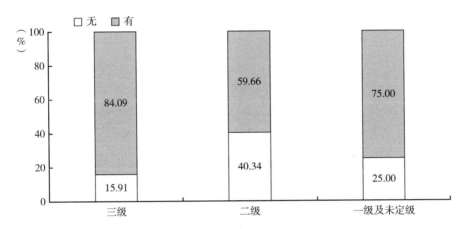

图 4 未来三年内有等级医院复评任务的社会办医院等级分布

307 家未通过或未参与等级医院评审的医院，192 家（62.54%）三年内有申请医院等级评审的计划。其中综合医院占比 53.65%，专科医院占比 46.35%；三级医院占比 23.96%，二级医院占比 52.08%。

115 家（37.46%）医院无申请等级医院评审的计划，86 家医院原因主要为自评条件暂不满足，占比 74.78%。17 家（14.78%）系新建医院不够参评年限，10 家（8.70%）医院认为存在当地省卫生健康委规定的不能参评的其他因素，其他原因主要选填的不知怎么参评和申请、参加等级医院评审意义不大，亦有医院提出待外部大环境改善后再考虑参评。

（四）社会办医院为等级医院评审所做的准备

1. 对新等级医院评审标准的了解程度

167 家已参加过等级医院评审的医院中，仅有 65 家医院非常了解并掌握

《三级医院评审标准（2022 年版）》及其实施流程，占比 38.92%；22 家医院完全不了解，占比 13.17%。192 家有计划申请实施医院等级评审的医院中，仅有 25 家填写此选项，仅 4 家非常了解《三级医院评审标准（2022 年版）》及其实施流程，13 家一般了解；167 家医院未填写此选项（见图 5 至图 6）。

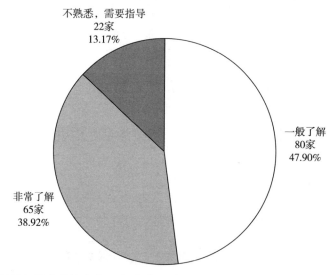

图 5　已通过等级评审的社会办医院对《三级医院评审标准（2022 年版）》的掌握程度

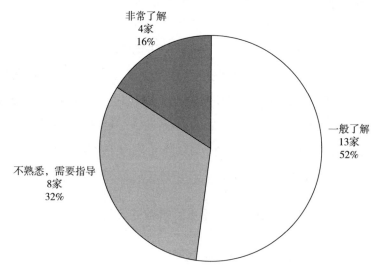

图 6　未通过等级评审的社会办医院对《三级医院评审标准（2022 年版）》的掌握程度

2. 建立有效机制开展自我预审

167 家已通过评审的医院中，140 家医院设立专业职能部门开展等级医院评审常态化管理工作，占比 83.83%。未通过评审但三年内有计划申请参加等级医院评审的 192 家医院中，为参加等级评审已经做了全面内部评估的医院占 23.44%，已经做了部分评估的医院占 40.63%，35.94% 的医院尚未实施评估（见图 7）。

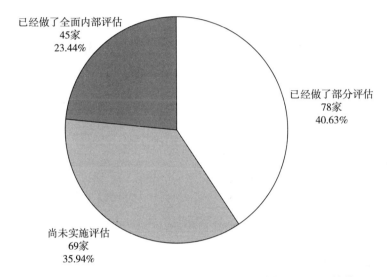

图 7　有计划参加等级评审的社会办医院开展内部评估预审的情况

3. 开展等级医院评审相关培训

已通过评审的三级医院中，68.18% 的医院对员工进行了全员系统性培训，二级医院则主要采用主要职能部门专题培训（38.66%），一级及未定级医院中，75% 的医院选择拟计划开展相关培训（见图 8）。

（五）社会办医院在等级医院评审中亟待强化的能力

已通过等级医院评审的医院在对照《三级医院评审标准（2022 年版）》自我评估后，认为还需要重点加强医疗质量管理能力（86.83%）、医疗数据统计分析能力（82.04%）、信息化建设与应用能力（80.84%）等（见表 2）。有计划申请医院等级评审的医院中，认为在开展等级医院评审工作时还需要重

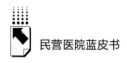

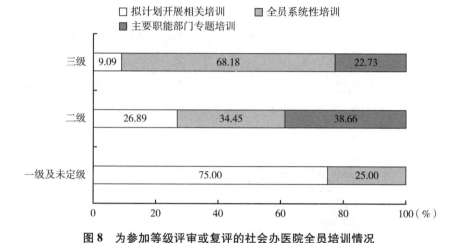

图8 为参加等级评审或复评的社会办医院全员培训情况

点加强的能力主要是"信息化建设与应用能力""医疗质量管理能力""医疗数据统计分析能力",分别占比84.90%、80.73%、80.73%（见表3）。

表2 已通过等级医院评审的社会办医院待重点强化的能力

单位：家，%

选项	三级	二级	一级 及未定级	总计	占比
医疗质量管理能力	35	106	4	145	86.83
医疗数据统计分析能力	39	95	3	137	82.04
信息化建设与应用能力	38	94	3	135	80.84
临床诊疗能力	26	87	2	115	68.86
评审工作高效组织实施能力	26	77	3	106	63.47
总计（去重）	44	119	4	167	100.00

表3 计划参加等级医院评审的社会办医院待重点强化的能力

单位：家，%

选项	三级	二级	一级 及未定级	总计	占比
信息化建设与应用能力	41	88	34	163	84.90
医疗质量管理能力	36	84	35	155	80.73
医疗数据统计分析能力	41	83	31	155	80.73

选项	三级	二级	一级及未定级	总计	占比
评审工作高效组织实施能力	35	74	30	139	72.40
临床诊疗能力	29	72	32	133	69.27
总计（去重）	46	100	46	192	100.00

（六）社会办医院对专家培训与数据治理的需求

167家已通过评审的医院中，102家有计划邀请评审专家、专业机构开展等级医院评审专项培训辅导，占比61.08%，79.55%的三级医院有这项需求，二级医院和一级及未定级医院这项需求也达到50%以上（见图9）。

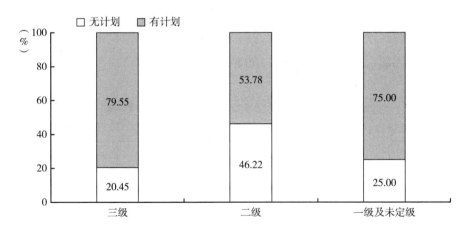

图9 已通过评审的医院对等级医院评审专项培训辅导的需求分析

192家计划申请等级医院评审的医院中，拟邀请评审专家、专业机构开展等级医院评审专项培训辅导的有147家，占76.56%，无此计划的占23.44%。其中，一级及未定级医院需求较大，占86.96%（见图10）。

无论是否通过评审，医院希望通过专家、专业机构帮助解决的实际问题

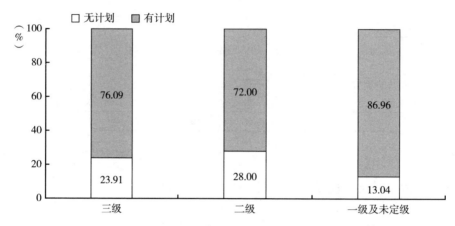

图10 计划申请等级医院评审的医院对等级医院评审专项培训辅导的需求分析

相似，各选项需求都在65%以上，最高的达87.19%。占比最高的前三项需求为"对照标准，梳理发现医院存在的薄弱环节和问题"、"系统分析医疗数据，对数据评价指标得分情况进行预判和改进"和"模拟现场考核，分析、发现问题，提出解决方案"（见表4）。

表4 社会办医院希望专业机构帮助解决的实际问题

单位：家，%

选项	三级	二级	一级及未定级	总计	占比
对照标准,梳理发现医院存在的薄弱环节和问题	75	195	43	313	87.19
系统分析医疗数据,对数据评价指标得分情况进行预判和改进	78	171	32	281	78.27
模拟现场考核,分析、发现问题,提出解决方案	80	167	31	278	77.44
帮助制定和优化医院评审内部实施规程和相关制度文件	65	162	33	260	72.42
加强全员培训,明确部门职责分工	57	147	34	238	66.30
合计(去重)	90	219	50	359	100.00

三　社会办等级医院评审数据指标存在的共性问题

《三级医院评审标准（2020 年版）》《三级医院评审标准（2022 年版）》最重要的改变是第二部分评价指标以数据评价为主，并覆盖全评审全周期，第二部分数据指标评分占权重 60%。北京中卫云医疗数据分析与应用技术研究院数据分析中心近年来为多家社会办医院等级医院评审开展了数据分析辅导工作。在数据治理过程中，发现社会办医院的数据存在以下几方面的共性问题。

（一）专业人员相对较少

与公立医院相比，社会办医院对于病案管理人员、编码人员等的重视程度不够，导致医院缺少相关专业人员，而相关专业人员的缺失进一步影响数据质量。

（二）首页数据质量差

民营医院人员流动频繁，若培训不及时，数据在产生过程中容易经常出现问题，数据质量低下不能体现医院的真实成绩。以病案首页主要诊断选择不当为例，可能影响等级医院评审里多个指标的计算，如收治病种数量、DRG 组数、CMI、单病种、低风险病种死亡率、低风险病组死亡率等。

（三）信息化系统建设滞后

相对公立医院而言，部分社会办医院信息化系统建设稍显滞后，电子病历及单病种上报等信息平台多需进一步升级，不便于提取相关质控数据。致使很多评审相关数据仍采用手工填报形式，甚至无法获取相关数据，势必影响评审得分。

（四）对评审指标缺乏了解

即使医院已具备较为完善的信息化系统，并在运营过程中生成了大量数

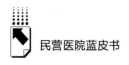

据和指标，但社会办医院管理者普遍对评审指标内涵、规则及其关联缺乏认知，医院相关部门人员不会对指标进行综合分析，很难精准地实行以数据指标为导向的医院 PDCA 循环管理，提升医院质量内涵。如同一个指标的统计口径在不同的评审评价中有所差异，医院若不能准确掌握相关规则及算法，可能导致自评结果与实际情况存在出入，数据核查时被认定为错误数据，并依据错误数据占比对医院进行惩罚性扣分。

四 等级医院评审现场检查部分存在的共性问题

《三级医院评审标准（2020 年版）》《三级医院评审标准（2022 年版）》均分为三个部分，第一部分为前置要求，第二部分为医疗服务能力与质量安全监测数据，第三部分为现场评审。前置要求和现场评审部分就需要现场考察发现医院存在的真实问题。根据本报告通讯作者近 3 年参与国家卫生健康委医院管理研究所医院管理中心专家组对社会办医院等级医院评审进行专项辅导和预审结果，发现社会办医院在前置要求和现场评审条款部分存在以下几类共性问题。

（一）医院的质量控制体系不健全

相当一部分医院未建立完善质量管理的三级组织架构，未充分确保质量管理组织架构有效运行，未充分发挥决策层、监管层、执行层的作用。医院虽然设立了质控办，访谈及查看工作内容，实际是病历、病案及首页的形式质控，违背《医疗质量管理办法》第四十七条"医疗质量管理：指按照医疗质量形成的规律和有关法律、法规要求，运用现代科学管理方法，对医疗服务要素、过程和结果进行管理与控制，以实现医疗质量系统改进、持续改进的过程"。医院缺乏制定医疗质量管理和持续改进实施方案及相关配套的制度，缺乏相关质量管理的指标、考核标准、考核办法、考核体系。各临床、医技科室质量安全管理小组尚未有效开展质量安全管理工作。有的医院对各科室的质控指标不够明确，医院层面及科室执行层面均未有效地定期分析质量与安全指标的变化趋势，不能利用指标数据有针对性地改进。

（二）十八项医疗核心制度的落实不到位

部分医院制定的核心制度内容没有涵盖国家卫生健康委2018年颁布的《医疗质量安全核心制度要点》的要求，交接班制度、术前讨论制度、疑难病例讨论制度、三级医师查房制度、死亡病例讨论制度落实不到位。

如抽查现运行病历发现部分手术病人术前讨论、术前评估不足。手术患者糖尿病、高血压等并发症存在，但术前讨论未体现针对患者存在情况的有效应对措施。

如急危重患者抢救制度，应根据各临床常见疾病谱情况，再依据常见急危重疾病的抢救流程，在本区域配备常见急危重疾病抢救时需要在极短时间内应用的药物、设备等。临床科室未明确本科室急危重患者的范围，并在此基础上建立抢救资源配置机制，确保各单元抢救设备和药品可用。

又如疑难病例讨论制度，科室未确定疑难病例的范围，部分医务人员不了解非计划再次住院和非计划再次手术的患者属于疑难病例讨论范畴；抽查部分"非计划再次手术"，未开展疑难病例讨论。查看部分讨论记录，参加人员仅为诊治小组成员，部分讨论结论不明确，或讨论结论与讨论目的不相对应。科主任或者讨论主持人发言总结不能对病情给予综合性更深层次的分析，也不能给予针对目前诊疗方案的进一步指导性意见，未能体现出"疑、难"讨论的意义以及专业水平。

再如危急值报告制度，相关记录未呈现危急值的处理情况和处理时间，仅有接收危急值和报告医师危急值的时间记录，未形成闭环，不能确保危急值得到有效的处置。存在临床科室对危急值处理不及时，如急诊抢救室对急救患者的危急值记录和处理不到位。

对病历书写的内涵不够充实和完善，不能充分体现三级医师查房、会诊制度、死亡病例讨论制度、交接班制度、会诊制度等核心制度的落实。会诊医师书写不规范、会诊内容过于简单；病程记录缺乏对疑难危重患者的病情

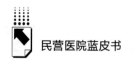

分析及上级医师查房意见，缺乏患者病情变化记录及重要阳性检查结果的记录，存在体格检查前后矛盾，等等。

（三）医疗安全管理不到位

临床医技科室质量安全管理小组尚未有效开展质量安全管理工作，质量安全与管理需要加强，未能有效分析科室存在的质量安全隐患及各项质控存在的不足，缺乏对质量数据的有效利用，尚不能有效运用管理工具收集数据信息进行分析，不能体现 PDCA 质量持续改进效果。如有的医院对 VTE 管理存在不足，所查阅病例中，存在患者评估不足，或无相关预防处理措施，VTE 相关诊断不规范等质量缺陷。

部分医院对科室没有明确的质量安全指标，仅规定对一些指标的统计汇总，且极少国家卫生健康委重点关注的指标，尤其是负性指标（死亡类、重返类、并发症），也未将医疗技术质控指标、重点专业质控指标、国家年度改进目标等纳入医院质控指标体系中；甚至相当一部分临床专科主任和医师对评审标准中重点专业质控指标完全不知晓；尽管临床、医技科室均成立了医疗质量管理小组，但职责不清晰，也未制订年度工作计划，抽查部分科室的小组工作记录，发现对存在的问题未进行原因分析，直接提出改进措施，对改进的效果也无跟踪。

（四）医疗技术临床应用管理工作存在若干问题

国家卫生健康委 2018 年 11 月 1 日颁布的《医疗技术临床应用管理办法》明确将医疗技术分为禁止类技术和限制类技术，但现场辅导中，相当一部分医院管理人员和医务人员对该管理办法内容不熟悉，医院的医疗技术临床应用管理目录和手术分级管理目录不清晰，甚至仍延续原一类、二类、三类技术分类。

在手术分级授权方面，国家卫生健康委新颁布的《医疗机构手术分级管理办法》第十六条明确要求："根据手术级别、专业特点、术者专业技术岗位和手术技术临床应用能力及培训情况综合评估后授予术者相应的手术权限。三、四级手术应当逐项授予术者手术权限。"尽管大部分医院对医务人员实行了手术分级授权，但授权标准不明确，缺少培训方面的内容，且仅授权到手术类别未具体到手术权限，不符合《医疗技术临床应用管理办法》第二十条"根据医师的专业能力和培训情况，授予或者取消相应的手术级别和具体手术权限"的要求，也不符合《医疗机构手术分级管理办法》第十六条的要求。部分医院对实施介入和内镜诊疗技术操作的医务人员授权未依据国家卫生健康委发布的《心血管疾病介入等4个介入类诊疗技术临床应用管理规范（2019年版）》和《内镜诊疗技术临床应用管理规定及呼吸内镜诊疗技术等13个内镜诊疗技术临床应用管理规范（2019年版）》中人员的基本要求实行授权。

（五）临床路径管理需进一步完善

国家卫建委印发的《医疗机构临床路径管理指导原则（2017年）》第二十条明确规定："医疗机构应当做好临床路径变异的记录、分析、报告和讨论工作。对反复发生同一变异，可能影响此病种临床路径实施的，应及时、仔细查找原因，必要时通过修改临床路径等措施进行整改。"但部分社会办医院对临床路径的变异关注不够，临床科室没有分析变异的原因及提出解决或修正的方法，职能部门也仅有汇总统计，也未能对变异因素发生频次较高情况进行原因分析，提出改进建议或修订文本。不符合《医疗机构临床路径管理指导原则（2017年）》第二十条的要求。

（六）依法执业管理有待加强

《医疗机构管理条例》要求医疗机构必须按照核准登记的诊疗科目开展诊疗活动有关规定。单有的医院医疗机构执业许可证未设置在卫生行政部门许可的诊疗科目，如预防保健科、营养科、感染控制科、中医科等；有的医院科室设置的数量、名称与实际运行科室不符；有的医院科室命名不规范，如医疗机构执业许可证副本增加了诊疗项目"健康体检"，科室实际命名为"体检中心"；副本标注为一级诊疗科目代码为11的"耳鼻咽喉科"，科室标识为"耳鼻喉科";明确标注有二级诊疗科目代码为04.03的"骨科专业",科室标识为"骨外科"。依法执业管理是前置部分重要的内容,医院往往容易在细节上疏忽,社会办医院尤应在这方面加以重视。

五 讨论

(一)改革开放以来我国医院评审评价工作发展沿革

等级评审是对三级医院综合实力的一次"大考"。我国医院评审工作起步较早。1989年11月,《卫生部关于实施"医院分级管理办法(试行)"的通知》印发,提出要积极稳妥,有计划、有步骤地搞好医院分级管理工作。1994年2月,国务院印发《医疗机构管理条例》,第四十一条明确提出:"国家实行医疗机构评审制度,由专家组成的评审委员会按照医疗机构评审办法和评审标准,对医疗机构的执业活动、医疗服务质量等进行综合评价。"1998年印发的《卫生部关于医院评审工作的通知》指出,评审工作促进了医院建设;培训了大批医院管理人员,提高了医院的科学管理水平;促进了医疗质量的提高;增强了医院的凝聚力;在一定程度上加强了医德医风建设。但是部分医院和地区在这一周期医院评审工作中也出现了一些问题,违背了医院评审的初衷,损害了医院评审的声誉。随着该文件的印发,上述问题得到及时纠正。

2011年,卫生部启动了新一轮医院评审工作,颁布《三级综合医院评审标准(2011年版)》及其实施细则、《医院评审暂行办法》等文件,在评审标准、理念、机制和方法上注重与国际接轨。经过持续的探索、改进,近十年来,医院评审工作更加科学、规范,推动了医疗质量、服务行为的改善。根据历年《我国卫生健康事业发展统计公报》,全国三级医院数量由2011年的1399家增长到2019年的2548家,整体服务能力、管理水平有显著提高。但是,随着时代的发展,国内医院面临的内外部环境都发生了很大变化,医院评审评价标准作为重要的"指挥棒",必然应做出相应的调整。

2021 年底，国家卫生健康委发布了《三级医院评审标准（2020 年版）》，标志着我国新一轮三级医院等级评审工作正式启动。2022 年 12 月，国家卫生健康委在保持标准主体框架和内容不变的基础上，对 2020 年版标准及其实施细则进行了"更新式"的修订，形成了《三级医院评审标准（2022 年版）》及其实施细则。《三级医院评审标准（2022 年版）》有了重大调整，新版标准最大的特点就是评审方式由主观定性向客观定量转变，由以往以现场检查、主观定性、集中检查为主的评审形式转向以坚持日常监测、客观指标、现场检查、定量与定性评价相结合的思路和方向，增加数据权重占比、精简合并条款，"以数据说话"，倒逼医院把更多精力放在日常医疗质量提升和精细化管理上，尽可能地减少现场评审主观偏倚的可能性，增强了医院等级评审结果判定的客观性。评审模式则由主观定性为主向客观定量为主转变，日常数据可以替代现场检查的条款不再用现场评审的方式进行，医疗服务与质量安全数据的评审范围覆盖整个评审周期，引导医疗机构更重视日常质量管理和绩效，减少突击迎检行为，同时尽量减少主观评价的偏移，增强结果的客观性。医疗服务能力和质量安全监测数据的收集能力，成为评审的重要支撑。

（二）新的等级医院评审标准给社会办医院带来新挑战

新版等级医院评审标准的重大改变，也必然给公立医院和社会办医院管理尤其是医疗质量管理和运营管理都带来新的挑战与考验，必将对健全现代医院管理制度、提高医院综合管理水平、促进医院高质量发展起到重要的导向激励作用，并产生深远的积极影响。研究提示，社会办医院等级医院评审工作亟待进行内涵建设、医疗安全、核心制度、数据质量等全方位的强化。

1. 对新等级医院评审标准认知程度较低

尽管相当一部分民营医院对等级医院评审有需求和有目标，但调研结果显示，即便是已通过等级医院评审的社会办医院，能够非常了解并掌握《三级医院评审标准（2022 年版）》及其实施流程的医院不足 40%，约 13% 的医院完全不了解新标准。有计划申请实施医院等级评审 192 家的医院

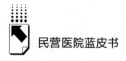

里，也基本不了解《三级医院评审标准（2022年版）》及其实施流程。由调研可见，社会办医院管理层亟待强化对新等级医院评审标准的系统学习和深入了解。

2. 部分医院已启动自我预审和相关培训

167家已通过评审的医院中，约84%的医院设立专业职能部门开展等级医院评审常态化管理工作，68.18%的医院对员工进行了全员系统性培训或对主要职能部门进行了专题培训。三年内有计划申请参加等级医院评审的医院中，约64%的医院为参加等级评审已经做了全面的或部分的内部评估预审。

3. 等级医院评审工作面临不同困难

调研显示，已通过评审的医院和拟参加评审的医院，所面临的主要困难有所不同。未参加评审的医院多认为信息化建设能力不足是最主要的问题。而经过评审周期的医院，更洞悉医院自身存在的差距，锁定在医疗质量管理能力和医疗数据统计分析能力这两方面，说明这类医院对等级医院评审的内涵、意义和目标了解得更为准确和透彻。

4. 对专业机构的专项辅导与数据治理有强烈需求

167家已通过评审的医院和192家计划申请等级医院评审的医院中，约80%的医院有计划邀请评审专家、专业机构开展等级医院评审专项培训辅导，以三级医院的需求最高。无论是否通过评审，医院希望通过专家、专业机构帮助解决的实际问题相似，占比最高的前三项需求为"对照标准，梳理发现医院存在的薄弱环节和问题"、"系统分析医疗数据，对数据评价指标得分情况进行预判和改进"和"模拟现场考核，分析、发现问题，提出解决方案"。

5. 医院病案首页数据质量亟待提升

在数据治理过程中，发现社会办医院存在病案编码人员力量薄弱、病案首页数据治理能力较为低下、医院信息系统建设水平较低，影响指标数据的自动提取。医院相关职能科室人员对新等级医院评审标准中数据指标内涵理解不透彻，也势必影响数据评价评分。

6.医院医疗质量内涵建设有较多薄弱环节

根据本报告通讯作者近3年参与国家卫生健康委医院管理研究所医院管理中心专家组对社会办医院等级医院评审进行专项辅导和预审结果，发现大多存在医院质控体系不健全、十八项医疗核心制度落实不到位、医疗安全管理不到位、医疗技术临床应用管理工作存在若干问题、依法执业管理有待加强。当然，这些问题不仅仅出现在社会办医院，公立医院等级医院评审过程中也存在类似的共性问题。

（三）社会办医院稳步推进新等级医院评审工作的可行策略

1.主动适应新等级医院评审标准对医院提出的新要求

医院管理人员和医院全体医务人员要加强对评审标准的深入系统学习，深入理解标准的内涵；同时加强对法律法规、行业标准的学习和理解，特别是职能部门要主动收集、学习新颁布的法律法规、卫生行业标准、诊疗指南/规范等，用以指导日常工作。

2.以问题为导向加强医疗核心制度建设

社会办医院进一步针对医疗相关制度、流程、规范、标准等再审核、再明确、再完善，从设计层面，制定符合医院实际工作流程的制度体系。根据核心制度要点要求，结合本院实际情况，尽快修订和完善医院医疗质量安全核心制度及相关配套文件。

加强医院质量安全管理，制定医院及科室质控指标，按照国家相关要求认真落实。进一步强化对医务人员的培训、考核和评估，尤其是年轻医生的培训，加强对"三基"知识，尤其是核心制度的落实，提升医务人员技能和服务水平。

3.加强医疗质量监管与医疗安全

加大病历质量的监督检查、反馈及改进力度，保障医疗质量和安全。充分发挥医院医疗质量安全委员会的作用，建立多部门质量管理与安全管理协调机制，科室负责人切实有效发挥质量管理第一责任人职责。职能部门对临床科室质量管理加强监督，充分利用信息化手段监测医疗质量各项指标，并

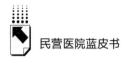

制定各项质控指标的改进目标，运用质量管理工具，制定有针对性的整改措施，对医院及科室的质量管理进行持续改进。

围绕"医疗质量安全"这条主线，建立医院质量安全管理文化，规范医疗行为，加强质量安全监管，促进医院可持续发展。建立"评审标准日常化，日常管理标准化"理念，将标准化管理的职能赋予医院的各级质量管理组织，明确界定每级质量管理组织在医院管理中的层级、定位和职责范围。

4. 重视全评审周期数据质控

新版标准中"医疗服务能力与质量安全监测数据"部分，对整个评审工作大局起着决定性作用。医院应高度重视全评审周期数据盘点汇总，组建以院长为组长的院级数据填报专项小组，安排专人跟踪数据提取、整理和分析，做到每个指标数据可追溯。强化日常数据填报审核质量关，建立完善数据监测与分析长效机制，注重数据关联性、逻辑性、真实性、准确性和趋势性，关注极端值，避免出现错误数据。同时要强化病历书写内涵建设，加强院科两级病历质量监管。提升病历书写的规范性，医院应加强临床医师疾病诊断选择培训，规范疾病诊断名称，保障医疗质量及安全。

5. 加强医院信息化平台建设

传统的数据采集方法已经不能满足当前三级医院医疗质量管理工作的需要，利用信息化手段快速准确地获取相关数据是适应现代医院管理要求的必要条件，且新版标准已明确数据采集方式为"直采+填报"，而未来将是"直采"。鉴于此，医院应全面加强信息化平台建设，建立完善涵盖反映医院运行和医院质量管控指标体系，尤其是涉及医院评审数据采集网络平台建设，基本达到"电子病历四级""医院信息互联互通标准化成熟度四级甲等""智慧医院四级""计算机安全等级保护三级"水平。这不仅利于医院评审指标数据的自动抓取、监控和原始数据溯源，而且便于常态化管理，加强病历书写的规范性，从信息系统的顶层设计中建立规范性的病历模板。重新评估自身 HIS 与数据处理能力，建立相关数据库、推动数据标准化、实现系统间互联互通；建立医院质量数据管理与质量控制体系、加强内部效验；

充分挖掘数据，发挥数据的检测、预警与评价功能；将分析结果用于医疗质量与安全管理。

综上，医院评审是卫生健康行政部门履行监管职能，推动医院高质量发展的重要抓手，对促进医院提高自我管理水平，实现医疗服务高质量发展有重要作用。质量管理是医院管理的系统工程，它贯穿每一个环节、每一个部门、每一项工作。社会办医院在新等级医院评审阶段会面临许多问题和困难，医疗机构要强化认识，医院质量管理应形成结构完整、运作有序、独具特色的体系，才能使医院通过等级医院评审工作实现跨越式发展。

参考文献

《〈三级医院评审标准（2022 年版）〉及其实施细则解读》，中国政府网，2022 年 12 月 18 日，https://www.gov.cn/zhengce/2022 - 12/18/content_ 5732584. htm？eqid = 9126e0c5001ed7ca00000006645eeadc。

向宗城、成爱民、谭邦华：《新标准视角下三级医院等级评审的实践与思考》，《中国医院院长杂志》2022 年第 1 期。

汪凯文、郑志涛、郑周红：《以等级医院评审为抓手，助推医院高质量发展》，《中国卫生产业》2023 年第 1 期。

吾妍、陈海啸、解伟：《2020 年版评审标准能为三级医院带来哪些新机遇》，《中国卫生人才》2021 年第 5 期。

B.8
全国社会办医院开展日间手术情况
调研报告（2022~2023）

中国医院协会民营医院分会　北京中卫云医疗数据分析与应用技术研究院*

摘　要： 日间手术指患者在一日（24 小时）内入、出院完成的手术或操作，相对于传统手术而言，具有效率高、成本低、质量高等特点，近十年来，我国日间手术得到快速发展，一批社会办医院也积累了日间手术的相关经验。根据"全国社会办医院高质量发展与能力建设现状"专项问卷调研中"医院开展日间手术情况"调研结果，社会办医院日间手术的管理模式主要为"共用手术中心手术室，各相关临床科分散式管理"，日间手术开展较多的专科为普通外科（包括血管外科）、眼科、耳鼻喉科、口腔科和骨科等。医院缺少适宜病种、医保支付缺乏政策引导和倾斜或社会办医院的相关政策限制被认为是社会办医院开展日间手术的主要困难。尽管目前日间手术在社会办医院普及率不高，但95%以上的医院对日间手术相关政策、技术、管理等专业学习培训有需求，80%以上的医院有意愿加入国家级日间手术技术协作组织。发展日间手术是提升医疗资源使用效率的重要手段。社会办医院应在国家政策指引下，积极有序地推动日间手术常态化、精细化、体系化开展。

关键词： 社会办医　日间手术　常态化精细化管理

---

* 执笔人：丁滨，编审，北京中卫云医疗数据分析与应用技术研究院副院长、品质医疗主编，主要研究方向为医疗数据分析与科技编辑；滕春霞，北京中卫云医疗数据分析与应用技术研究院数据研发中心副主任，主要研究方向为医疗数据分析。

日间手术是日间诊疗服务的一部分，是一种新型的医疗服务模式。国家卫生健康委对日间手术的定义是：日间手术指患者在一日（24小时）内入、出院完成的手术或操作。中国政府自2015年以来把日间手术纳入国家医改范围，出台了系列政策，对中国日间手术规范化发展起到了巨大的推动作用。2012年3月，由国家卫生健康委卫生发展研究中心（原卫生部卫生发展研究中心）牵头成立了中国日间手术合作联盟（China Ambulatory Surgery Alliance，CASA）。2013年5月加入国际日间手术学会（International Association for Ambulatory Surgery，IAAS），从此，中国日间手术在国际日间手术发展史上占有一席之地。由于日间手术模式相对于传统手术而言，具有效率高、成本低、质量高等特点，有利于提升病床周转率、减少患者等待时间、减少费用负担、节约医疗卫生资源、减少创伤、加速康复，日间手术尤其适宜在专科医院开展，经过30年的发展，我国社会办医院中涌现出一批出色的社会办专科医院和三级综合医院，在开展日间手术中也进行了积极的探索。为全面了解深化医改时期社会办医院需求，切实发挥行业协会组织在政策协调、资源统筹、服务对接等方面的作用及优势，2023年5~8月，中国医院协会民营医院分会组织了"全国社会办医院高质量发展与能力建设现状"专项问卷调研。本报告基于此次问卷中"医院开展日间手术情况"调研结果进行汇总完成。

一　研究背景

（一）问卷基本情况

此次调研问卷由中国医院协会民营医院分会联合相关机构设计，采用在线调研方式，分为医院基本情况、医院应对医保支付方式改革情况、医院参加等级医院评审情况、医院开展日间手术情况及医院重症医学学科建设情况5部分。调研工作由中国医院协会民营医院分会组织，各省份分会协助。数据分析和报告撰写由北京中卫云医疗数据分析与应用技术研究院完成。

（二）问卷回收与数据处理

此次调研共回收527份样本数据，参与调研的医院共有484家。数据分

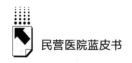

析过程中对于异常值进行了修正或裁剪，以最大限度保留样本量。另有 7 份问卷来自以门诊为主的医疗机构，一并剔除。经过一系列数据清洗及处理，最终生成有效样本 474 份。

二 调查结果分析

（一）医院基本情况

1.地域分布

此次调研的 474 份有效样本分布在 27 个省份的 162 个地市，基本覆盖了大部分省份。从地域上来讲，此次调研数据已基本能够代表我国社会办医院高质量发展与能力建设现状。其中参与医院最多的省份为黑龙江省和江苏省（均为 41 家），其次为湖北省。参与调研医院地域分布情况见图 1。

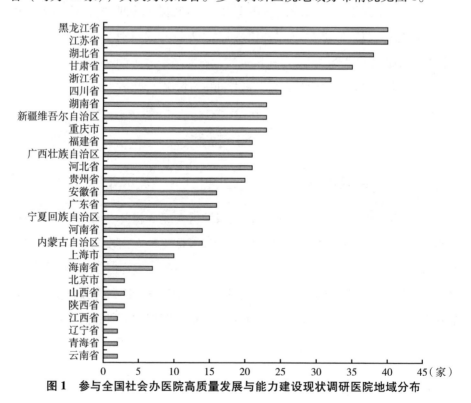

图 1 参与全国社会办医院高质量发展与能力建设现状调研医院地域分布

2.医院基本情况

474家医院中二级医院数量最多，占比61.81%，其中综合医院176家、专科医院117家。三级医院102家，占比21.52%，其中综合医院50家、专科医院52家。一级及未定级医院79家，占比16.67%，其中48家综合医院和31家专科医院。为便于调研医院填报，此次调研未按照《中国卫生健康统计年鉴》的医院类别进行细分。474家医院地域、类别和级别分布见表1。

表1 参与全国社会办医院高质量发展与能力建设现状调研医院基本情况

单位：家，%

医院级别	综合医院		专科医院		总计	
	数量	占比	数量	占比	数量	占比
东部	96	20.25	57	12.03	153	32.28
三级	21	4.43	16	3.38	37	7.81
二级	48	10.13	25	5.27	73	15.40
一级及未定级	27	5.70	16	3.38	43	9.07
中部	78	16.46	60	12.66	138	29.11
三级	18	3.80	24	5.06	42	8.86
二级	51	10.76	30	6.33	81	17.09
一级及未定级	9	1.90	6	1.27	15	3.16
西部	100	21.10	83	17.51	183	38.61
三级	11	2.32	12	2.53	23	4.85
二级	77	16.24	62	13.08	139	29.32
一级及未定级	12	2.53	9	1.90	21	4.43
总计	274	57.81	200	42.19	474	100.00

注：地域分布按照《中国卫生健康统计年鉴》统计方法。

3.医疗服务资源配置情况

474家医院中，102家三级医院平均实际开放床位数为557.33张，293家二级医院平均实际开放床位数为217.88张，79家一级及未定级医院平均实际开放床位数为180.89张。开放床位数≥500张的医院有86家，低于研究对象中的三级医院数量（102家）。

三级医院2021年和2022年平均出院人次分别为16108人次和16715人次，约为二级医院的3倍，为一级及未定级医院的4倍。二级医院2021年

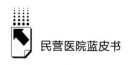
和 2022 年平均出院人次分别为 5306 人次和 5470 人次。一级及未定级医院 2021 年和 2022 年平均出院人次分别为 3016 人次和 3811 人次。各级医院的平均实际开放床位数及平均出院人次见图 2。

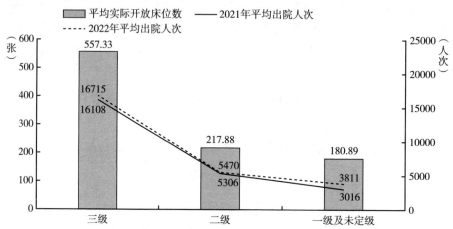

图 2　参与全国社会办医院高质量发展与能力建设现状调研医院平均实际开放床位数和平均出院人次统计

（二）社会办医院开展日间手术情况

1. 医院开展日间手术总体情况

参与调研的医院中，有 334 家了解国家日间医疗服务发展的最新相关政策及要求，占比 70.46%，140 家不了解相关政策，占比 29.54%。334 家医院中，已经开展日间手术服务的医院有 120 家。开展日间手术医院数量最多的前 5 个省份分别是：江苏省 25 家，占参与调研医院的 60.97%；黑龙江省 12 家，占参与调研医院的 29.27%；内蒙古自治区 10 家，占参与调研医院的 71.43%；湖北省 9 家，占参与调研医院的 23.76%；甘肃省 7 家，占参与调研医院的 21.87%。不同级别医院开展日间手术服务情况见图 3。

尚未开展日间手术的 354 家医院中，160 家近两年内有开展日间医疗服务的计划，占比 45.20%。其中三级医院 28 家，二级医院 112 家，一级及未定级医院 20 家；综合医院 101 家，专科医院 59 家。三级医院中 50.91% 有

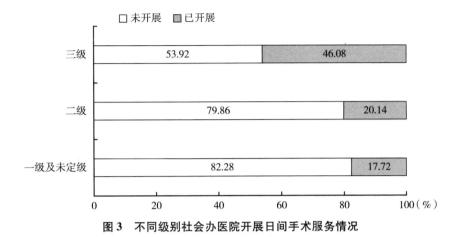

图3　不同级别社会办医院开展日间手术服务情况

计划开展日间医疗服务，二级医院中47.86%有计划开展日间医疗服务（见图4）。354家医院中有194家无计划开展日间医疗服务，占比54.80%。其中三级医院27家，二级医院122家，一级及未定级医院45家；综合医院103家，专科医院91家。从医院级别和类别整体构成来看，无计划开展日间医疗服务的医院主要为三级以下及专科医院。

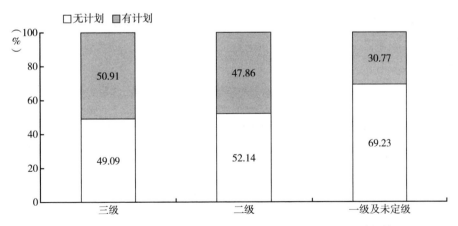

图4　不同级别社会办医院计划近两年内开展日间医疗服务计划情况

2. 医院开展日间手术的例数与手术台次

已开展日间手术的医院，2022年日间手术平均开展例数为567.71

例，占医院择期手术台次的 22.33%。不同级别医院开展日间手术服务量见表 2。

表2 开展日间手术的社会办医院的2022年手术例数及其占比

单位：例，%

医院级别	综合医院		专科医院		总计	
	日间手术例数	日间手术占择期手术台次比例	日间手术例数	日间手术占择期手术台次比例	日间手术例数	日间手术占择期手术台次比例
三级	683.86	7.10	773.42	16.65	720.03	10.84
二级	542.63	27.05	339.00	25.79	459.80	26.54
一级及未定级	538.57	48.83	234.83	25.25	398.38	37.95
平均	598.71	21.25	524.30	23.88	567.71	22.33

3. 医院开展日间手术的管理模式

已开展日间手术的医院具体管理模式主要是"共用手术中心手术室，各相关临床科分散式管理"，占比 54.17%，计划开展日间手术医院拟采取的管理模式相同与已开展日间手术的医院相似。"设立独立日间手术中心和日间病房"的医院占比较低，在已开展日间手术的医院仅占 12.50%，在计划开展日间手术的医院仅占 17.50%（见表 3 至表 4）。

表3 已开展日间手术医院的管理模式

单位：家，%

管理模式	三级	二级	一级及未定级	总计	占比
共用手术中心手术室，各相关临床科分散式管理	23	35	7	65	54.17
手术中心设专门日间手术室，未设独立日间病房，分科收治	12	8	1	21	17.50
手术中心设专门日间手术室，设有独立日间病房	7	9	3	19	15.83
设立独立日间手术中心和日间病房	5	7	3	15	12.50
总计（去重）	47	59	14	120	100.00

表4 计划开展日间手术医院拟采取的管理模式

单位：家，%

管理模式	三级	二级	一级及未定级	总计	占比
共用手术中心手术室,各相关临床科分散式管理	10	47	9	66	41.25
手术中心设专门日间手术室,未设独立日间病房,分科收治	7	21	7	35	21.88
手术中心设专门日间手术室,设有独立日间病房	6	24	1	31	19.38
设立独立日间手术中心和日间病房	5	20	3	28	17.50
总计(去重)	28	112	20	160	100.00

4. 社会办医院日间手术的学科分布

根据国家卫生健康委印发的《日间手术目录（2022 年版）》专科划分，已开展日间手术的医院，开展日间手术较多的专科是"眼科、耳鼻喉科、口腔科""普通外科（包括血管外科）""骨科"等，而计划开展日间手术的医院拟初期重点开展日间手术专科最多的是"普通外科（包括血管外科）""眼科、耳鼻喉科、口腔科""骨科"（见表 5 至表 6）。

表5 已开展日间手术的医院主要专科分布

单位：家，%

专科	三级	二级	一级及未定级	总计	占比
眼科、耳鼻喉科、口腔科	26	22	5	53	44.17
普通外科(包括血管外科)	14	28	5	47	39.17
骨科	11	18	7	36	30.00
妇产科	13	17	6	36	30.00
泌尿外科	14	14	3	31	25.83
消化内科	7	4	1	12	10.00

续表

专科	三级	二级	一级及未定级	总计	占比
心血管内科	2	1	0	3	2.50
整形外科	2	1	0	3	2.50
胸外科	0	1	0	1	0.83
总计（去重）	47	59	14	120	100.00

表6 计划开展日间手术的医院拟初期重点开展日间手术的专科分布

单位：家，%

专科	三级	二级	一级及未定级	总计	占比
普通外科（包括血管外科）	14	70	11	95	59.38
眼科、耳鼻喉科、口腔科	16	40	11	67	41.88
骨科	4	50	5	59	36.88
妇产科	8	37	7	52	32.50
泌尿外科	4	27	4	35	21.88
消化内科	5	22	5	32	20.00
整形外科	2	4	4	10	6.25
心血管内科	3	4	2	9	5.63
胸外科	1	1	1	3	1.88
总计（去重）	28	112	20	160	100.00

5. 影响医院开展日间手术服务的主要因素

120家已开展日间手术医院认为影响日间手术服务快速发展的制约因素主要是"医院适宜病种少"，其次是"医保支付缺乏政策引导和倾斜"（见表7）。

表7 影响社会办医院日间手术服务快速发展的制约因素

单位：家，%

问卷选项	三级	二级	一级及未定级	总计	占比
医院适宜病种少	21	40	6	67	55.83
医保支付缺乏政策引导和倾斜	25	26	7	58	48.33
医生开展日间手术服务的积极性不高	18	16	2	36	30.00

续表

问卷选项	三级	二级	一级及未定级	总计	占比
日间手术较传统住院手术收益增加不明显	16	16	2	34	28.33
医院技术能力和服务水平不高	12	19	1	32	26.67
患者不愿意选择	10	15	1	26	21.67
总计（去重）	47	59	14	120	100.00

354家尚未开展日间手术的医院，认为影响医院开展日间手术服务的主要制约因素有"医院缺乏适宜病种""社会办医的相关政策限制""医院缺乏足够的医务人员"等（见表8）。

表8 影响社会办医院开展日间手术的因素

单位：家，%

问卷选项	三级	二级	一级及未定级	总计	占比
医院缺乏适宜病种	21	103	28	152	42.94
社会办医的相关政策限制	27	85	24	136	38.42
医院缺乏足够的医务人员	12	88	17	117	33.05
技术和设备限制	12	82	22	116	32.77
医院建筑空间限制	11	65	23	99	27.97
患者及家属接受度不高	16	56	7	79	22.32
资金与预算限制	8	48	11	67	18.93
医生开展日间手术积极性不高	9	38	7	54	15.25
总计（去重）	55	234	65	354	100.00

354家尚未开展日间手术的医院中，194家不计划开展日间医疗，其原因主要是"医院适宜病种少""医院空间和设备、设施达不到条件""医院技术能力和服务水平不高"等（见表9）。

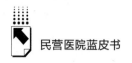
表9　社会办医院不计划开展日间医疗的原因

单位：家，%

问卷选项	三级	二级	一级及未定级	总计	占比
医院适宜病种少	9	69	28	106	54.64
医院空间和设备、设施达不到条件	7	51	17	75	38.66
医院技术能力和服务水平不高	6	39	18	63	32.47
医保支付缺乏政策引导和倾斜	13	29	10	52	26.80
医院管理层出于对术后医疗安全的顾虑	4	30	8	42	21.65
患者及家属接受程度不高	5	30	5	40	20.62
医生开展日间手术服务积极性不高	4	18	4	26	13.40
日间手术较传统住院手术收益增加不明显	5	17	4	26	13.40
总计（去重）	27	122	45	194	100.00

从表7至表9看，无论是否已开展日间手术，都有约20%的医院选择"患者不愿意选择日间手术"，提示有必要加强对日间手术的科普宣传，增加社会公众对日间手术的认识，推动社会办医院积极开展日间手术的普及与发展。

6. 社会办医院对日间手术相关培训的需求

已开展日间手术的120家医院中，60家对参加日间手术相关政策、技术、管理等专业学习培训有强烈需求，占比50.00%；55家有一般需求，占比45.83%。不同级别医院数据显示，57.45%的三级医院对参加日间手术相关培训有强烈需求，而一级及未定级医院有更为强烈的培训需求，占比达到71.43%（见图5）。

120家医院中，96家医院有意愿加入国家级日间手术协作组织，占比80%。其中93.62%的三级医院有意愿，二级和一级及未定级有意愿的医院分别占67.80%和85.71%（见图6）。

7. 社会办医院日间手术的医保支付方式

关于日间手术的医保支付方式，120家日间手术的医院中，38家采取"按住院患者DIP（日间病种）付费"，30家"按住院患者项目付费"，26家"按住院患者DRG付费"（见表10）。

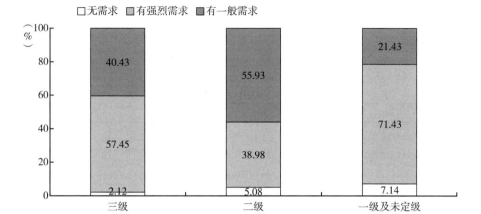

图5　已开展日间手术的社会办医院对参加日间手术相关培训的需求程度

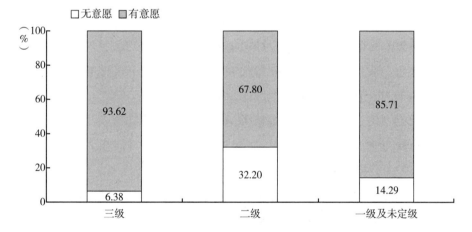

图6　社会办医院参加国家级日间手术技术协作组织的意愿

表10　社会办医院日间手术的医保支付方式

单位：家，%

医保支付方式	三级	二级	一级及未定级	总计	占比
按住院患者DIP（日间病种）付费	12	22	4	38	31.67
按住院患者项目付费	12	14	4	30	25.00
按住院患者DRG付费	15	10	1	26	21.67

医保支付方式	三级	二级	一级及未定级	总计	占比
按单病种打包付费	4	9	3	16	13.33
其他	4	3	0	7	5.83
总计（去重）	47	59	14	120	100.00

三 讨论

（一）日间手术在中国的发展沿革

20 世纪 80 年代以来，日间手术在欧美国家已得到广泛应用。目前欧洲、北美等许多国家日间手术占择期手术比例达 60% 以上，英美等国家高达 85% 以上。我国从 20 世纪 80 年代开始，临床上就有关于日间手术的实践，90 年代部分医院开始陆续推广这一模式。

2012 年 3 月，由国家卫生健康委卫生发展研究中心牵头成立了中国日间手术合作联盟。2013 年 5 月，联盟正式加入国际日间手术学会，成为 IAAS 第 22 个会员国家，是中国在该国际组织中的唯一代表。从此，中国日间手术在国际日间手术发展史上占有一席之地。近十年来，中国日间手术合作联盟不断发展壮大，持续在全国开展日间手术调研，了解国内医疗机构开展日间手术的情况，有计划、有组织地制定日间手术相关标准和规范，引进国际经验、快速推动了国内日间手术规范化建设。

2016 年《关于印发开展三级医院日间手术试点工作方案的通知》（国卫医函〔2016〕306 号）明确了中国日间手术定义：日间手术是指患者按照诊疗计划在 1 日（24 小时）内入、出院完成的手术或操作（不包括门诊手术），因病情需要延期住院的特殊病例，住院时间不超过 48 小时。此定义明确了日间手术的条件有三个要点：一是在院时间为 24 小时以内的住院手术病人，特殊情况不超过 48 小时；二是范围涵盖手术和有创操作；三是日间手术是住院手术，不包括门诊手术。

日间手术作为"高质量、高效率、低成本"的手术模式日益受到国内各界的重视。2015 年 1 月 12 日，国家卫生和计划生育委员会、国家中医药管理局发布《关于印发进一步改善医疗服务行动计划的通知》（国卫医发〔2015〕2 号），首次提出要推行日间手术"医院在具备微创外科和麻醉支持的条件下，选择既往需要住院治疗的诊断明确单一、临床路径清晰、风险可控的中、小型择期手术，逐步推行日间手术，提高床位周转率，缩短住院患者等候时间"。2015 年《国务院办公厅关于城市公立医院综合改革试点的指导意见》（国办发〔2015〕38 号）首次在国务院层面提出"逐步扩大纳入医保支付的日间手术"，国务院先后发布政策文件扩大公立医院日间手术试点，将开展日间手术作为推动公立医院改革的重要组成部分，将日间手术开展情况作为公立医院绩效考核的重要指标等。并于 2016 年开展三级医院日间手术试点工作，推出首批 43 个推荐病种；2017 年底选择 129 家医疗机构开展日间手术试点；2019 年将"日间手术占择期手术比例"纳入公立医院绩效考核指标中，并推出第二批 77 个病种；2020 年印发了第一批 43 个病种的操作规范。从上述政策发文可以看出，自 2015 年以后，每年医改工作任务中都有提到"日间手术"。短短几年里，政府层面已经出台了系列日间手术相关规范，并将按工作要求持续开展评估工作。

近年来，国家卫生健康委将推广日间手术作为医院管理的重点工作，不论在三级公立医院绩效考核还是医院评审评价方面均有明确的要求，日间手术相关的政策陆续出台。2021 年《国务院办公厅关于推动公立医院高质量发展的意见》（国办发〔2021〕18 号）中提出大力推行日间手术，提高日间手术占择期手术的比例。各级医疗机构在日间手术开展范围、涉及手术种类、开展最等方面都有了很大的推进。2022 年 4 月，国务院办公厅在《关于印发"十四五"国民健康规划的通知》（国办发〔2022〕11 号）中明确提出"推动三级医院日间手术等服务常态化、制度化，逐步扩大日间手术病种范围稳步提高日间手术占择期手术的比例"。

与此同时，国家层面陆续出台加强日间手术质量管理、操作规范的相关文件。2020 年 1 月，国家卫生健康委印发《第一批日间手术病种手术操作规范（试行）》（国卫办医函〔2020〕1 号），首次推出 43 个病种日间手术操作规范路径，涉及普通外科、骨科、泌尿外科、消化内科、妇科、儿科、眼科及耳鼻咽喉科 8 个专科。2022 年 2 月，国家卫生健康委印发《日间手术推荐目录（2022 年版）》，包括 14 个专科的 708 个术种。2022 年 11 月，国家卫生健康委办公厅印发《医疗机构日间医疗质量管理暂行规定》（国办发〔2022〕11 号），以指导医疗机构加强日间医疗质量安全管理，规范日间医疗行为，保障医疗质量安全，推动日间医疗规范有序发展。

2023 年 5 月 29 日，国家卫生健康委、国家中医药管理局联合印发了《全面提升医疗质量行动计划（2023—2025 年）》，其中五项专项行动之一即为"手术质量安全提升行动"，要求到 2025 年末，日间手术占择期手术比例要逐步提升。随后，8 月 22 日，国家卫生健康委进一步印发《手术质量安全提升行动方案（2023—2025 年）》，文件要求各级医疗机构"利用 3 年时间，进一步完善手术质量安全管理体系，形成科学规范、责权清晰、运行顺畅的管理机制"。该文件第十四条明确指出："推动择期住院手术向日间手术转换，并按照《医疗机构日间医疗质量管理暂行规定》要求，建立符合本机构实际的日间手术组织管理架构、工作制度和机制，逐步扩大日间手术服务范围。"

（二）日间手术在各级医院的实践

随着中国日间手术合作联盟工作的不断推进，越来越多的医疗机构接触、了解并借鉴国际上的成熟经验开始实施日间手术。

俞骏仁等在研究报告中，对上海市 26 所市级医院 2022 年日间手术运营情况进行的研究显示：收集上海 26 所市级医院 2022 年日间手术医疗质量、效率、手术结构、费用结构等指标用于综合评价医院日间手术运行情况。研究结果提示，中医医院在日间手术运行方面处于劣势，需得到一定的政策支持。① 综合性医院的日间手术运行情况整体一般，不同的综合医院学科病种

---

① 俞骏仁等：《上海市级医院日间手术运行评价与对策研究》，《中国医院》2023 年第 9 期。

结构各不相同，为进一步提升日间手术整体运行效率和质量，医院管理者需引起重视并做出资源倾斜和调配。妇儿类专科医院的 RSR 拟合值平均水平高于其他类专科医院的 RSR 拟合值平均水平，提示妇儿类专科医院日间手术运行情况更稳定，医院之间排名差异不大，而其他类专科医院可能由于专科特色不同，纳入日间手术病种不同具有较大的差异，但整体运行情况相对更好。笔者认为，专科医院由于学科特色，在某一优势病种上相比综合性医院能吸引更多的患者，在有限的医疗资源下，通过改善优化流程、术前评估、术后加速康复等一系列举措对传统手术再造形成了日间手术模式，提升了医疗资源的利用率，提高了手术患者的收治率。而综合性医院由于学科设置齐全，部分特色或优势学科不一定适合开展日间手术，造成了综合性医院的日间手术运行评价结果整体不佳，且呈现一定的差异性。

浙江大学医学院附属第二医院 2021 年起试行全程管理服务模式，从日间手术的管理入手，建立一站式服务，通过不断进行流程改进及优化，已经取得较好的成效。该院采用全程管理模式对日间手术患者进行一体化闭环管理，构建全病程管理体系，负责衔接患者从诊间就诊结束，到院前检查、术前评估、手术安排、术前宣教，再到入院手术、术后随访等日间手术全部流程，贯穿晓前管理、院内诊断、连续性治疗、院后康复追踪等多个环节，保障各环节顺畅进行，降低各环节沟通成本，缩短各环节等待时间，保障日间手术安全，同时增加日间手术服务量及手术占比，以达到患者满意、医院满意、社会满意。借助信息化管理系统，实现实时信息监测，动态信息反馈，及时打通环节上的堵点，保障诊疗安全，提升服务效率，增加服务量。在实施日间手术全程管理后，该院在开展日间手术专用手术间及开展日间手术专业数不变的情况下，日间手术总量较前增长 46.98%，CMI 值上升 0.045；日间手术占择期手术的比例增长 7.03%（P<0.05），日间手术中三、四级手术占比上升 3.03%（P<0.05），因手术指征因素的入院前取消率下降 6.65%（P<0.05）。该院研究结果认为：日间手术全程管理模式下，通过调整服务流程，增加 1 个全程管理师的岗位，即可有效促进医生、麻醉师及日间病房医生护士的沟通。核查术前评估，对患者检查完成及时性及检查异常结果及

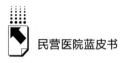

时提示并分析，及时组织多学科讨论，可有效提升日间手术服务量，优化医院的手术结构及医疗资源配置，日间手术占比大幅提高，各项日间手术评价指标均有明显提升，保障日间手术质量安全，提高患者满意度。

四川大学华西医院是中国日间手术合作联盟最早的成员单位。截至2022年，四川大学华西医院已有300余种病种或术式纳入日间手术临床路径管理，覆盖了几乎所有外科病种和部分内科微创术式。2018年，四川大学华西医院首次在国内提出"日归手术"概念，即在充分保证医疗质量与医疗安全的前提下，尝试将过去需要住院1天的日间手术缩短为当天住院、当天手术、当天出院，实现与国外日间手术"当天归宅"的内涵接轨。日归手术通过优化与再造服务流程、融入个体化加速康复外科（ERAS）理念，按照日归手术临床路径进行统一管理。日归手术并非术后由医生的主观判断能否当天离院，而是在患者准入环节即决定是否纳入日归手术临床路径，并实施一系列标准化的诊疗计划。日归手术临床路径的构建是基于日间手术临床路径实施的成功经验，以病种/术式为单位，以日归手术"临床路径服务包"的形式，对日归手术临床路径关键节点进行全面梳理，主要包括医生资质要求、患者准入标准、围手术期疼痛与呕吐的预防策略优化、术后饮食和运动指导、出院评估标准及应急预案等方面。将信息化建设融入日归手术全流程，与患者的需求进行有效结合，可实现远程手术预约、术前评估、围术期健康教育、术后随访和手术进度实时管理，同时减少患者往返医院次数，大幅降低人力成本。

上述知名公立三甲医院开展日间手术较早并不断改进流程，所积累的经验为社会办医院开展日间手术提供了一些可借鉴的思路。近年来，也不断有社会办医院在日间手术中积累了一定的经验，在2023年第十届中国日间手术年会社会办医日间手术管理与发展论坛上，一批在日间手术实践中卓有成效的社会办医院介绍了相关经验。如南京明基医院的日间手术规范化运行，上海嘉和国际医院日间手术模式的运营与探索，上海优仕美地医院独立运作的日间手术中心，北京和睦家医院在日间手术上也积累了"和睦家经验"，山东大学附属生殖医院的不孕症患者日间手术全流程管理，濮阳市油田总医院在 DIP 付费下通过推广日间手术助推医院高质量发展，等等。

（三）民营医院日间手术开展情况

1. 参与调研医院基本反映我国民营医院类型特征

《中国卫生健康统计年鉴 2022》统计的 2021 年民营医院地域分布，24766 家民营医院中，东部地区 9826 家（39.68%），中部地区 7452 家（30.09%），西部地区 7488 家（30.23%）。医院级别统计显示，三级医院 484 家（1.95%），其中东部地区 213 家（占东部地区民营医院 2.17%，占三级民营医院 44.01%），中部地区 138 家（占中部地区民营医院 1.85%，占三级民营医院 28.51%），西部地区 133 家（占西部地区民营医院 1.78%，占三级民营医院 27.48%）。二级医院 5130 家（20.71%），其中东部地区 1827 家（占东部地区民营医院 18.59%，占二级民营医院 35.61%），中部地区 1615 家（占中部地区民营医院 21.67%，占二级民营医院 31.48%），西部地区 1688 家（占西部地区民营医院 22.54%，占二级民营医院 32.90%）。医院类别中，综合医院 13179 家（53.21%），专科医院 7844 家（31.67%），另有中医医院 596 家、民族医院 74 家、护理院（中心）790 家，共占 15.03%。从上述统计数据可见，东部地区社会经济发达，民营医院发展较好，三级医院占比也最高。从医院类别看，仍然以综合民营医院为主。

此次调研对象来自 27 个省份 162 个地市的 475 家医院，医院类型涵盖了综合医院、专科医院，从三级医院到一级及未定级医院都有。此次调研地域分布显示，西部地区占比最高（38.61%），东部地区次之（32.28%），中部地区最低（29.11%）。医院级别分布显示，东部、中部地区三级医院占比（7.81%/8.86%）高于西部地区（4.85%），西部地区的二级医院占比最高（29.32%）。医院类别的地域分布显示，西部地区及东部地区综合医院与专科医院的占比差距最大（20.25%vs12.03%）。474 家医院中二级医院数量最多，占比 61.81%，其中综合医院 176 家、专科医院 117 家。三级医院 102 家，占比 21.52%，其中综合医院 50 家、专科医院 52 家。一级及未

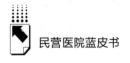
定级医院 79 家，占比 16.67%，其中 48 家综合医院和 31 家专科医院。

从上述分析可见，调研数据比较客观地反映了我国社会办医院的真实情况。为便于调研医院填报，此次调研未按照《中国卫生健康统计年鉴》的医院类别进一步细分，中医医院、民族医院纳入综合医院。此外，此次调研针对社会办医院医保支付方式改革、等级医院评审、日间手术和重症医学学科建设 4 个方面的工作展开，主要目的为摸底调研，故存在一定的不足。对日间手术的问卷设计不够细致、数据提取不够深入。同时，对医院的类别有待进一步细分调研，以挖掘和发现专科社会办医院中，更适宜开展日间手术的眼科、妇幼、骨科等专科医院，制订日间手术的开展和拟开展计划。这些不足之处，有待下一步调研工作细化和深入。

2. 社会办医院对日间手术的认识亟待提高

在国家政策层面推动下，公立三甲医院几乎都开展了日间医疗服务。但社会办医院在推进日间医疗普及率不够高，调研结果显示，尽管有 70.46% 的医院清晰了解国家日间医疗服务发展的最新相关政策及要求，但开展日间手术的医院仅占 25.32%，仅有 45% 的三级医院开展了日间手术。三级医院中 46.08% 开展了日间手术，二级医院中 20.14% 的医院开展了日间手术，一级及未定级医院中 17.72% 的医院开展了日间手术。其中比较突出的是江苏省和内蒙古自治区，分别有 60.97% 和 71.43% 的调研医院开展了日间手术服务。总体看，社会办医院日间手术普及率并不高，究其原因是医院管理者和投资者对日间手术认识不足，可能主观意识中认为日间手术主要适宜"一床难求"的大型公立三甲医院，对床位并不紧张甚至有一定空置率的社会办医院而言，没有开展日间手术的必要性；亦有医院认为日间手术对医院营收意义不大。

194 家不计划开展日间医疗的医院认为，阻碍医院开展日间手术的主要原因"医院适宜病种少""医院空间和设备、设施达不到条件""医院技术能力和服务水平不高"。事实上，日间手术病种是由医院自己确定，《日间手术目录（2022 年版）》涵盖了大部分手术科室的常见术式，医院选择适合的病种就可以；部分医院认为"医院空间和设备、设施达不到条件"也是对日间手术的无解，认为一定有独立空间才能开展日间手术。部分医院认为"技术能力和服务水平不高"，而日间手术恰恰适宜技术成熟、手术操作相对简单的术种，不仅适宜二三级医院，甚至一级医院、诊所亦可开展。可见，日间手术在社会办医院的推广与开展并非技术问题，而是管理问题，上述这些认知误区，亟待纠正。

3. 社会办医院日间手术尚存可挖掘空间

调研结果显示，已开展日间手术的医院，开展日间手术较多的专科是"眼科、耳鼻喉科、口腔科""普通外科（包括血管外科）""骨科"等，而计划开展日间手术的医院拟初期重点开展日间手术专科最多的是"普通外科（包括血管外科）""眼科、耳鼻喉科、口腔科""骨科"。

已开展日间手术的医院，2022 年日间手术平均开展例数 567.71 例，占医院择期手术台次的 22.33%。综合医院日间手术平均例数 598.71 例，略高于专科医院的 524.30 例。但日间手术占择期手术台次比例，专科医院略高于综合医院（23.88%vs21.25%）。不同类别、不同级别医院的日间手术占择期手术台次比例差异较大，以一级及未定级综合医院占比最高（48.83%），三级综合医院占比最低（7.10%）；在专科医院中，也是三级医院日间手术占择期手术台次比例（16.65%）低于二级医院（25.79%）和一级及未定级医院（25.25%）。分析原因，一方面可能是三级医院开展三四级手术较多，日间手术多为技术相对简单的手术，更多在二级、一级医院开展。另一方面可能是数据结果来自问卷调研，非医院真实数据的研究分析，故数据准确性可能存在一定误差。

在已开展日间手术的医院中，约 50% 的医院认为医保支付缺乏政策引导和倾斜也是影响日间手术开展的主要困难。调研结果显示，120 家已开展日间手术的医院中，38 家采取"按住院患者 DIP（日间病种）付费"，30 家"按住院患者项目付费"，26 家"按住院患者 DRG 付费"。

4. 社会办医院日间手术多采取分散管理模式

目前，我国日间手术主要分为三种管理模式：一是集中收治、统一管理。是指设立独立的日间手术中心（或病房）作为医院日间手术统一管理

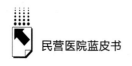

平台，有条件的可设立独立的日间手术室或在公共手术室开辟日间手术专用手术室（间），将各相关科室的日间手术患者汇集到日间手术中心，以集中收入院、集中安排手术以及集中术后随访的一体化管理模式进行管理。二是分散收治、统一管理。是指医院开展日间手术的各临床科室，各自在自己专科病区内设置日间手术专用病床，自行收治患者。由医院制定统一的管理规定、准入标准、临床路径及流程等并监督运行。三是混合收治、统一管理。是指医院内既有独立的日间手术中心（或病房），通常以收治某类疾病为主，同时也鼓励各临床科室按照医院统一的管理制度在各自临床科室收治部分专科专病的患者开展日间手术，通过优化调度医院内的整体资源统筹安排日间手术资源。

如前所述，日间手术开展较多、较好的公立医院多建立了"集中收治、统一管理"的日间手术中心。此次问卷调研显示，社会办医院多未建立"集中收治、统一管理"的日间手术中心。已开展日间手术的医院和计划开展日间手术的医院具体管理模式都为"共用手术中心手术室，各相关临床科分散式管理"，分别占比50%左右；约20%的医院已采取和拟采取的日间手术管理模式为"手术中心设专门日间手术室，未设独立日间病房，分科收治"；设立独立日间手术中心和日间病房的医院在已开展日间手术和计划开展日间手术的医院，占比都不到20%。

5. 社会办医院对日间手术培训及协作交流需求较为旺盛

此次调研对社会办医院参加日间手术相关培训、参加国家级日间手术技术协作组织的需求进行了调研，结果显示，尽管目前日间手术在社会办医院普及率不高，但对95%以上的医院对参加日间手术相关政策、技术、管理等专业学习培训有需求。57.45%的三级医院对参加日间手术相关培训有强烈需求，而71.43%的一级及未定级医院有强烈的培训需求。120家医院中，80%的医院有意愿加入国家级日间手术技术协作组织，其中93.62%的三级医院有意愿，二级和一级及未定级有意愿的医院占比也分别达到67.80%和85.71%。调研显示，在国家大力推行日间医疗服务的政策导向下，社会办医院的行业学协会、专业研究机构等，需要面向社会办医院开展更多的针对性、实用性、指导性的培训与学术交流，以促进日间手术在社会办医院的规范、有序发展。

（四）社会办医院日间手术发展策略与建议

1. 建立适宜社会办医院的日间手术管理体系

日间手术的开展大大提高了医院病床周转率，减少了患者等待时间，降低了医疗机构平均住院天数，合理优化了卫生资源，有效提高了医疗机构手术室和病床的运行效率，真正实现降本增效。在 DRG/DIP 医保支付方式改革全覆盖后，按病组或病种打包付费，结余留用、超支自付的原则下，日间手术可大大降低成本，为医院提供可盈利的空间。

管理模式和流程的合理设置是日间手术推广和开展的必要条件，其中流程的合理化是日间手术中心成功开展的关键。国内已有大量文献研究显示，日间手术中心运行模式既能缩短患者住院时间，降低病人住院费用，调整医院的收入结构，又可以拓展科室的业务，缓解病人住院难，收到良好的社会和经济效益。医技科室对日间手术的绿色通道，独立的病房和手术室，固定的护理人员，完善的术前检查及术后观察，日间医疗信息系统等措施，可以切实保证日间手术的运行和效率。

根据我国日间手术发展趋势和社会办医院的特色，社会办医院应根据自身的类型特征，选择适宜的日间手术管理模式。在人员配置、硬件设施配置、制度管理、流程管理和信息化管理方面，要依据国家日间手术目录、技术操作规范、质量管理规范等，尽快转变思维，创造条件，尽快建立起与社会办医院所适宜的日间手术管理机制。有条件的医院鼓励建立日间手术中心和日间病房，推行"集中收治、统一管理"的运行模式；更多采取分散管理模式的医院，要建立相应的机制，树立医院典型并加以推广。

2. 加大对社会办医院日间手术的培训力度

社会办医院在日间手术领域有很大的挖掘潜力和开发的空间，作为行业协学会和中国日间手术合作联盟应加大培训和指导力度，让医院投资者和管理层提高认识，切实了解日间手术管理模式对社会办医院的益处及发展空间

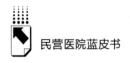

在哪里。针对有庞大需求的社会办医院群体，可根据各级各类医院制订细分项目的专项培训计划，以及专家进院指导服务等，加快落地实施。可将相关的培训计划纳入中国日间手术合作联盟新近拟定的"日间手术十年行动计划"中，着力开展社会办医院日间手术能力提升行动。同时，树立医院典型，加强交流互访，建立社会办医院快速学习、了解日间手术的通道。

3. 逐步有序地开展日间手术

日间手术较传统手术而言，因其在院时间短、周转快的特点，极大地提高了医院的运行效率；通过压缩住院时间，控制了无效治疗和等待时间，降低了患者住院费用；为保证患者在 48 小时之内能够达到安全治疗效果，创新技术的应用、流程的优化等精细化的管理措施，极大地提高了医疗质量。但由于日间手术的患者在院时间短、医患沟通少、诊疗流程涉及患者评估、检查、麻醉、手术及康复等多环节，医疗服务涉及医师、技师、护理、麻醉医师等多团队，院内监督管理机制和质量安全评价体系未建立，人力资源配置不齐全等对日间手术医疗质量和医疗安全保障方面提出了挑战。

鉴于此，日间手术应选择安全性较好、围术期管理时间短、临床路径明确、有成熟的诊疗标准和技术规范、手术适应证明确、术后感染及其他并发症风险低、术后护理技术难度低、周期短且适于家庭（或基层医疗机构）护理的术式。日间手术有助于控本增效，将是社会办医院在医保支付方式改革下寻求生存与发展的重要路径。社会办医院应根据医院特色专科、技术水平，遴选适合本机构的、适宜的术式，进行探索，主要的结果是梳理出一套多学科协同机制，产出一套优化的流程，提升医疗机构运行效率。在技术条件成熟、硬件建设适宜的基础上，再进一步扩大日间手术病种范围，实现复杂手术"日间手术"化。

4. 强化日间手术质量控制

保障医疗质量与安全是开展日间手术的核心内容，标准化、规范化制度的建立是保障日间手术质量与安全的基础。2023 年 5 月 29 日，国家卫生健康委、国家中医药管理局联合印发了《全面提升医疗质量行动计划

（2023—2025年）》，十项工作任务中第九项为日间医疗质量。文件明确指出："医疗机构进一步完善日间医疗质量管理组织体系，加强日间医疗病种和技术管理，强化日间医疗科室和医师审核授权管理，不断扩充日间医疗服务范围，提升日间医疗服务供给能力。加强日间医疗患者评估和随访，及时发现患者病情变化并予以干预，保障日间医疗患者安全。"在大力推进日间手术过程中，社会办医院应加强日间手术管理相关制度建设，研究制定日间手术质量与安全监测体系，规范日间手术服务行为，保障日间医疗质量与安全。同时，课题组可在中国日间手术合作联盟社会办医院日间手术管理联盟等学术组织的指导下，进一步开展定向深度调研，面向已开展日间手术的医院调研主要日间手术服务模式、主要专科的主要病种、年手术量、在院时间、均次诊疗费用及手术安全等相关指标，为进一步加强社会办医院日间手术的质控工作提供证据支持。

综上，随着医疗技术和诊疗理念的进步，以日间手术为代表的日间医疗模式在全世界范围内迅速发展。长期的实践证明，发展日间手术是提升医疗资源使用效率的重要手段。在公立医院形成各种专科专病日间手术管理规范、指导、共识的基础上，行业协学会应进行深入研究探讨，努力寻找社会办医院的优势和需要规范的点，尽快形成社会办医院日间手术管理规范或指南、共识，积极有序地推动社会办医院的日间手术持续化、常态化、精细化发展。

参考文献

焦雅辉、张振忠：《中国日间手术发展报告（2020）》，北京大学医学出版社，2021。

夏萍等：《日间手术全程管理模式探索及实践》，《中国医院》2023年第8期。

俞德梁、刘小南：《日间手术发展展望》，《医学与哲学》2022年第22期。

雷甜甜等：《四川大学华西医院日归手术管理实践》，《广东医学》2022年第10期。

俞骏仁等：《上海市级医院日间手术运行评价与对策研究》，《中国医院》2023年第9期。

B.9

全国社会办医院重症医学发展现状调研报告（2022~2023）

中国医院协会民营医院分会　北京中卫云医疗数据分析与应用技术研究院 *

摘　要： 重症医学学科建设水平反映医院医疗服务能力和医疗服务质量的整体水平，已成为衡量一个医院水平的重要标志。为了解当前我国社会办医院的重症医学学科建设的具体情况、设施和人员配置情况等，本报告根据"全国社会办医院高质量发展与能力建设现状"专项问卷调研中"重症医学学科建设情况"数据结果汇总。调研结果提示：当前我国社会办医院设立重症医学科比例较低，缺乏专业人才队伍是影响医院重症医学科发展的主要因素，患者来源不足制约重症医学科发展，医保支付方式改革给重症医学运营提出新的挑战。对于重症医学科未来的发展，部分社会办医院愿意在重症康复治疗领域进行探索，多数社会办医院希望通过行业协作组织提高重症医学服务能力。社会办医院管理者需要厘清发展思路，在重症医学专科人才培养和储备、重症诊疗体系建设等方面推进，切实提高医院重症医学学科建设水平和服务能力。

关键词： 社会办医　重症医学　重症诊疗体系

---

* 执笔人：丁滨，编审，北京中卫云医疗数据分析与应用技术研究院副院长、品质医疗主编，主要研究方向为医疗数据分析与科技编辑；滕春霞，北京中卫云医疗数据分析与应用技术研究院数据研发中心副主任，主要研究方向为医疗数据分析；王吉善，研究员，国家卫生健康委员会医院管理研究所医院管理中心特聘专家，主要研究方向为医院评审评价与医疗质量管理。

ICU 即重症加强护理病房（Intensive Care Unit），是随着医疗、护理、康复等专业的共同发展、新型医疗设备的诞生和医院管理体制的改进而出现的一种集现代化医疗、护理、康复技术于一体的医疗组织管理形式，可以极大地提高危重患者的生存率，为危重患者争取时间和机会以便进行进一步治疗。中国重症医学起步于20世纪80年代，进入2000年后步入快速发展的轨道。国家卫生健康委对二级以上综合医院一般有设立重症医学科的要求，其中县医院为必选（《二级综合医院评审标准（2012年版）实施细则》要求八）。在《三级医院评审标准（2022年版）》中，重症医学科是18个重点质控专业之一，在前置部分、医疗质量数据指标部分和现场评价部分都有相关的评审条款和指标。我国社会办医院已占据医疗机构的半壁江山，社会办医院的重症医学科建设的具体情况、设施和人员配置情况等，尚没有进行过全国较大样本的行业调研。为全面了解深化医改时期社会办医院需求，切实发挥行业协会组织在政策协调、资源统筹、服务对接等方面的作用及优势，2023年5~8月，中国医院协会民营医院分会组织了"全国社会办医院高质量发展与能力建设现状"专项问卷调研。本报告基于此次问卷中"重症医学学科建设情况"调研数据完成。

一 研究背景

（一）问卷基本情况

此次调研问卷由中国医院协会民营医院分会联合相关机构设计，采用在线调研方式，分为医院基本情况、医院应对医保支付方式改革情况、医院参加等级医院评审情况、医院开展日间手术情况及医院重症医学学科建设情况5部分。调研工作由中国医院协会民营医院分会组织，各省份分会协助。数据分析和报告撰写由北京中卫云医疗数据分析与应用技术研究院完成。

（二）问卷回收与数据处理

此次调研共回收527份样本数据，参与调研的医院共有484家。数据分

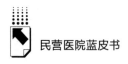

析过程中对于异常值进行了校正或裁剪，以最大限度保留样本量。另有7份问卷来自以门诊为主的医疗机构，一并剔除。经过一系列数据清洗及处理，最终生成有效样本474份。

二 调查结果分析

（一）医院基本情况

1.地域分布

此次调研的474份有效样本分布在27个省份的162个地市，基本覆盖了大部分省份。从地域上来讲，此次调研数据已基本能够代表我国社会办医院高质量发展与能力建设现状。其中参与医院最多的省份为黑龙江省和江苏省（均为41家），其次为湖北省。参与调研医院地域分布情况见图1。

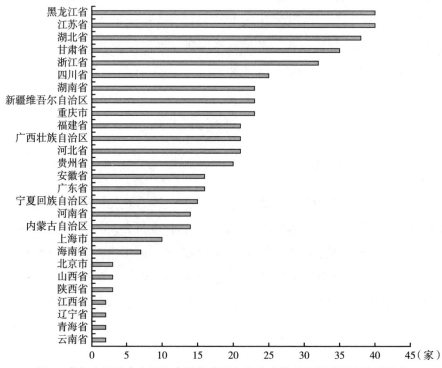

图1 参与全国社会办医院高质量发展与能力建设现状调研医院地域分布

2. 医院基本情况

474 家医院中二级医院数量最多，占比 61.81%，其中综合医院 176 家、专科医院 117 家。三级医院 102 家，占比 21.52%，其中综合医院 50 家、专科医院 52 家。一级及未定级医院 79 家，占比 16.67%，其中 48 家综合医院和 31 家专科医院。为便于调研医院填报，此次调研未按照《中国卫生健康统计年鉴》的医院类别进行细分。474 家医院地域、类别和级别分布见表1。

表 1　参与全国社会办医院高质量发展与能力建设现状调研医院基本情况

单位：家，%

医院级别	综合医院		专科医院		总计	
	数量	占比	数量	占比	数量	占比
东部	96	20.25	57	12.03	153	32.28
三级	21	4.43	16	3.38	37	7.81
二级	48	10.13	25	5.27	73	15.40
一级及未定级	27	5.70	16	3.38	43	9.07
中部	78	16.46	60	12.66	138	29.11
三级	18	3.80	24	5.06	42	8.86
二级	51	10.76	30	6.33	81	17.09
一级及未定级	9	1.90	6	1.27	15	3.16
西部	100	21.10	83	17.51	183	38.61
三级	11	2.32	12	2.53	23	4.85
二级	77	16.24	62	13.08	139	29.32
一级及未定级	12	2.53	9	1.90	21	4.43
总计	274	57.81	200	42.19	474	100.00

注：地域分布按照《中国卫生健康统计年鉴》统计方法。

3. 医疗服务资源配置情况

474 家医院中，102 家三级医院平均实际开放床位数为 557.33 张，293 家二级医院平均实际开放床位数为 217.88 张，79 家一级及未定级医院平均实际开放床位数为 180.89 张。开放床位数≥500 张的医院有 86 家，低于研究对象中的三级医院数量（102 家）。

三级医院 2021 年和 2022 年平均出院人次分别为 16108 人次和 16715 人次，约为二级医院的 3 倍，为一级及未定级医院的 4 倍。二级医院 2021 年

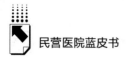
和 2022 年平均出院人次分别为 5306 人次和 5470 人次。一级及未定级医院 2021 年和 2022 年平均出院人次分别为 3016 人次和 3811 人次。各级医院的平均实际开放床位数及平均出院人次见图 2。

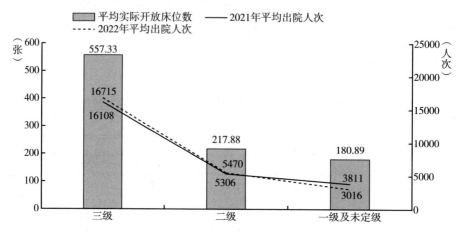

图 2　参与全国社会办医院高质量发展与能力建设现状调研医院平均实际开放床位数和平均出院人次统计

（二）医院重症医学专业发展情况

474 家参与调研的医院中，有 172 家医院设立了重症医学科，占比 36.29%；302 家医院未设立重症医学科，占比 63.71%。三级综合医院设立重症医学科的占比 98.00%，二级综合医院设立重症医学科的占比仅 42.05%，一级及未定级医院占比 16.67%（此类医院设立重症医学科的多为新建、未定级医院）（见表 2）。

表 2　社会办医院重症医学科设立情况

单位：家，%

医院级别	医院类别	医院总数量	已设立重症医学科		未设立重症医学科	
			数量	占比	数量	占比
三级	综合	50	49	98.00	1	2.00
	专科	52	22	42.31	30	57.69

续表

医院级别	医院类别	医院总数量	已设立重症医学科		未设立重症医学科	
			数量	占比	数量	占比
二级	综合	176	74	42.05	102	57.95
	专科	117	14	11.97	103	88.03
一级及未定级	综合	48	9	18.75	39	81.25
	专科	31	4	12.90	27	87.10
总计		474	172	36.29	302	63.71

302家未设立重症医学科的医院中，仅有约30%的医院（88家）有计划未来三年内设立重症医学科，其余214家均无此计划，占比70.86%。有设立重症医学科计划的医院以二级医院最多，占比33.66%，仅有9.68%的三级医院拟在三年内设立重症医学科（见图3）。

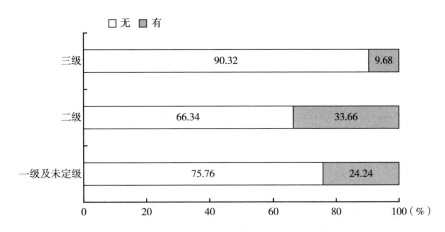

图3 社会办医院未来三年内计划设立重症医学科情况

问卷对未设立重症医学科的医院进一步调研了原因，主要是：受医院业务特点和服务规模所限（34.11%）；现有场所设施尚不能达到设置要求（21.85%）；缺乏重症医学专业的医护人员和医院级别限制均占20.20%；3.64%认为医院建设资金不足（见图4）。

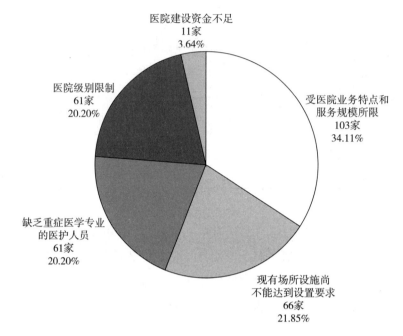

图4 社会办医院未设置重症医学科的主要原因

（三）重症医学科设置模式及其规模

1. 设置模式

172家设立重症医学科的医院，其重症医学科的设置模式，三级医院主要为综合性ICU+专科ICU，二级医院和一级及未定级医院则以综合性ICU为主（见图5）。

2. 实际开放床位数及床位平均使用率

已设立重症医学科的医院，重症医学科平均实际开放床位数为13.84张，2022年重症医学科床位平均使用率为54.52%。其中三级综合医院平均实际开放床位数最多，为23.27张，2022年三级医院整体床位平均使用率也最高（60.46%）（见图6）。

拟计划设置重症医学科的社会办医院规划床位数平均10.97张（见表3）。

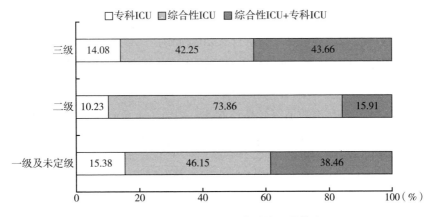

图5 社会办医院重症医学科的设置模式

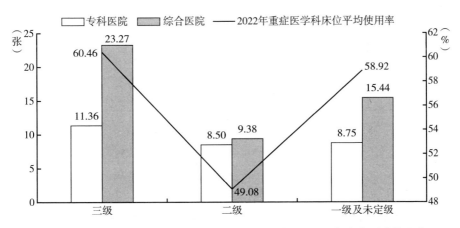

图6 社会办医院重症医学科平均实际开放床位数及2022年床位平均使用率

表3 拟计划设置重症医学科的社会办医院规划床位数

单位：张

医院级别	综合医院	专科医院	总计
三级	—※	11.33	11.33
二级	12.75	8.62	11.01
一级及未定级	12.00	8.50	10.69
总计	12.60	8.82	10.97

注：※此项无有效问卷数据。

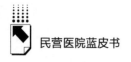
3. 人才队伍建设情况

在172家已设立重症医学科的社会办医院中，现有执业医师平均9人，注册护士平均21人，其他专业技术人员平均2人。其中三级医院重症医学科现有执业医师平均12人，注册护士平均32人，其他专业技术人员平均3人；二级医院重症医学科现有执业医师平均6人，注册护士平均13人，其他专业技术人员平均2人。不同级别医院重症医学科人才队伍情况见图7。

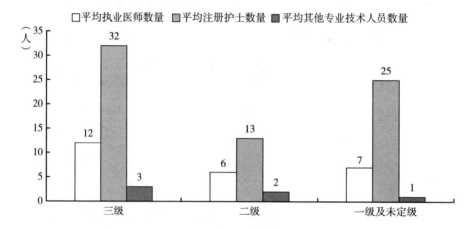

图7 社会办医院重症医学科人才队伍建设情况

4. 制约医院重症医学科发展的主要因素及未来需求

已设立重症医学科的医院认为，目前制约医院重症医学科进一步发展的主要因素是患者量不足，占比68.60%；其次为缺少优秀的学科带头人，占比61.63%；医保支付等相关政策不完善，占比46.51%（见表4）。

表4 制约社会办医院重症医学科进一步发展的主要因素

单位：家，%

问卷选项	三级	二级	一级及未定级	总计	占比
患者量不足	54	56	8	118	68.60
缺少优秀的学科带头人	26	73	7	106	61.63
医保支付等相关政策不完善	40	34	6	80	46.51

续表

问卷选项	三级	二级	一级及未定级	总计	占比
医护团队专业能力弱	19	41	6	66	38.37
资金短缺	16	17	0	33	19.19
总计	71	88	13	172	100.00

此次调研亦对社会办医院未来重症医学科发展的需求进行了调研，160家医院认为主要需求是完善人才培养与梯队建设，占比93.02%；其次是强化质控，提高医疗质量，占比66.28%；再次是进一步扩大服务病种范围，占比62.21%；需求最少的是升级医疗设备，扩大收治规模，但也占比53.49%（见表5）。

表5　社会办医院重症医学科未来发展的主要需求

单位：家，%

问卷选项	三级	二级	一级及未定级	总计	占比
完善人才培养与梯队建设	66	83	11	160	93.02
强化质控,提高医疗质量	53	54	7	114	66.28
进一步扩大服务病种范围	45	54	8	107	62.21
发展各类专科重症服务	44	47	9	100	58.14
升级医疗设备,扩大收治规模	40	45	7	92	53.49
总计	71	88	13	172	100.00

（四）社会办医院对重症康复病房的认知与计划

1.对重症康复病房的了解程度

随着重症医学的不断发展，患者的治愈率不断上升，转出ICU的患者也不断增多，HDU就应运而生。HDU适宜急性期的重症、疑难、复杂和少见疾病或损伤患者，危重患者中生命体征及病情趋于平稳，但仍需在监护下进行医疗护理和康复治疗的患者。通过及时的、个体化的早期康复治疗，尽

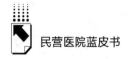

可能恢复受损脏器的功能，减少相关并发症的发生，缩短总住院时间，尽最大可能帮助患者获得较为满意的生存质量。

对未设立重症医学科的医院调研了其对 HDU 的了解程度。302 家医院中，88 家有设立重症医学科计划，其中 15 家医院对 HDU 比较了解；51 家医院对 HDU 有一般了解；22 家医院完全不了解。214 家无设立重症医学科计划的医院中，仅有 18 家对于 HDU 比较了解；120 家仅一般了解（见图 8 至图 9）。

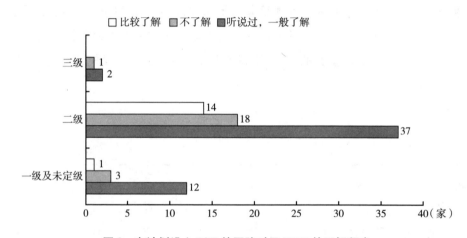

图 8　有计划设立 ICU 的医院对于 HDU 的了解程度

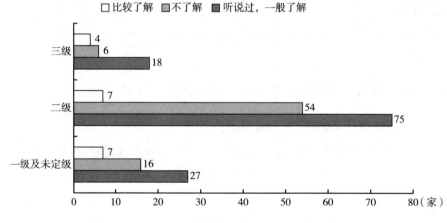

图 9　无设立 ICU 计划的医院对于 HDU 的了解程度

2. 社会办医院设立 HDU 的计划

172 家设立重症医学科的医院，75 家未来三年有建设 HDU 开展重症康复服务发展计划，占比 43.6%；其余 97 家无此计划。有建设 HDU 计划的医院，其拟设立 HDU 床位数为 13.24 张（见表 6）。

表 6　拟计划设立 HDU 的床位数

单位：张

医院级别	综合医院	专科医院	总计
三级	15.04	14.11	14.79
二级	11.96	12.33	12.06
一级及未定级	9.25	16.00	11.50
总计	13.14	13.50	13.24

302 家未设立重症医学科的医院，有 77 家有优先发展 HDU 的计划或想法，占比 25.50%。其中，有计划设立重症医学科与无计划设立重症医学科的医院在是否优先发展 HDU 方面有很大区别（见图 10 至图 11）。

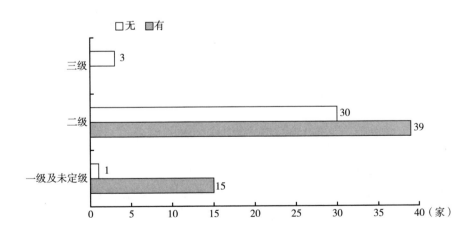

图 10　拟设立重症医学科的医院优先发展 HDU 的计划

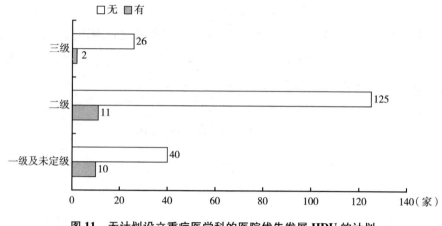

图11　无计划设立重症医学科的医院优先发展 HDU 的计划

77 家有优先发展 HDU 计划和想法的医院拟设立 HDU 床位数为 8.73 张，综合医院和专科医院基本一致（见表7）。

表7　77 家医院拟计划设立 HDU 的床位数

单位：张

医院级别	综合医院	专科医院	总计
三级	—	2.00	2.00
二级	8.93	6.05	7.72
一级及未定级	8.33	14.40	10.76
总计	8.73	8.74	8.73

（五）医院重症医学科参加行业协作组织的意愿

172 家医院已设立重症医学科的医院中，137 家医院有加入全国重症医学科发展协作组织的意愿，占 79.65%。尤以二级医院意愿强烈，占比 81.82%。有设立重症医学科计划的 88 家医院，63 家有加入全国重症医学科发展协作组织意愿，占比 71.59%。部分近年无设立重症医学科计划的医院也有加入全国重症医学科发展协作组织的意愿（见图12至图14）。

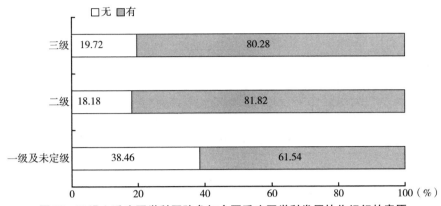

图12 已设立重症医学科医院参加全国重症医学科发展协作组织的意愿

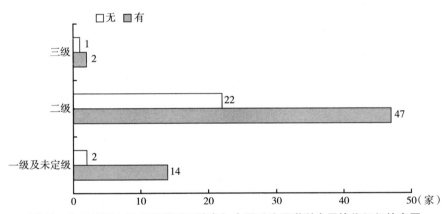

图13 有计划设立重症医学科医院参加全国重症医学科发展协作组织的意愿

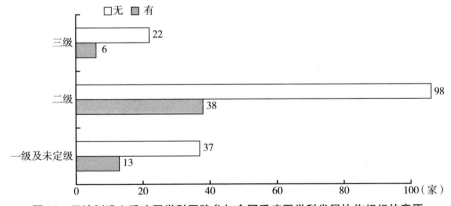

图14 无计划设立重症医学科医院参加全国重症医学科发展协作组织的意愿

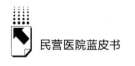

三 讨论

（一）中国重症医学发展沿革

中国的重症医学开始于20世纪80年代初期，主要标志为危症监护学专业的创立。20世纪90年代，ICU的建立成为医院现代化建设的重要标志，1997年，北京协和医院陈德昌教授率领中国病理生理学会重症医学专业委员会启航，为中国重症医学发展奠定了学科基础。进入21世纪，我国重症医学呈现出系统化、规范化发展趋势。2005年，北京协和医院刘大为教授牵头成立了中华医学会重症医学分会，快速推动了学科的专业化，提升了学科学术水平。2009年，由席修明教授牵头成立了中国医师协会重症医师分会，进一步助推了重症医学医师培养的专业化和规范化。

2008年12月，重症医学有了自己的学科代码"320.58"。2009年1月，卫生部印发相关通知，在《医疗机构诊疗科目名录》中增设了"重症医学科"，具有符合该通知第二条规定的二级以上综合医院可以申请增加"重症医学科"诊疗科目。同年印发了《重症医学科建设与管理指南（试行）》，对重症医学科人才配备、设备配置提出明确的要求：重症医学科的主要业务范围为急危重症患者的抢救和延续性生命支持；发生多器官功能障碍患者的治疗和器官功能支持；防治多脏器功能障碍综合征。要求开展"重症医学科"诊疗科目诊疗服务的医院应当有具备内科、外科、麻醉科等专业知识之一和临床重症医学诊疗工作经历及技能的执业医师。

2011年，卫生部在《三级综合医院医疗质量管理与控制指标（2011年版）》中提出了关于ICU质量控制的7类相关指标。2015年，国家卫生计生委印发了《重症医学专业医疗质量控制指标（2015年版）》。《三级医院评审标准》2020年版和2022年版在资源配置中，对重症医学科开放床位数、医护人员与床位开放占比有具体要求，第二部分第三章重点专业质控指标，重症医学科是重点质控专业之一，具体质控要求按照《重症医学专业医疗质量控制指标（2015 年版）》。

历次重大公共卫生事件和重大灾害发生时，重症患者的救治都离不开重症医学这个平台。从汶川地震实践中总结出来的"四个集中"，即集中患者、集中设备、集中专家、集中治疗，是有效降低患者病死率的关键，这在以后发生的四川雅安、青海玉树地震等一系列重大灾害救治中得到了反复的验证。重症医学规模急速扩大，从业人员呈指数级增加，学科服务能力得到极大提升。尤其在抗击新冠疫情中，全国 1.9 万名重症医护人员紧急驰援，成为这场疫情攻坚战的中坚力量，对于战胜疫情、降低患者病死率起到了至关重要的作用。我国在短时间内之所以能集结如此规模的重症医学专业队伍，得益于近 20 年来重症医学学科的不断发展，危重症患者整体救治能力的不断提升。在三年新冠疫情防控中，社会办医院的重症医学专业队伍在重症患者的救治中，也发挥了积极的作用。

2021 年 6 月，《国务院办公厅关于推动公立医院高质量发展的意见》中提出，以满足重大疾病临床需求为导向建设临床专科，重点发展重症等临床专科，以专科发展带动诊疗能力和水平提升，加强重症等紧缺护理专业护士的培养培训。推动重症医学科建设对提高危重疾病诊疗能力、完善国家公共卫生体系具有重大意义，2022 年 10 月，国家卫生健康委印发了《国家重症医学中心设置标准》和《国家重症区域医疗中心设置标准》，以进一步引领重症医学的学科发展和整体医疗服务能力提升。

经过多年的发展，重症医学科的基本要素越来越明晰：一是服务对象是重症患者；二是空间和硬件符合基本数量、布局与质量；三是具备专业化、资质认定的医、护、技团队；四是隶属医院直接管理的二级学科。随着医学的发展以及患者的需要，规模较大的 ICU，在集中管理基础上的亚专业细化将是必然的发展趋势。这使得 ICU 在抢救危重患者时，不仅具有综合抢救的能力，也能与专科医师间有更深入的协作，真正做到多学科的协作。

（二）社会办医院重症医学学科发展现状与面临的挑战

相较于公立医院，社会办医院在重症医学科建设方面具有经营管理机制

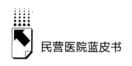

灵活、市场反应速度快、服务意识强等优势。但是存在缺乏高水平的专业人才、医疗设备相对落后和患者来源不足或比较单一等劣势。此次问卷调研结果提示，当前我国社会办医院重症医学学科发展现状与面临的挑战集中在以下几方面。

1. 社会办医院设立重症医学科比例较低

474 家参与调研的医院中，仅有 36.29% 医院设立了重症医学科；302 家医院未设立重症医学科，占比达 63.71%。二级医院有重症医学科的占比仅 30.03%，一级及未定级医院占比 16.67%（此类医院设立重症医学科的多为新建、未定级医院）。值得关注的是，三级医院中仅有 69.61% 的医院设立了重症医学科。302 家未设立重症医学科的医院中，仅有约 30% 的医院有计划未来三年内设立重症医学科。1988 年卫生部启动医院等级评审工作时就将 ICU 作为三级医院的必备条件之一。重症医学科是《三级医院评审标准（2022 年版）》中需要重点监控质控指标的 18 个临床专科之一。按照国家卫生健康委相关要求，二级医院和专科医院评审比照《三级医院评审标准（2022 年版）》，也就是说对二三级综合医院和专科医院，未来的等级医院评审工作都将涉及重症医学科建设。但是在此次调查中，35% 的社会办医院已通过等级医院评审，62% 的医院三年内计划申请等级医院评审（详见本书报告《全国社会办医院等级医院评审情况调研报告（2022~2023）》）。参与调研医院的重症医学科设置比例，与医院拟参加的等级医院评审标准的任务与需求，显然不匹配。

问卷对未设立重症医学科的医院进一步调研了原因，主要是：受医院业务特点和服务规模所限（34.11%）；现有场所设施尚不能达到设置要求（21.85%）；缺乏重症医学专业的医护人员（20.20%）；医院级别限制（20.20%）；医院建设资金不足（3.64%）。

2. 社会办医院重症医学科床位数达标率和床位使用率不高

ICU 把危重患者集中起来，在人力、物力和技术上给予最佳保障，以期得到良好的救治效果。ICU 的监护水平如何，设备是否先进，已成为衡量一个医院水平的重要标志。卫生部印发的《重症医学科建设与管理指南（试行）》明确规定：重症医学科病床数量应符合医院功能任务和实际收治重症患者的需要，三级综合医院重症医学科床位数为医院病床总数的 2%~8%，床位使用率以 75%为宜，全年床位使用率平均超过 85%时，应该适度扩大规模。重症医学科每天至少应保留 1 张空床以备应急使用。重症医学科每床使用面积不少于 15 平方米，床间距大于 1 米；每个病房最少配备一个单间病房，使用面积不少于 18 平方米，用于收治隔离患者。随着重症医学的发展，专科 ICU、重症医学亚专科也在逐步细分。此次调研的 172 家已设立重症医学科的医院，三级医院主要为综合性 ICU+专科 ICU，二级医院和一级及未定级医院则以综合性 ICU 为主。

据文献报道，目前我国各级医院 ICU 建设普遍存在床位不足等问题。中华医学会重症医学分会 2015 年的调查数据显示，全国 ICU 床位占医院床位比仅 1.65%，即每 10 万人口中只有 ICU 床位 3.43 张。根据 2023 年发布的《中国卫生健康统计年鉴 2022》中统计的 2021 年我国医疗机构分科床位数和构成比，医疗机构重症医学科总床位数 67198 张，构成比为 0.71。中研普华产业研究院发布的《2023~2028 年中国 ICU 行业发展分析与投资前景预测报告》按当前国内 ICU 床位数测算，每百万人口可用来治疗重症患者的重症医学科床位数在 3.08~9.26 张。此次问卷调研显示，已设立重症医学科的医院，重症医学科平均实际开放床位数为 13.84 张，其中三级综合医院平均实际开放床位数 23.27 张；拟计划设置重症医学科的社会办医院规划床位数平均 10.97 张。

3. 社会办医院重症医学人才队伍是学科发展主要影响因素

重症医学科是人力密集的学科，学科发展很大程度上依赖对人才的投入和重视。《重症医学科建设与管理指南（试行）》明确规定：重症医学科必须配备足够数量、受过专门训练、掌握重症医学的基本理念、基础知识和基本操作技术，具备独立工作能力的医护人员。其中医师人数与床位数之比应为 0.8∶1 以上，护士人数与床位数之比应为 3∶1 以上；可以根据需要配备适当数量的医疗辅助人员，有条件的医院还可配备相关的设备技术与维修人员。

重症患者救治需要充足的、受过重症专业化训练的重症医生来承担，医

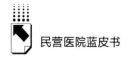

护人员编制不足，缺乏专业人才尤其是高水平的学科带头人，是我国重症医学发展面临的主要问题，不仅仅在社会办医院。此次调研显示，在172家已设立重症医学科的社会办医院中，重症医学科现有执业医师平均6人，注册护士平均21人，其他专业技术人员平均2人；医生：床位数为0.65：1，护士：床位数为1.57：1，都低于《重症医学科建设与管理指南（试行）》的标准。重症医学规模日益扩大，重症医师队伍迅速扩张，但从业人员专业水平参差不齐。不同教育层次和初始受训专业以及医师年资不同，对重症医学基础和临床知识掌握程度各异。因此，在医院对未来重症医学科发展的需求这一问题中，93.02%的医院认为主要需求是完善人才培养与梯队建设。

社会办医院要尽快建立统一规范的重症医学人才培训体系，这是迫在眉睫的关键问题。社会办医院要广纳人才，挖掘和培养更多重症医学的专业人才，建立多维度的专科人才培养体系。重症医学专科医师必须有扎实而广博的临床训练基础，应该从已基本完成住院医师轮转训练的高年住院医师或低年主治医师中招募，并接受系统的重症医学基础训练，熟练掌握包括气道管理、血流动力学监测、心肺复苏、机械通气、休克诊断与鉴别诊断及治疗、神经系统急症、内分泌急症、肾脏替代治疗、抗感染治疗、临床营养支持等知识和技能培训，取得专科学会认证后，独立担负ICU临床工作。中、初级医师还应安排某些相关科室的再度轮转。建立同质化、高标准的重症从业人员培养体系，有助于解决学科发展的关键问题。

4. 患者来源不足也是制约医院重症医学科发展的主要因素

随着我国社会经济、医疗卫生事业的发展，人口的平均寿命不断提高，人口老龄化程度加深，高龄重症患者增多，大中型医院中危重症患者所占比例增加，对重症医学的需求正在迅速扩大。但是，2022年社会办医院重症医学科床位平均使用率为54.52%，三级医院整体床位使用率也仅有60.86%，距国家标准的75%尚有一定差距。所以，68.60%的医院认为目前制约社会办医院重症医学科进一步发展的主要因素是患者量不足。ICU床位闲置，也在一定程度上造成了医疗资源的浪费。重症医学的突出特点是集中，其临床单元应将空间、患者、医护专业人员和先进监测治疗设备集中在一起而凸显其优势。但是 ICU 建设耗资巨大，且需不断更新。重症医学科的发展需要与其他专科互为依赖，紧密合作，只有在综合实力较强的医院，ICU 才能更好地发挥作用。

当然，缺少优秀的学科带头人、缺少医保支付等相关政策支持、医护团队的业务能力较薄弱都是制约社会办医院重症医学科发展的因素，有19.19%的医院则认为资金短缺也制约医院重症医学科的发展。其他有关重症医学的需求集中在与提高医疗服务能力和危重症患者救治水平相关的几方面，如：强化质控，提高医疗质量；进一步扩大服务病种范围；升级医疗设备，扩大收治规模；发展各类专科重症服务，等等。

5. 医保支付方式改革给重症医学运营提出新的挑战

调研显示，医保支付方式也是影响社会办医重症医学科发展的一个因素。DRG/DIP 付费下，基本医疗保险经办机构与医院结算基金按病组或病种打包付费，而 ICU 收治的危重症患者很容易产生高倍率病案，造成科室运营数据亏损。因此，在新的医保支付方式下，在推动合理诊疗、提高数据质量的基础上，医院医保管理部门要积极努力向本地医保经办机构申诉，力求危重症尽可能多地获得医保经办机构的特病单议或点数补偿。医院内绩效管理也不能只算经济账，要对危重症患者救治制定一定的倾向性政策给予支持。同时，医院应加强临床路径管理，合理诊疗，减少过度治疗，病情稳定的重症患者及时转至普通病房或 HDU 病区。

6. 社会办医院愿意在重症康复治疗领域进行有益探索

随着重症医学的不断发展，患者的治愈率不断上升，转出 ICU 的患者也不断增多，但他们的生存质量存在显著差异，为了减少和避免危重症患者在住院期间的并发症，重症康复治疗师应运而生。研究显示，通过早期重症康复，可减少镇静药物使用，提高患者认知能力，降低氧化应激和炎症反应，缩短 ICU 住院天数。

此次调研对 HDU 的认知、设立情况和拟设立规划进行了调研。对 HDU 的了解程度并不高，未设立重症医学科的医院中，只有 37 家医院对 HDU 比较了解，大部分医院仅一般了解。但是，有 25.50% 的医院有优先发展 HDU

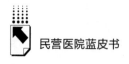
的计划或想法，拟设立 HDU 床位数平均 8.75 张。

HDU 适宜于急性期的重症、疑难、复杂和少见疾病或损伤患者，危重患者中生命体征及病情趋于平稳，但仍需在监护下进行医疗护理和康复治疗的患者。通过及时的、个体化的早期康复治疗，尽可能恢复受损脏器的功能，减少相关并发症的发生，缩短重症患者的机械通气时间、ICU 住院时间及总住院时间，改善整体功能状态，尽最大可能帮助患者获得较为满意的生存质量，尽早回归家庭、回归社会。作为重症医学和康复医学交叉的新兴亚专科，社会办医院更为灵活的运营方式、更为敏锐的市场洞察力，更适合在重症康复领域率先发力。

7. 多数社会办医院希望通过行业协作组织提高重症医学服务能力

重症医学是既与其他学科关系密切又有自己独特理论体系的一门新兴学科，代表现代医学的发展方向。加强重症医学教育，培养合格的重症医学专科人才是现代医学教育重要组成部分。这不仅是现代医院管理模式本身发展的要求，也是社会发展和学科建设自身发展的需要，行业学协会和协作组织有助于提升医院重症医学学科建设能力、诊疗服务能力和医疗质量，促进学科整体发展。所以调研显示，约 80% 的医院有意愿参加全国社会办医重症医学科发展协作组织。

总之，在深化医改、公立医院高质量发展的新形势下，当前社会办医院的重症医学学科建设面临医院重症救治能力和重症患者需求之间的挑战、重症医学学科与各个专科协同发展之间的挑战、重症人才需求与短缺之间的挑战。社会办医院管理者需要厘清发展思路，在重症医学专科人才培养和储备、重症诊疗体系建设等方面推进，切实提高医院重症医学学科建设水平和服务能力。

参考文献

马晓春：《从新型冠状病毒肺炎的救治看完善重症医学学科发展的必要性》，《中华重症医学电子杂志》2020 年第 1 期。

国家卫生健康委：《国家卫生健康委办公厅关于印发国家重症医学中心和国家重症区域医疗中心设置标准的通知》，2022。

国家卫生健康委：《重症医学专业医疗质量控制指标（2015 年版）》。

国家卫生健康委：《国家卫生健康委关于印发〈三级医院评审标准（2022 年版）〉及其实施细则的通知》，2022。

刘芙蓉、张天敏：《关于重症医学学科建设的探讨》，《卫生软科学》2012 年第 6 期。

刘景峰、段美丽：《健康中国背景下中国重症医学的学科建设》，《医学研究杂志》2021 年第 11 期。

国家卫生健康委：《对十三届全国人大四次会议第 8026 号建议的答复》，2022。

中研普华产业研究院：《2023 中国 ICU 行业发展现状与发展趋势分析》，2023。

B.10
全国民营医院慢性病诊疗服务现状
及服务模式创新项目调研
报告（2022~2023）

中国医院协会民营医院分会　北京中卫云医疗数据分析与应用技术研究院*

摘　要：　慢性病已成为全球面临的一个主要公共卫生问题，具有可控制、可预防、病因复杂、受遗传和环境因素共同影响等特点。如何结合国家对慢性病的防控战略及民营医院管理效率高、机制灵活、市场敏感等特点，创新慢性病管理服务模式，充分发挥民营医院的内在动力是亟须研究的问题。本报告通过文献检索、实地调研、问卷调查及专家咨询座谈等方法，深入分析了国内外慢性病管理创新模式及我国慢性病管理的现状和问题，结合民营医院的管理特点和自身优势，研究探索合理的、适宜我国国情和民营医院良性发展的慢性病管理新模式，为充分发挥民营医院内在动力、促进民营医院持续发展及规范我国的慢性病管理实践提供参考。研究认为：我国民营医院慢性病诊疗服务及管理存在专业人员配置不足；医院慢性病管理缺乏长效机制，居民慢性病健康管理素养不高；医疗卫生信息数据未实现充分共享，不同层级（类型）机构间缺乏协调；政府对民营医院的扶持力度仍有限等问题。应进一步加强民营医院健康管理人才队伍建设；强化宣传教育，提高居民慢性病防治素养；建立医疗机构慢性病管理长效机制，构建慢性病管理服务网络；利用

---

*　执笔人：张国忠，中国医院协会民营医院分会秘书长，主要研究方向为民营医院行业发展及相关政策。

信息化搭建慢性病连续管理的桥梁；充分发挥民营医院优势，借助"互联网+"等新型技术提高慢性病患者管理效率。

关键词： 慢性病 民营医院 诊疗服务

前　言

慢性病（即慢性非传染性疾病）已成为全球面临的一个主要公共卫生问题，具有可控制、可预防、病因复杂、受遗传和环境因素共同影响等特点。如何结合国家对慢性病的防控战略及民营医院管理效率高、机制灵活、市场敏感等特点，创新慢性病管理服务模式，充分发挥民营医院的内在动力是亟须研究的问题。2022 年，中国医院协会民营医院分会面向全国社会办医院进行了慢性病管理服务问卷调研。国家卫生健康委员会卫生发展研究中心课题组通过文献检索、实地调研、问卷调查及专家咨询座谈等方法，深入分析了国内外慢性病管理创新模式及我国慢性病管理的现状和问题，结合民营医院的管理特点和自身优势，研究探索合理的、适宜我国国情和民营医院良性发展的慢性病管理新模式，为充分发挥民营医院内在动力、促进民营医院持续发展及规范我国的慢性病管理实践提供参考。

一　研究背景

随着人口老龄化加重、城市化速度加快以及传统饮食习惯生活行为急剧变化，慢性病已成为全球面临的一个主要公共卫生问题。作为全球范围内最为主要的死亡原因，2012 年由慢性病导致的死亡人数多达 3800 万，占总死亡人数的 68%，其中超过 40% 为 70 岁以下的"过早"死亡。到 2019 年，WHO 统计数据显示慢性病致死率已占全球死亡原因的 73.6%。而在我国，由慢性病导致的死亡人数占总死亡人数的 86.6%，导致的疾病负担占总疾

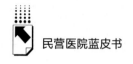

病负担的 70%。

慢性病具有可控制、可预防、病因复杂、受遗传和环境因素共同影响等特点。其发病率高、病程长,需要的是长期的追踪与治疗,给患者家庭带来沉重的经济负担。2002 年,世界卫生组织提出慢性病创新照护模式(Innovative Care of Chronic Condition,ICCC),对慢性病管理分为 3 个层次:微观层次(患者及家属)、中间层次(卫生照护机构及社区)和宏观层次(政策及财务资源等)。我国政府借鉴国外慢性病管理经验,不断创新完善慢性病管理的模式和工作规范,加强实施慢性病防控战略,为慢性病管理提供良好政策环境。

2009 年 3 月,中共中央、国务院《关于深化医药卫生体制改革的意见》(中发〔2009〕6 号)中要求"加快建设以社区卫生服务中心为主体的城市社区卫生服务网络,完善服务功能,以维护社区居民健康为中心,提供疾病预防控制等公共卫生服务、一般常见病及多发病的初级诊疗服务、慢性病管理和康复服务"。2011 年 3 月,《国民经济和社会发展第十二个五年规划纲要》中提出要"建立覆盖城乡的慢性病防控体系"。随后,2011 年 5 月的《国家基本公共卫生服务规范》中更是 11 项基本公共卫生服务中有 7 项与慢性病预防控制直接相关。2015 年 9 月,国务院办公厅《关于推进分级诊疗制度建设的指导意见》(国办发〔2015〕70 号)首次提出把高血压、糖尿病等慢性病的诊疗作为实行分级诊疗制度的突破口。

随着"互联网+医疗"模式的推广,慢性病管理又与互联网模式连接起来。2017 年 1 月,国务院办公厅发布《关于印发中国防治慢性病中长期规划(2017—2025 年)的通知》,其中明确指出,"要促进互联网与健康产业融合,发展智慧健康产业,探索慢性病健康管理服务新模式","充分利用信息技术丰富慢性病防治手段和工作内容,推进预约诊疗、在线随访、疾病管理、健康管理等网络服务应用,提供优质、便捷的医疗卫生服务"。2019 年 7 月,国家卫生健康委《健康中国行动(2019—2030 年)》要求"从治疗方案标准、评估指标明确的慢性病入手,开展特殊慢性病按人头付费,鼓励医疗机构做好健康管理。促进'互联网+医疗健康'发展,创新服务模式"。2021 年 3 月，《中华人民共和国国民经济和社会发展第十四个五年规划和 2035 年远景目标纲要》中也明确提出要"强化慢性病预防、早期筛查和综合干预"。系列慢性病相关政策的发布对慢性病管理从宏观战略到微观服务层面都提出了极具指导性和可操作性的方向和措施。

近些年，随着社会经济水平不断提高，公众医疗需求量增大，国家通过顶层政策设计，逐步放开社会办医政策限制。2021 年 3 月，《中华人民共和国国民经济和社会发展第十四个五年规划和 2035 年远景目标纲要》提出"创新公共服务提供方式。鼓励社会力量通过公建民营、政府购买服务、政府和社会资本合作等方式参与公共服务供给""推动养老事业和养老产业协同发展。构建居家社区机构相协调、医养康养相结合的养老服务体系""深化医药卫生体制改革。支持社会办医"。在相关政策的支持下，民营医院呈现快速发展态势。据《中国卫生健康统计年鉴 2021》数据，截至 2020 年底，全国民营医院已达 23524 家，诊所等社会基层医疗机构近 46 万个。民营医院床位数达 204.1 万张，占全国总床位的 28.6%。民营医院诊疗总人次 5.31 亿人次，占医院总诊疗人次的 15.97%；民营医院入院人数 3517 万人，占医院入院总人数的 19.16%。但另外，民营医院的发展也面临医院构成多元化不足、服务模式单一、市场竞争力仍相对较弱等问题。如何结合国家对慢性病的防控战略及民营医院管理效率高、机制灵活、市场敏感等特点，创新慢性病管理服务模式，充分发挥民营医院的内在动力是亟须研究的问题。

二　研究目标

本报告拟通过文献检索、实地调研、问卷调查及专家咨询座谈等方法，深入调研了解国内外慢性病管理创新模式及我国慢性病管理的现状和问题，结合民营医院的管理特点和自身优势，研究探索合理的、适宜我国国情和民营医院良性发展的慢性病管理新模式，为充分发挥民营医院内在动力、促进民营医院持续发展及规范我国的慢性病管理实践提供参考。

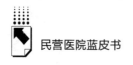

三　研究内容

（一）国外慢性病管理模式研究

对美国、英国等典型国家慢性病管理的相关政策、实施现状等进行梳理、汇总。

（二）我国慢性病管理政策研究

对我国慢性病管理的政策发展历程进行梳理，厘清我国对慢性病管理政策的施政方向和防控策略。

（三）我国民营医院慢性病管理现状研究

从东中西部遴选在慢性病诊疗及管理方面有积极探索的民营医院进行现场调研，了解民营医院在慢性病管理中的服务内容、服务路径及特点。

（四）民营医院慢性病管理创新模式研究

结合民营医院的发展现状和自身特点，分析民营医院慢性病管理中的主要问题和政策需求，研究提出民营医院开展慢性病管理的创新模式及政策建议。

四　研究方法

（一）文献研究法

利用数据库查询国内外相关文献，收集慢性病管理政策演变、发展现状、特点及趋势，为项目研究提供理论依据和参考。

（二）实地调研

选择典型地区及医院，就我国慢性病管理的开展现状、服务内容及流程、面临问题及政策需求等进行调研。

（三）问卷调查

通过设计慢性病管理现状专项调查问卷，对卫生行政机构、医疗机构管理人员及实施慢性病管理的医务人员进行问卷调查，了解和掌握慢性病管理过程中的具体内容、路径和问题，为课题研究提供基础依据。

（四）关键知情人访谈

通过对慢性病管理相关的关键知情人进行访谈，补充了解相关部门或人员在提供慢性病管理中的需求、问题、观点及意见。

（五）专家咨询/座谈

依据调研、访谈及问卷数据收集、分析内容，召开专家咨询会，讨论合理的慢性病管理服务路径、管理模式及配套政策。

五　研究结果

（一）慢性病诊疗的特点和需求

《中国居民营养与慢性病状况报告（2020年）》结果显示，2019年我国由慢性病导致的死亡占总死亡的88.5%，其中心脑血管病、癌症、慢性呼吸系统疾病死亡比例为80.7%。

1. 相关概念

慢性病，为慢性非传染性疾病（Noncommunicable Disease）简称，是对发病隐匿、潜伏期长、不能自愈或短期内很难完全治愈疾病的概括性总称。

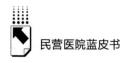

慢性病管理（Chronic Disease Management，CDM）指对慢性非传染性疾病及其风险因素进行定期检测，连续监测，评估与综合干预管理的医学行为及过程，主要内涵包括慢性病早期筛查、慢性病风险预测、预警与综合干预，以及慢性病人群的综合管理、慢性病管理效果评估等。

慢性病健康管理是指组织慢性病专业医生及护理人员为慢性病病人提供全面、连续、主动的管理以达到促进健康、延缓慢性病进程、减少并发症、降低伤残率、延长寿命、提高生活质量并降低医药费用的一种科学管理模式。

慢性病管理与慢性病健康管理均为对慢性病进行筛查、评估、综合干预、跟踪监测、定期随访的管理过程，旨在通过科学的管理促进健康，延缓进展等，本报告主要采用"慢性病管理"进行阐述。

2. 慢性病特点及诊疗需求

慢性病具有可控制、可预防、病因复杂、受遗传和环境因素共同影响等特点。涵盖的范围较广，几乎人体各个器官、各个系统均有常见的慢性病。慢性病具有以下特点。

（1）病情状态较稳定

慢性病的病情一般都是比较稳定的，慢性病很少会出现剧烈的恶化，所以大多数慢性病不是特别严重。很多慢性病患者病情状态会较长时间保持在中期或者是早期，就算积极治疗也很难让慢性病恢复。

（2）症状不明显，常有"一人多病"的情况

大多数慢性病的症状是非常不明显的，具体会表现为轻微的疼痛或者是失眠多梦，这些症状不会被人重视，因此慢性病一般是在体检的时候才会被发现。而且慢性病也很少会直接影响到日常生活，等到有明显症状的时候，一般是病情晚期了。

（3）病程时间长

慢性病的病程时间久，有些慢性病患者甚至需要终身服药控制病情。虽然说有极少部分慢性病可以治愈，但从总体上来看，多数慢性病是无法根治的，只能长期服药控制。

（4）治愈率低，容易反复发作

慢性病的症状虽然不是很严重，但是很容易反复发作，患有慢性病，身体的免疫力会逐渐下降，病情也会呈持续发展的状态，只能通过使用药物来控制病情发展，彻底治愈的情况比较少。慢性病大多与生活方式不健康有关，这类患者必须要改善生活习惯，才有治愈慢性病的可能性，否则的话，不良的生活习惯会让慢性病持续加重。

（5）慢性病慢性形成，急性发作或致死

慢性病是缓缓形成的，一般要经过数月、数年、数十年的发展，但最后往往是急性发作，甚至致死。如高血压、高血脂、高血糖、动脉粥样硬化等会让人习以为常，但脑卒中（脑出血）、心肌梗死、尿毒症、癌症晚期等则是前者的急性发作/进展而至，不重视、解决前者，将导致后者病情的突发。

从慢性病诊疗及健康管理来看，医院端是慢性病患者最主要的治疗渠道。由于大多数慢性病不容易被治愈，疾病可能长期存在，会导致身体出现一些不良反应，影响到患者正常的生活。同时，长期的追踪与治疗也会给患者家庭带来沉重的经济负担。因此，慢性病防控主要靠自己，而不是医院或医生。慢性病在诊治过程中，与其他疾病需求有所不同，包括以下几点。

一是远程医疗需求。基于我国医疗资源分布不均，近年来疫情常态化管控，兼顾慢性病治疗的长期性，需要查看日常指标的稳定性和生活习惯，随着时代的发展，远程医疗需求成为慢性病患者的重要需求之一。

二对慢性病监测的需求。慢性病易反复发作，需要对其身体各类指标监测状况进行及时与准确的监测，因慢性病防控主要靠病人自己，提供患者日常饮食、运动情况等生活习惯监测尤为重要。

三是慢性病管理的挑战。因慢性病健康管理结果受患者依从性的影响程度较大，且慢性病管理本身是一个长期且易反复发作的过程，其短期管控效果并不明确或不明显，又因患者日常行为监督较难，长期的有效的慢性病管理对慢性病服务者与患者来说均是一项挑战。

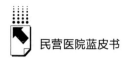

（二）国外慢性病管理的典型模式

1. 日本

日本慢性病管理模式以健康检查与健康指导的方式进行。2006年日本政府制定了特定健康检查和特定保健指导制度，2008年4月向全国推广实施。

根据特定健康检查计划所规定的内容，日本由医疗保险机构（国保和社保）对40~74岁的投保人（针对内脏脂肪群的检查项目）每年进行健康检查。医疗保险机构（国保、社保）需要对通过特定健康检查筛选出的高低危人群，由专业保健指导师针对不同的对象采取不同的保健指导的计划。因此，日本慢性病管理的责任主体是医疗保险机构，管理对象是投保人。在管理流程方面，日本通过制定规划—健康检查—对象筛选—保健指导—评价的流程，形成了日本慢性病闭环管理。在功能定位及分工方面，国家层面负责制定科学有效的体检和保健指导程序标准等；确立生活习惯的基本管理方向和具体的框架；支援各都道府县的管理工作。地方政府负责健康促进对策综合性的规划和有关人员的协调；健康促进计划内容的充实。基层机构负责健康知识的普及，实施癌症体检。医疗保险机构负责特定健康检查、特定保健指导的具体实施。

在保障机制方面，日本建立有法律保障兼顾制度保障。①法律保障：从立法层面明确国家在筹划、推进、实施方面的政府责任，规定医疗保险机构的义务及利用者的权利和义务，相关法律有《老人保健法》《介护保险法》《高龄者医疗确保法》《健康增进法》等。②制度保障：积分制度，针对特定保健进行指导，是监督保健指导的实施者；支援金惩罚激励制度，针对医疗保险机构，通过具体方式把对慢性病的控制情况和经济奖惩直接挂钩；费用支付制度，特定健康检查和特定保健指导的费用由国家负担1/3，都道县负1/3，市村町负担1/3，个人则基本免费。

2. 美国

20世纪70~90年代是美国慢性病发病的高峰期，为了降低过快增长的医疗费用，美国应用慢性病管理模型（CCM）动员政府、医护人员、患者均参与到管理活动当中，把慢性病管理工作作为公共卫生服务重点投入的项目。美国慢性病管理模式主要是由保险公司联合医疗机构对患者进行病案管理。对被保险人为其管理对象，包括病情严重复杂以及医疗风险、社会风险和经济风险极高的患者进行管理。美国的慢性病管理流程为保险公司和医疗机构对投保人进行体检—综合评估—指导病人自我保健；此外，由病案管理师进行病案选择—评估健康状况—制定管理计划—多方照护管理协调。美国慢性病管理具体为保险公司和医疗机构合作；保险行业对健康管理中产生的服务费用筹资，从被保险人投保费用中支付健康管理的费用；医疗机构对投保人进行健康检查，指导病人进行自我保健，借助计算机系统和物联网实现健康信息的收集与健康管理。病案管理师根据风险水平选择患者，评估患者健康情况，从而确定其医疗、社会照护和管理需要；病案管理师、患者、全科医师、照护者等综合考虑相关因素制订个人管理计划，然后根据计划进行管理。

3. 英国

英国慢性病管理以社区全科医生为主，责任主体是社区全科诊所。其管理流程包括：疾病识别与筛查—综合评估—综合管理。以慢性阻塞性肺疾病（COPD）为例，英国慢性病管理具体为：①由专业的协会制定 COPD 管理指南，供全科医生团队参考；②患者自我管理，患者在卫生保健专业人员的协助下，进行一些预防性或治疗性的卫生保健活动；③社区护士分级管理，社区护士分为健康助理、基础护士、专科护士、高级护士，协助社区全科医生完成大多数日常管理工作；④全科医生对患者的全面管理。

英国通过严格的分级诊疗制度、全科医生培训考核制度、全科诊所绩效考核制度、全国信息平台的统一和齐全的功能对患者慢性病管理的质量进行保障。

4. 德国

德国慢性病管理实行以立法规范为基础的慢性病管理模式。其责任主体是家庭医生、临床医师。其慢性病管理流程包括：经家庭医生确诊—患者注册—纳入管理计划—综合管理—结果评估。德国慢性病管理具体做法为：①规范病种管理（规定纳入管理的疾病需要满足 6 个条件）；②规范服务提供者（规定各级服务提供者及机构的职责）；③确立质量管理与评价体系

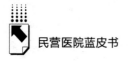

（对服务提供者、接受者等进行考核、评价）。德国保障措施主要是法律保障，政府立法将慢性病管理计划（DMPs）纳入社会医疗保障制度。

5.芬兰

芬兰慢性病管理以社区为主，其责任主体是公共部门、私人企业和非政府机构，对社区居民进行健康管理。芬兰慢性病管理流程包括：创造健康的环境—引导建立健康生活方式—提供优质卫生服务。其慢性病管理的具体做法为：①创造健康的环境主要是通过颁布政策法规得以实现；②调动社区内一些可利用的资源，动员家庭和个人积极参与，营造有利于慢性病防治的人文环境和社会环境；③在提供优质的卫生服务方面，主要由受过专门训练的公共卫生护士提供健康服务，保证服务质量。

（三）我国慢性病管理的相关政策

国家卫生健康委于2010年启动了国家慢性病综合防控示范区创建工作，得到了全社会的广泛参与，目标为3~5年内在全国建立一批以区/县级行政区划为单位的慢性病综合防控示范区。近年来，我国建立并完善由地方卫生行政部门、疾控部门、公立医院和基层医疗机构等共同组成的慢性病防治体系；各地创建慢性病综合防治示范区域，以社区管理为基础，紧密结合基本公共卫生服务项目，开展人均期望寿命、死因监测、肿瘤监测等工作；近年来，不断发展社区医疗、家庭签约服务、居家医疗服务等模式对慢性病患者进行长期有序的治疗。

在疾病防控方面，我国政府对慢性病尤为重视。2011年卫生部印发了《全国慢性病预防控制工作规范（试行）》（卫疾控发〔2011〕18号），规范明确了各机构职责、任务和内容，规范慢性病预防控制工作流程和考核标准。2011年至2012年我国逐步扩大慢性病综合防控示范区，加强防控示范区建设，2012年已在30个省份和新疆生产建设兵团建成两批共140个国家慢性病综合防控示范区，2014年再次经专家审核，增设了125个县（市、区）为国家慢性病综合防控示范区。"十二五"期间，各地区有关部门持续贯彻落实《中国慢性病防治工作规划（2012—2015年）》 （卫疾控发

〔2012〕34 号），在接下来的《"十三五"深化医药卫生体制改革规划》和《"健康中国 2030"规划纲要》中也均提出了"实施慢性病综合防控战略"的要求，并明确了"降低重大慢性病过早死亡率"的目标。2017 年 1 月我国首次以国务院名义发布了《关于印发中国防治慢性病中长期规划（2017—2025 年）的通知》（国办发〔2017〕12 号）指出通过开展慢性病防治全民教育，倡导早治早诊；强化规范诊疗，促进医防协同，实现全流程健康管理；完善医保和救助政策等方式力争 2020 年，30~70 岁人群死亡率较 2015 年降低 10 个百分点，至 2025 年降低 20 个百分点。我国 2019 年 4 月发布的《2019 年国家医保药品目录调整工作方案》中明确指出，此次药品目录调整优先考虑癌症、重大疾病治疗用药、慢性病用药等。我国"十四五"规划纲要中全面推进"健康中国"建设，指出把保障人民健康放在优先发展的战略位置。推进国家组织药品和耗材集中采购使用改革，发展高端医疗设备。支持社会办医，推广远程医疗。

在收费定价以及支付政策方面，2019 年 3 月，国家医疗保障局发布《2019 年国家医保药品目录调整工作方案（征求意见稿）》，指出调入药物优先考虑癌症、重大疾病治疗用药、慢性病用药等。2019 年 10 月，国家医保局、财政部等联合发出《关于完善城乡居民高血压糖尿病门诊用药保障机制的指导意见》（医保发〔2019〕54 号），提出对高血压、糖尿病患者的门诊降血压或降血糖的药品费用统筹基金支付，政策范围内支付比例要达到 50%以上，各省份要在实际情况基础上合理设定支付政策。2020 年 3 月发出的《关于推进新冠肺炎疫情防控期间开展"互联网+"医保服务的指导意见》中指出经批准设置互联网医院或批准开展互联网诊疗活动的医疗保障定点医疗机构与统筹地区医保经办机构签订补充协议后，其为参保人员提供的常见病、慢性病"互联网+"复诊服务可纳入医保基金支付范围。2021 年国家医保局发布的《财政部关于建立医疗保障待遇清单制度的意见》（医保发〔2021〕5 号）中提到把高血压、糖尿病等门诊用药纳入医保报销，并且对罹患慢性病需长期服药或者患重特大疾病需要长期门诊治疗，导致自付费用较高的符合救助条件的对象给予门诊救助。门诊年度救助限额由县级以上人民政府根据当地救助对象需求和救助资金筹集情况研究确定。为了规范长期处方管理，满足慢性病患者的长期用药需求等，国家卫生健康委、国家医保局2021年8月组织制定了《长期处方管理规范（试行）》，界定了长期处方适用的患者，明确指出治疗慢性病的一般常用药品可用于长期处方，各地医保部门支付长期处方开具的符合规定的药品费用，不对单张处方的数量、金额等做限制，参保人按规定享受待遇。

（四）我国慢性病管理试点模式

为持续推进健康中国行动慢性病防治专项行动，依据《"健康中国2030"规划纲要》和《中国防治慢性病中长期规划（2017—2025年）》部署，截至2020年6月，我国已公布527个国家级慢性病综合防控示范区，国内慢性病综合防治管理百花齐放。其中，较为突出的管理模式包含厦门市"三师共管"分级诊疗模式、上海市"四位一体"模式、北京市"社区管理"模式等。

1. 厦门市："三师共管"分级诊疗模式

2014年，厦门市由市卫生健康委牵头，六部门联合探索"三师共管"分级诊疗模式，即由一名三级医院主治医师级别以上的专科医师、一名社区卫生服务中心全科医师和若干名健康管理师组成的"三师组合"对糖尿病、高血压患者提供全程、个性化、连续性诊疗及非药物干预等综合性管理，让大部分慢性病患者在基层医疗机构解决问题。"三师共管"中的专科医师负责对签约入网的患者进行诊断，制定个体化治疗方案，同时定期下基层医疗机构巡诊并带教指导全科医师。全科医师由基层医疗机构获得全科医师资格的医师承担，负责监督患者对专科医师所制定的诊疗方案的执行情况，做好随访病程记录，并积极与健康管理师进行沟通交流，共同制定患者个体化健康管理教育方案。健康管理师则协助"两师"联系患者，负责日常随访、筛查，强化个体化健康教育、饮食、运动、生活方式干预。经探索，厦门市完善了基层人才队伍建设，搭建了切实可行得分级诊疗平台，改善了社区慢性病管理效果。2015年慢性病为主的普通门诊量平均下降6.02%，高血压、糖尿病两类主要慢性病平均下降了22.03%；基层诊疗服务量提升43.67%；

病种主要监测指标平均控制率从过去的 20% 左右提升至 67%。

2. 上海市："四位一体"模式

2015 年，上海市在家庭医生签约基础上，由市卫生健康委主导多部门联合，启动了以社区平台为支撑的"1+1+1"医疗机构组合签约试点，通过供方资源下沉的方式，引导需方主动利用家庭医生服务；配备签约优惠服务政策包括：预约优先转诊、慢性病药品长处方、延伸处方、针对性健康管理、医保费用管理等配套服务。截至 2017 年 12 月中旬，上海全部 239 家社区卫生服务中心均已启动了"1+1+1"签约服务试点，覆盖了全市社区卫生服务中心总量的 100%；"1+1+1"签约居民超过 335 万人，其中 60 岁及以上老年常住居民签约率达到 65.80%。截至 2017 年 12 月中旬，已签约"1+1+1"医疗机构组合的居民，其门诊在"1+1+1"签约医疗机构组合内就诊达 74.69%。签约居民门诊在社区卫生服务中心就诊接近 70%，比上年同期上升 2.3 个百分点，在签约社区就诊达 53.84%，比上年同期增加 0.2 个百分点。2018 年，上海市印发《上海市防治慢性非传染性疾病中长期规划（2018—2030 年）》，后全市建立起一套较为成熟的慢性病防治工作机制，即以家庭医生签约服务为核心和基准，通过分级诊疗、全专结合和医防融合来实施慢性病管理，医疗机构、社区卫生服务中心和公共卫生机构分工合作，最终树立居民"健康第一责任人"的意识，逐步形成由疾病预防控制中心、医疗机构、社区卫生服务中心和社区居民构成的"四位一体"医防融合慢性病防治服务模式。

3. 北京市："社区管理"模式

北京市于 2005 年开展了社区卫生服务机构"知己健康管理"试点工作，主要目的是提高慢性病管理的有效率，控制高血压、糖尿病等慢性疾病的发病率和减少并发症，并有效抑制过快增长的医药费用。2008 年北京市开始推行社区慢性病管理，以社区医疗机构作为慢性病管理责任主体，以业务、管理、信息等为纽带建立医联体内分工协作机制，以提升基层慢性病服务能力为核心，推动社区卫生服务中心综合建设，建立合理、便捷、连续、高效的城市医联体慢性病管理模式，均衡社区优质医疗资源，提高慢性病一体化管理规范性、连续性。经研究，2011 年至 2014 年北京市朝阳区国家慢性病综合防控示范区 18 岁以上居民现在吸烟率由 2011 年的 19.6% 下降到 2014 年的 15.7%，烟率等降低，戒烟率升高；居民超重率从 2011 年的 38.2% 上升到 2014 年的 39.0%，维持在一个较为稳定的状态；与 2011 年城市居民血脂异常患病率 51.9% 相比，2014 年的患病率降低为 40.9%，血脂异常患病率降低。

（五）国内医疗机构慢性病管理调查结果

通过设计医疗机构"慢性病诊疗服务现状及服务模式创新情况调查表"，采用网上调查方式面向医疗机构开展慢性诊疗服务现状调查。最终共收集有效 413 份（家）医疗机构样本数据，地域覆盖全国 30 个省份（缺少江西）。其中参与医疗机构最多的省份为贵州省（30 家），其次为辽宁省（28 家），再次为山东省（24 家）。有效样本数据各省份分布情况见图 1。

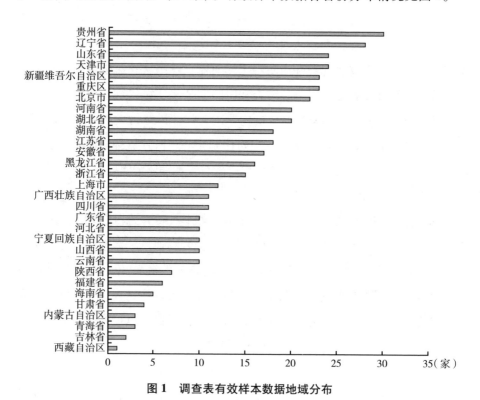

图 1　调查表有效样本数据地域分布

1. 样本医院基本情况

（1）样本医院类型与级别

从参与调查的样本医院性质看，413 家样本医院中营利性医院 283 家，非营利性 130 家。对比医院级别发现二级医院数量最多，共有 180 家，占比 43.58%，其中专科医院 49 家，综合医院 131 家。其次为一级及未定级医院 140 家，占比 33.90%，包含 30 家专科医院和 110 家综合医院；三级专科医院 32 家，综合医院 61 家，共计 93 家，占比 22.52%。在 413 家样本医院中，医保定点机构共有 406 家，占比 98.31%，仅有 2 家二级医院和 5 家一级及未定级医院暂为非医保定点单位。各医疗机构的类型和级别见表 1。

表1　医疗机构的类型和级别

单位：家，%

级别	专科医院		综合医院		总计	
	数量	占比	数量	占比	数量	占比
一级及未定级	30	27.03	110	36.42	140	33.90
二级	49	44.14	131	43.38	180	43.58
三级	32	28.83	61	20.20	93	22.52
总计	111	100.00	302	100.00	413	100.00

（2）样本医院开放床位数

根据医疗机构设置基本要求，并结合样本对象实际情况，将医院开放床位数分为 4 组：①开放床位数≥500 张；②100≤开放床位数<500 张，即 100~499 张；③0<开放床位数<100 张，即 1~99 张；④开放床位数=0。

在 413 家样本医院中，197 家医院的开放床位数在 100~499 张，占比最高（47.70%）。23.97%（99 家）的医院开放床位为 1~99 张，占比位居第二。开放床位数≥500 张的医院有 82 家，低于研究对象中的三级医院数量（93 家）；开放床位数为 0 张的医疗机构有 35 家，初步分析其与调查表填写人员不清楚本院具体开放床位数有关（见图 2）。

（3）样本医院服务量及平均住院日

样本医院的服务量以三级医院平均年出院人次和平均年门诊诊疗人次最

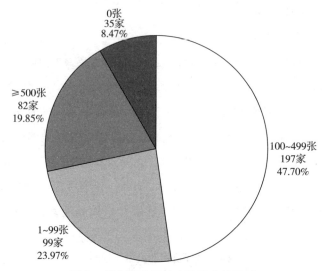

图 2 样本医院开放床位数分组统计

高，远高于二级和一级及未定级医院。三级医院的平均年出院人次为21541人次，约为二级医院的 3 倍，一级及未定级医院的 4 倍。平均年门诊诊疗人次为 33 万余人次，约为二级医院的 3 倍，一级及未定级医院的 6 倍。

三级医院平均住院日最短，为 8.84 天；二级医院平均住院日为 11.36 天；一级及未定级医院最高，为 17.09 天。各级医院服务量及平均住院日见图 3。

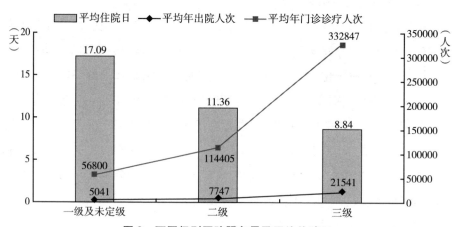

图 3 不同级别医院服务量及平均住院日

说明：平均年出院人次和平均住院日不包括 35 家开放床位数为 0 张的医疗机构。

2.慢性病诊疗服务的开展情况

（1）从事慢性病诊疗及慢性病健康管理的医务人员情况

分析结果显示，民营医院中目前从事慢性病诊疗服务的医务人员数量有26590人，包括医生9205人，护士13713人，其他人员3672人。平均每家医院从事慢性病诊疗服务的医务人员有64人。其中三级医院医务人员总数最多，其次是二级医院，一级及未定级医院最少，与医院规模成正比。从人员构成来看，各级别医院中从事慢性病诊疗服务的均以护士人数最多，平均每家机构医生8人，护士10人，其他人员2人（见表2）。

表2　不同级别医院从事慢性病诊疗服务的医务人员数量

单位：人

级别	从事慢性病诊疗服务的医务人员				其中:医生				其中:护士				其中:其他人员			
	最大值	最小值	中位值	平均值	最大值	最小值	中位值	平均值	最大值	最小值	中位值	平均值	最大值	最小值	中位值	平均值
一级及未定级	467	1	10	21	107	1	5	7	233	0	4	10	127	0	2	4
二级	703	1	27	52	250	1	10	18	415	0	13	26	215	0	3	8
三级	643	1	87	153	226	1	32	54	400	0	45	81	176	0	7	19
合计	703	1	64	22	250	1	22	8	415	0	33	10	215	0	9	2

结合从事慢性病诊疗服务的医务人员职称进行分析，初级职称及以下医务人员占比最高，高级职称最少，这与慢性病的特点有直接关系。在民营医院中，从事慢性病诊疗服务的医生高级职称平均6人，中级职称平均10人，初级及以下职称平均10人；中位值分别是2人、3人、4人，均低于同级医院平均值（见表3）。

（2）提供慢性病诊疗服务的科室及病种情况

在调查表中，结合慢性病的专业分布特点，设置了全科医学科、老年医学科、风湿科、肾内科、内分泌科、神经内科、中医科、康复科、呼吸

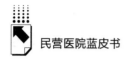

表3 不同级别医院从事慢性病诊疗服务的医生职称情况

单位：人

级别	高级职称				中级职称				初级职称及以下			
	最大值	最小值	平均值	中位值	最大值	最小值	平均值	中位值	最大值	最小值	平均值	中位值
一级及未定级	42	0	2	1	15	0	3	2	200	0	6	2
二级	46	0	5	3	91	0	8	3	268	0	13	5
三级	65	1	15	9	104	0	23	12	211	0	25	13
合计	65	0	6	2	104	0	10	3	268	0	10	4

科、消化科、心血管内科、其他科等12个主要科室进行调查。按照413家样本医院选择的主要临床科室数量由高到低排序，排在前5位的科室分别是心血管内科（241家）、中医科（214家）、内分泌科（194家）、康复科（183家）和神经内科（169家）。"风湿科"和"其他科"选择的医院最少，占比均未超过20%（见图4）。在71个其他科中，填写最多的3个科室为精神科（12家）、肿瘤科（11家）和眼科（9家）。其中，一级及未定级医院选择全科医学科最多，而二级和三级医院则为心血管内科最多。此外，有86家民营医院有2个及以上的科室同时提供慢性病诊疗服务。

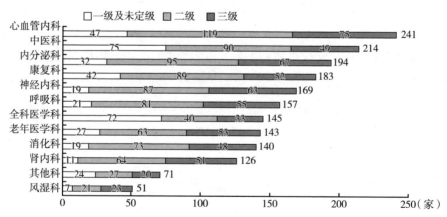

图4 不同级别医院提供慢性病诊疗服务的主要临床科室

从医院提供慢性病诊疗服务的主要病种看，以心脑血管疾病为首，在医院数量中占比86.92%。之后为内分泌系统疾病和慢性呼吸系统疾病。不同级别医院提供慢性病服务的主要病种见表4。

表4　不同级别医院提供慢性病服务的主要病种

单位：家

级别	心脑血管疾病	内分泌系统疾病	慢性呼吸系统疾病	神经系统疾病	消化系统疾病	肾脏系统疾病	恶性肿瘤	骨骼结缔组织疾病	其他系统疾病
一级及未定级	120	74	75	42	69	32	21	21	16
二级	159	126	123	112	96	79	64	40	14
三级	80	72	64	68	56	55	53	35	10
总计	359	272	262	222	221	166	138	96	40

从主要病种的选择数量上，343家（83.05%）医院提供慢性病服务的主要病种在2种及以上。其中，选择4种的医院最多，有57家，其次是2种，有53家医院。另有5家一级及未定级医院、19家二级医院和26家三级医院提供8种系统疾病的慢性病诊疗服务，共计50家，具体数量见图5。

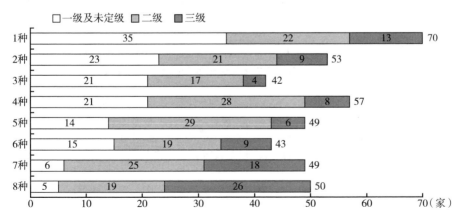

图5　不同级别医院提供慢性病诊疗服务的主要病种数量

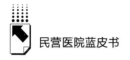

3. 慢性病管理服务开展情况

在样本医院中，开展相关慢性病健康管理服务的医院 172 家，占比 41.65%。其中，医院专设有负责慢性病管理的专门职能部门 107 家，占比 25.91%。从实施慢性病管理的人员来看，医生的平均人数为 22 人，护士 29 人，药师 6 人，其他人员 7 人，平均工作年限为 6.5 年。不同级别医院慢性病管理医务人员情况见表 5。

表 5　不同级别医院慢性病管理医务人员情况

单位：年，人

医院级别	年数	医生	护士	药师	其他人员
一级及未定级	7.8	10	16	3	6
二级	6.6	11	17	3	5
三级	5.5	47	54	12	9
平均值	6.5	22	29	6	7

建立慢性病健康档案的民营医院有 211 家，占比 51.09%。设置慢性病信息化系统的有 154 家，占比 37.29%。提供家庭病床服务 62 家，占比 15.01%。三种服务都有的医院有 34 家，占比不足 10%。而目前医院提供诊疗服务的主要形式为门诊诊疗和住院诊疗。329 家（79.66%）医院提供了 2 种及以上的慢性病诊疗服务形式。不同级别医院提供慢性病诊疗的主要服务形式见表 6。

表 6　不同级别医院提供慢性病诊疗的主要服务形式

单位：家，%

级别	门诊诊疗		住院诊疗		社区定期巡诊		居家上门诊疗		互联网诊疗		其他形式	
	数量	占比	数量	占比	数量	占比	数量	占比	数量	占比	数量	占比
一级及未定级	138	34.24	73	23.32	20	22.47	11	19.64	16	19.75	3	37.50
二级	175	43.42	159	50.80	36	40.45	26	46.43	28	34.57	2	25.00
三级	90	22.33	81	25.88	33	37.08	19	33.93	37	45.68	3	37.50
合计	403	100.00	313	100.00	89	100.00	56	100.00	81	100.00	8	10.00

在提供慢性病管理服务的医院中，各级别医院提供的慢性病管理服务以健康人群为主，提供的服务内容以健康咨询及指导最多，其次为慢性病康复指导、健康状况评估和慢性病知识宣传与教育。不同级别医院慢性病管理服务主要内容见图6。

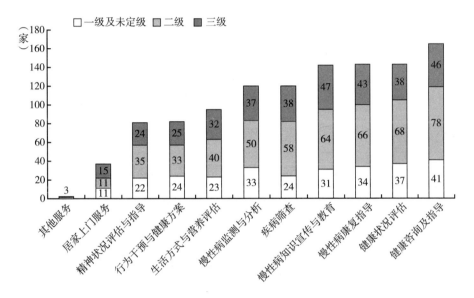

图6 不同级别医院慢性病管理服务主要内容

在样本医院中，推广慢性病管理服务的主要方式为门诊、住院宣教，占比近95%。其次是健康体检宣教，社区义诊及健康讲座略少于前者，排在第3位。科普视频、海报等宣传和医院官网、公众号推广宣传等占比也在60%左右。电视、报纸媒体宣传和其他推广方式最少。不同级别医院推广慢性病管理服务的主要方式见表7。

4.慢性病诊疗管理模式情况

在样本医院中，超过一半的医院采用医联体内管理方式，约40%的医院采用社区网格化管理方式。其中89家医院慢性病管理模式大于等于2种，占比大于50%。三级医院则以医联体模式最为常见，一级及未定级医院和二级医院以社区网格化为主。不同级别医院的管理模式见表8。

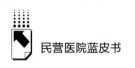

表7　不同级别医院推广慢性病管理服务的主要方式

单位：家

级别	门诊、住院宣教	健康体检宣教	社区义诊及健康讲座	医院官网、公众号推广宣传	科普视频、海报等宣传	电视、报纸媒体宣传	其他推广
一级及未定级	39	32	32	20	18	11	0
二级	77	65	64	58	44	14	2
三级	46	43	42	43	40	23	0
合计	162	140	138	121	102	48	2

表8　各级别医院的管理模式

单位：家

级别	医联体	社区网格化	"互联网+"一体化	家庭医师签约	其他模式
一级及未定级	13	18	8	17	8
二级	29	33	18	14	20
三级	29	14	24	7	7
合计	71	65	50	38	35

5.门诊慢性病诊疗的医保政策

在样本医院中，所在地发布了专门针对门诊慢性病医保支付政策的医院有314家，30个省份均有覆盖。门诊慢性病纳入医保报销的病种平均有24种。75家三级医院平均病种31个，143家二级医院平均病种23个，一级及未定级医院91家，平均病种数20个。

对门诊慢性病的医保支付方式以按病种定额支付为主，有186家；按项目支付的有102家；按人头支付的有17家；其他支付方式的有9家，多为2种以上支付方式。不同级别医院所在地门诊慢性病的医保支付方式见图7。

6.面临的困难及需求

在样本医院中，大部分医院认为目前的慢性病诊疗及管理服务基本可以满足居民医疗需求。然而，医院在工作中也会面临一些障碍或问题。一级及

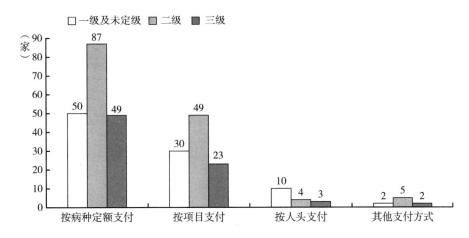

图7 不同级别医院所在地门诊慢性病的医保支付方式

未定级医院和三级医院同时认为最主要问题在于公众健康管理意识差、自费意愿不强，二级医院以医保报销政策支持不足为主，公众健康管理意识差、自费意愿不强次之。不同级别医院提供慢性病服务中面临的主要障碍或问题见图8。

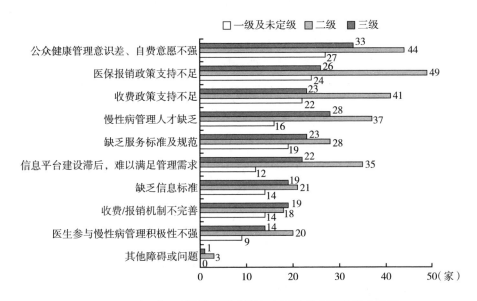

图8 不同级别医院提供慢性病服务中面临的主要障碍或问题

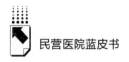

在期望获得的支持上，医院最大的需求以政策支持和经费支持为主，人才支持和技术支持居中，选择转诊服务支持的医院最少，且多为二级医院（见图9）。

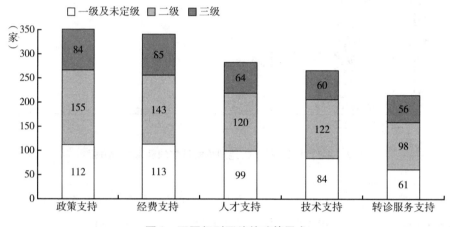

图9　不同级别医院的政策需求

（六）慢性病诊疗服务及管理存在的问题分析

1.从事慢性病诊疗服务及管理的人员配置不足

依据调查数据，设有慢性病管理专职部门的医院仅占25.91%。多数医院尤其是基层医院从事慢性病管理的专业人员少，且兼职过多，多数医务人员记兼顾老年人管理、负责居民建档，又负责慢性病诊疗、慢性病管理等工作。人员配置不足，制约慢性病管理工作的顺利开展。尤其对于民营医院来说，还存在人才梯队建设滞后、员工发展空间有限、人员流动性大等问题，影响民营医院及其慢性病管理的可持续发展。

2.医院慢性病管理缺乏长效机制，居民慢性病健康管理素养不高

尽管国家层面出台了系列慢性病预防控制工作规范和综合防治规划等相关政策文件，然而一些慢性病管理项目的实施状况却和规划存在一定的脱节。部分地区或医院仅为完成单项项目任务，未将政策持续地落实到位，更未形成与日常工作相结合的长效机制。而对于公众来说，依据调查数据，目

前医院在进行慢性病诊疗服务过程中，遇到的首要问题是"公众健康管理意识差"。这些都与我国慢性病防治形势和任务的要求仍然存在较大差距，不利于我国慢性病管理工作的开展。

3. 医疗卫生信息数据未实现充分共享，不同层级（类型）机构间缺乏协调

目前，我国不同级别、不同区域、不同类型的医疗机构间，不同类型数据库信息标准不能交互流通，区域医疗信息化平台尚未充分发挥作用。此外，慢性病健康管理平台的设计需要患者、卫生专业人员、系统设计人员、医疗服务提供者、公共卫生决策者等各方的参与，如要获取高质量、持续性的健康数据流，离不开患者配合提供生命体征、生活方式等数据，离不开医疗服务提供者的持续指导和监测，离不开公共卫生决策者的政策指引和协调，需要平台开发者与慢性病患者、医疗服务提供者等深入合作，准确定位各方需求，并持续改进。

4. 政府对民营医院的扶持力度仍有限

虽然，国家出台了系列支持民营医院发展的政策，但其长期、健康、可持续发展仍需要政府管理部门的进一步政策扶持。调查数据显示，医院最大的需求是政策支持和财政支持，一定程度上反映了当前政府的扶持力度仍然有限，尤其在财政资金方面很少有实质上的支持。目前，民营医院的等级评定、医保定点、技术人员准入、职称评定和晋升、税收扶持政策等仍存在不完善之处，这些不完善的政策一定程度上制约了民营医院的发展，影响了民营医院慢性病管理服务的提供。

六　相关政策建议

（一）加强民营医院健康管理人才队伍建设

随着居民对健康需求的提升和对自身行为与健康关系认识的加深，其对专业的健康管理、慢性病管理相关知识，尤其是个性化指导的需求将会日益增长。我国慢性病管理领域的专业人才仍然缺乏，虽然一直在强调大力培养

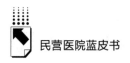

全科医生，但是医生的培养需要一个较长的周期。需继续鼓励高校、医疗卫生机构及社会加大培养和使用健康管理、慢性病管理专业人才建设力度。

（二）扩大宣传教育，提高居民慢性病防治素养

在慢性病管理中强调全人群（不仅是患者）参与，强调自我管理，医护人员应从传统的开"药方"转变为开"健康促进教育处方"，扩大宣传教育，提高居民慢性病防治素养，帮助居民及时对健康信息做出正确判断和处理，健康控制危险因素，切实改变自身行为，从源头上远离疾病困扰，预防和减少民众慢性病的发生。

（三）建立医疗机构慢性病管理长效机制，构建慢性病管理服务网络

各机构间加强协同合作，以社区为中心，由三级医院专科医师与基层全科医生、护理人员组成医疗团队，结合专业公共卫生机构的指导，整合医疗服务资源，构建整合式慢性病管理服务网络，鼓励非专业队伍加入健康管理网络，调动社区慢性病管理自愿组织，对慢性病和康复期患者提供持续性的管理和指导服务，实现慢性病预防—治疗—康复的完整管理路径和长效管理机制。

（四）利用信息化搭建慢性病连续管理的桥梁

建立信息互联互通、相互协同的平台，实现信息共享是提供连续性慢性病管理服务的前提，目前，我国医疗信息化平台建设已经有很好的基础。信息化平台可提供的个体化服务和精细化管理对慢性病普遍存在的问题具有较好的成效明显。通过医疗信息化平台实现对个体生命各阶段的信息管理、医疗行为的监督和疾病预测等功能，可以促进不同类型、不同级别医疗机构间的协作沟通，实现慢性病患者在不同级别医疗机构的持续监测和互相转诊，推动分级诊疗的发展。

（五）充分发挥民营医院优势，借助"互联网+"等新型技术提高慢性病患者管理效率

民营医院具有经营模式灵活的优势，能够为患者提供高度差异化的医疗服务。对于民营医院，可通过将"互联网+"创新技术与医疗机构提供的慢性病健康管理进行深度融合，将慢性病健康管理服务从医疗机构延伸至家庭，丰富服务内容，提高服务质量和效率，提升患者自我健康管理的主动性。一方面可以通过建立电子病历系统、居民健康档案等收集相关数据信息，另一方面还可利用互联网技术实现对患者实时动态的病情监测、预警提示、健康教育、跟踪随访，加强医患互动，提升慢性病管理的效率。

参考文献

刘万奇等：《我国慢病一体化管理的现状与思考》，《南京医科大学学报》（社会科学版）2019 年第 4 期。

田华、李沐、张相林：《慢病管理模式的国内外现状分析》，《中国药房》2016 年第 32 期。

吕兰婷、林筑、张延：《我国慢性病防控与管理研究的十年综述》，《中国卫生事业管理》2020 年第 1 期。

张源等：《我国分级诊疗政策背景下社区慢病管理实践分析》，《医药导报》2023 年第 7 期。

牛雨婷等：《医联体背景下慢病管理模式实践现状研究》，《南京医科大学学报》（社会科学版）2022 年第 6 期。

国家卫生健康委员会：《中国卫生健康统计年鉴 2022》，中国协和医科大学出版社，2022。

国家卫生健康委员会：《健康中国行动（2019—2030 年）》，2019 年 7 月。

国务院办公厅：《关于印发中国防治慢性病中长期规划（2017—2025 年）的通知》，2017 年 1 月。

实践经验篇

Practical Experience Reports

B.11
非公医院重症医学学科建设：
贵黔国际总医院经验

周东旭　马朋林*

摘　要： 面对我国重症医疗资源相对不足的现状，非公医院重症医学科如何在差异化医院建设模式下创新发展，为中国重症医学队伍建设做出贡献是一个全新的课题。贵黔国际总医院重症医学科以"协作与奉献"文化理念为引领，以"规范与质量建设"为基石，以"岗位胜任力激励人才培养"为抓手，以"重症病人阶梯化管理"为特色，在探索非公医院重症医学队伍建设与创新发展的道路上取得了一些初步经验。

关键词： 非公医院　重症医学　学科建设

---

* 周东旭，贵黔国际总医院重症医学科主治医师，主要研究方向为急危重症救治及重症医学学科建设；马朋林，博士，贵黔国际总医院重症医学科主任，主任医师，主要研究方向为急危重症救治及重症医学学科建设。

我国现代重症医学于 20 世纪中叶起源于西方医学发达国家，自 80 年代初建立第一个 ICU，40 余年来，我国重症医学在学科规模、诊疗技术以及科学研究等方面取得了令人瞩目的进步和发展，现已成为各医院兄弟学科（尤其是外科）创新发展的保障，有力提高了重症患者的救治成功率，尤其在应对突发重大公共卫生事件救治任务中做出了突出贡献。

然而，应该清醒地认识到，相较于欧美发达国家，我国重症医疗资源（床位及人力资源）明显不足。近期发表的有关研究报告指出，"每 10 万名居民所配置的 ICU 床位数在中国只有 4~5 个，而在美国有将近 20 个，更高的德国可以达到每 10 万人有 25 个重症床位"。中华医学会重症医学分会于 2015 年进行的一项中国 ICU 资源调查显示，平均 ICU 重症医生/ICU 床位比低于 1∶0.8，护士/ICU 床位比低于 1∶2.5（国家 ICU 建设指南要求的最低比例），不难估计，同样规模人群（如 10 万名居民）中国所配置的 ICU 人力资源与美国和欧洲国家相比严重不足。更加重要的是，由于缺乏系统的重症医师培训体系，在现有的重症医护人员队伍中，各医疗单元（即不同医院，甚至在同一医院但归属不同的管理主体）难以达到业务能力和治疗水平的同质化。然而，突发灾害性事件对重症医学人力数量和质量的要求并不会存在地域差别。在新冠疫情发生初期，中国近 1/4 重症人力资源被抽调进行任务保障仍不能完全满足重症患者救治的需要，重症人力成了稀缺资源。由此可见，现有中国重症医学队伍在应对突发重大公共卫生事件方面的机动保障实力及综合救治水平正面临严峻挑战。

非公医院是"健康中国"建设的一支有生力量，是对公立医院的差异化补充。非公医院重症医学科如何在差异化医院建设模式下创新发展，为中国重症医学队伍建设做出贡献是一个全新的课题。在过去 4 年的建设中，贵黔国际总医院重症医学科顺势而为，以"协作与奉献"文化理念为引领，以"规范与质量建设"为基石，以"岗位胜任力激励人才培养"为抓手，以"重症病人阶梯化管理"为特色，在探索非公医院重症医学队伍建设与创新发展的道路上取得了一些初步经验。

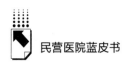

一　确立新体制下的学科发展规划

国家卫生健康委员会2009年发布并于2020年更新的《重症医学科建设与管理指南》指出，二级以上（含二级）综合及专科医疗机构均应设立重症医学科，并按照指南所提出的规模、人员、设备及质量进行建设和管理。因此，非公医院重症医学科的建设必须符合该指南的要求。在此框架下，探索非公医院重症医学科的建设与发展特色至关重要。

非公医院重症医学科的建设应符合医院特点并顺应医院发展需要。与公立医院存在本质区别的是非公医院存在股份结构的多样性，因此，其经营理念必然存在差异。根据《中国卫生健康统计年鉴2022》，我国二级及以上非公医院中，专科医院占比较高，以肿瘤、心血管病、妇产（科）以及神经专科为主体。在这类医院中，重症医学科的建设与发展规划应重点考虑如何更加优质地服务于专科重症病人。现存在于公立大型三甲医院的专科ICU的建设与管理模式可以提供参考，但遗憾的是，国家对如何建立具备不同特色的亚专科ICU尚未制定相关的标准和指南，各专科ICU基本由各专科执业医师而非重症执业医师管理。不可否认，专科医师在本专科重症问题上有较深的造诣，完全有能力及时准确诊断与处理本专科重症问题。然而，一部分专科重症患者必然会发展成为超越本专科知识与技能而无法医治的重症患者，例如创伤性颅脑损伤（Traumatic Brain Injury，TBI）并发失血性休克及严重ARDS患者，呼吸、肾脏、出凝血及血流动力学的管理与TBI救治密切相关，因此，重症医学与神经外科学等多学科的知识与技能在这类患者的救治中密不可分。但客观现实是，在中国现行专科医师培养模式下，仅仅极少数专科医师具备较全面的重症医学基础知识和核心技能，而大多数专科医师难以胜任这类患者的救治工作。因此，专科医院ICU不应建设成为专科医师的ICU，而应建设成为由具有ICU执业资格的医师管理、专科医师提供专科问题救治对策的重症医学平台（即ICU亚专科），在非公医院的平台，更有可能实现这种理想的专科ICU的建设。

近年来在"健康中国"大背景下，一些优良资本以回馈社会为目的，建设二甲及以上等级的非营利性综合医院，如2019年开业的计划建设3000张床位（现运行1918张），集医疗、教学、科研及预防保健于一体的大型混合所有制三级综合医院——贵黔国际总医院。尽管同样是综合医院，但其重症医学科的建设与大型公立综合医院相比亦有其差异性。医院科室主任都曾经是大型公立综合医院的学科带头人，都认识到ICU对于本专科建设的重要性，但其对重症医学核心内涵缺乏全面的认识和恰当的理解，大都希望自己的专科有自己管理的ICU。然而，投资方对于ICU的投入与运行效益较公立医院有更清晰的态度，即避免低质量的重复建设，同时必须保障全院重症患者的救治安全。如何建设既符合医院管理者的要求又能满足一些希望参与重症救治实践重点专科意愿的重症医学平台科室是非公医院需要面对的一个重大问题。贵黔国际总医院的做法如下。①医院管理层形成决议，建设综合重症医学科，对各专科重症患者进行集中救治，以确保人力资源和抢救设备的高效运行。同时允许各专科保留少量的监护室或抢救室（如呼吸ICU、心内/外ICU、脑外监护室等），以保障一些仅仅依靠专科知识与技术就可完成救治的高危患者群体的救治需求，一旦病情转变为重症，及时送入综合重症医学科救治。②重症医学科作为医院重症患者的救治平台，对于复杂的专科重症患者，坚持以"患者为中心"的医疗理念，建立多学科救治体系（MDT），充分发挥专科救治意见在综合救治中的作用，如建立并有效落实联合查房制度。③重症医学科医师走出ICU，协助各专科高危患者的诊疗活动，有效避免重症发生或及时发现已转变为重症的高危患者并将其送入综合ICU抢救治疗。真正做到打破学科界限，以满足患者的医疗需求为工作目标，践行无围墙ICU的建设思想。建院4年来，重症医学科运行床位数由8张增至20张，年收治危重病人数量由2019年度的200余人次增至2022年度的600余人次，有效保障了医院重症患者的救治需求。

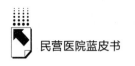

二 建立有效的人才队伍建设激励机制

人才梯队的建立是学科可持续发展的根本。相对于公立医院，非公医院的人才队伍建设难度更大。尽管在公立医院退休机制以及体制编制改革的大背景下非公医院有可能招募到优秀的学科带头人，但获得优秀中青年骨干的可能性较小，招募到一流的硕、博士研究生的可能性更小。因此，如何有效激励人才队伍的建设是学科带头人必须突破的瓶颈问题。

在贵黔国际总医院"主任/副主任"、"责任组长"和"责任医师"三级人才梯队建设的总体规划下，重症医学科通过以下对策有效激励了人才队伍的快速成长。第一，成立科室中心组，其由主任、副主任、责任组长、护士长和一线医护人员组成，根据学科发展的需要，制订相应的医护人才培养与招聘计划。第二，强化学习，打好基础。坚持每周一次的重症医学医护核心技能培训和每月一次的重症医学新进展学习或管理能力培训。第三，岗位固定，人员择优竞争上岗。主任每年进行医院述职，医院决定人员是否考核合格或是否需要进入"持续改进考察期"，即在规定的期限内无改进即下岗，副主任/护士长每半年、责任组长每季度、责任医师/护理组长每月考核理论知识、医疗护理质量以及教学和科研能力，考核成绩在后1/4的人员进入"持续改进考察期"，同样在规定的期限内无改进即下岗。第四，加强外部交流。选送医护业务骨干参加区域性、全国性和专题性重症医学相关会议，参会后在科室和其他同事间展开交流与讨论，开阔眼界找差距，明晰未来定目标。第五，培育学科文化理念。通过中心组讨论，结合学科现状与建设计划，提出了以"协作与奉献"为主旨的学科文化理念，科室主任、医疗护理骨干带头践行学科文化理念，修医德、树新风，仅仅4年时间，尽管大多数医护人员来自五湖四海，有各自不同的教育、训练和临床背景，但在共同的文化理念下，重症医学科风清气正，优秀青年骨干崭露头角。4年间获得吴阶平医学基金会项目1项，参与中心研究课题5项，发表SCI论文13篇（IF>5分8篇）。尤其在2022年，科室医师获得贵州省重症医学年会优秀论文一等奖、贵阳市质控中心 ARDS 肺复张技术竞赛一等奖，以及《中华重症医学电子杂志》发起的全国优秀病例报告竞赛贵州一等奖、西南赛区优秀奖等奖项。学科人才成长环境也提升了对优秀人才的吸引力，2023 年新入职的 2 名医师均为医科大学硕士研究生，学科人才建设呈现良好态势。

三 医疗质量的持续改进与学科的特色发展

医疗质量的持续改进是学科高质量发展的根本。然而，在非公医院发展初期，一线医护人员大多数无重症医学临床经历，更为严重的是，招聘到的中级医师（专业组长）虽多数有基层医院重症临床或管理经验，但绝大多数未接受过系统的重症医学医疗或护理规范化培训，普遍存在不规范的临床诊疗行为，因此，医疗、护理质量的规范化建设面临挑战。

当然，新的团队在医疗、护理质量建设上也有其独特的优势。一方面，团队在医疗、护理规范的执行上依从性高（一张白纸好描绘美丽的蓝图）；另一方面，规范医疗、护理行为所带来的临床效应会促进不规范临床行为的持续改进。尤其在非公医疗机构相对灵活的岗位聘用制度下，论资排辈不再是人才成长的惯例，岗位胜任力自然会成为医疗、护理质量持续改进的动力。在如何开展医疗、护理质量规范化建设和持续改进上，医院的经验是：①按照国家颁布的《重症医学专业医疗质量控制指标（2015 年版）》设立医疗质量控制目标，践行"同样的病房，同质化发展"的理念；②以落实各项疾病诊治、各项诊疗技术循证医学指南为抓手，规范重症医疗行为；③坚持理论与建设相结合的原则，在病人管理中，倡导系统、准确识别不同重症个体临床表现的独特性，在一般原则的指导下，做出符合病人独特病理生理学变化的个体化临床决策，并在实施过程中加以验证和修正；④严格落实分级诊疗制度，以制度保证重症医学诊疗技术规范的落实，并促进质量建设的可持续发展。2022 年，贵黔国际总医院重症医学科医疗质量控制指标全面达到并部分优于重症医学科国家标准。

学科特色是学科中、长期可持续发展的关键。但学科特色并非能够通过

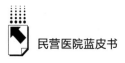

纸上谈兵或主观臆想来确立。首先，学科特色应源自所收治病人的构成特征。重症医学科是医院质量与安全建设的平台科室，很大程度上，医院的特色，即医院的优势科室，决定了重症医学科最主要的病人来源，因此，应在各自学科占主要比例病种的救治上探索并发展学科救治特色。另外，学科特色的确立应基于本学科在医、教、研三方面既往进行的长期探索及所取得的成绩，这是确立并发展学科特色的基础。贵黔国际总医院是一所综合性三级医院，重症医学科病人主要来源于肝胆/普通外科、急诊科、心内科、消化科、骨科、神经外科、肾内科以及肿瘤科等，并无鲜明的重症病种特色。然而，和普通公立医院不一样，贵黔国际总医院各学科来源的危重病人入院前大多已辗转多家医院，病情极其复杂，而且转入 ICU 时疾病严重程度极高。例如，重症医学科 2022 年收治的病人中，机械通气病人占 72.9%，APACHE Ⅱ评分>15 的病人所占比例超过 70%，感染性休克病人占 27.5%。这样的病人结构带来的问题是 ICU 住院时间长、转变为慢性重症患者的比例高。此外，贵黔国际总医院建院伊始，新冠疫情大流行，在融入新冠重症病人救治过程中，一部分老年危重新冠患者也容易转化为慢性重症患者。追踪国内外进展发现，应对在成功度过急性期后病情尚不能达到安全转入普通病房标准的危重病人治疗中出现的情绪波动、睡眠障碍、亲情渴望和人文关怀等问题正成为重症医学面临的新挑战。如何通过临床行为的改变提高患者的舒适性与安全性（如镇静/镇痛的优化与重症患者临床结局关系的研究与探索）正是团队研究的主要方向。在提交可行性研究报告后，2022 年，院领导批准建设高依赖病房（High Dependency Unit，HDU），让家属全天 24 小时自由进入 HDU，全程参与 ICU 重症患者的诊疗活动，促进了慢性重症患者的早期康复，有效减少了 ICU 转出后并发症，全年 200 余例患者进入 HDU，仅 4 例患者 48 小时内病情加重重新转入 ICU 救治，有效降低了 48 小时 ICU 重返率，同时获得患者家属的一致好评。目前 HDU 病房扩张至 19 张，充分发挥了梯度救治的功能，亦成为医院学科的重症救治特色，学科影响力也随之进一步扩大，2023 年 1~6 月，外院转入医院重症医学科的病人数已超过收容总数的 1/3，学科建设稳步向好。

总之，和公立医院一样，非公医院重症医学科亦被赋予救治重症患者的重任，故应遵循相同的建设标准与规范。事实上，由于体制的差异，在学科建设规模、资金投入以及人才引进等方面，非公医院重症医学科的建设缺少优势。然而，通过发挥医院的特色，以及利用非公医疗系统灵活的岗位竞争机制及其人才培养激励作用等有利因素，建设一个模式上符合医院发展需要、具有鲜明学科特色且可持续发展的非公重症医学科仍有极大可能。

参考文献

Du B., Xi X., Chen D., Peng J., China Critical Care Clinical Trial Group (CCCCTG), Clinical Review：Critical Care Medicine in Mainland China, *Critical Care Medicine* 14，1（2010）.

Qiu H., Tong Z., Ma P., Hu M., Peng Z., Wu W., Du B., China Critical Care Clinical Trial Group（CCCCTG），Intensive Care During the Coronavirus Epidemic, *Intensive Care Medcine* 46，4（2020）.

Phua J., Faruq M.O., Kulkarni A.P., Redjeki I.S., Fang W.F., Critical Care Bed Capacity in Asian Countries and Regions, *Critical Care Medicine* 48，5（2000）.

Wang C., Man C., Yu K., Zhang L., Qiu H., Yi Y., Guan X., Zhu D., Cao T., Chen D., Current Status of Critical Care Medicine in Eastern China, *Chinese Journal of Critical & Intensive Care Medicine* 1，1（2016）.

董丹丹、张亮：《综合施策，推动医疗卫生服务体系高质量发展》，《中国发展观察》2021 年第 9 期。

《卫生部办公厅关于印发〈重症医学科建设与管理指南（试行）〉的通知》，国家卫生健康委员会网站，2009 年 2 月 26 日，http：//www.nhc.gov.cn/zwgk/wtwj/201304/cc4ffaa8314e4ddab76788b3f7be8e71.shtml。

B.12
DIP 下实现临床专科质量效益双提升路径研究

——以淮南朝阳医院 DIP 支付方式改革经验为例

赵 阳*

摘 要: 随着国家医保支付方式改革的深入,以及国家医疗保障局制定的《DRG/DIP 支付方式改革三年行动计划》的发布实施,各地纷纷进入实际结算阶段,DRG/DIP 已经成为各医疗机构必须面对的挑战。如何在支付方式改革的过程中,实现医院管理模式的转型,完善医院学科建设,实现临床专科质量效益双提升,成为摆在医院管理者面前的难题。淮南市作为国家第一批 DIP 试点城市之一,淮南朝阳医院作为在当地有影响力的民营三级乙等综合医院,在 DIP 支付方式改革方面上下同心、积极探索,在较短时间内实现了临床专科质量效益双提升,在学科建设、降本增效、培训提升等方面积累了大量的经验。希望通过本报告能够为其他医疗机构提供一些想法和思路,共同为医疗保障资金的高效合理使用贡献一份力量。

关键词: DIP 支付方式改革 学科建设 降本增效

2021 年底国家医保局推出《DRG/DIP 支付方式改革三年行动计划》,

---

* 赵阳,澳大利亚资深注册会计师,淮南朝阳医院管理有限公司董事长,兼任淮南朝阳医院副院长、总会计师,主要研究方向为民营医院高质量发展。

为医保改革指明了方向，明确了时间表。2020 年 11 月，淮南市被确定为全国首批 71 个国家级 DIP 支付方式改革试点城市之一。在国家 DRG/DIP 支付方式改革的大背景下，合理应对 DIP 支付方式改革，对医院的生存与高质量发展至关重要。医保管理成为医院管理中的一项重要工作，有效的医保管理，能够促进医院管理水平和效益的提高。新型医保支付方式专业性强、复杂程度高，医院端的医保管理工作涉及医疗、病案、医务、财务、物价、药剂、信息等众多管理部门。DIP 支付方式改革具有复杂性、多样性的特点，要求医院各类人员通过不断学习来适应当前形势的发展，从而为医疗服务提供可靠的保障。同时，DIP 支付方式改革也是一项系统工程，需要"一把手"牵头，多部门协调配合、真抓实干，才能使这项工作取得预期的效果。在"区域总额预算、机构病种全覆盖、分级诊疗、统一技术标准"的原则基础上，淮南朝阳医院积极协调淮南市医保局的各项改革推进工作，积极探索 DIP 支付方式改革方法，引导医院主动控制医疗费用增长，降低住院次均费用，减轻群众看病就医负担，推动医院技术和服务高质量发展。

一　医保管理现状

（一）医院执行 DIP 情况

近年来，淮南市在 DIP 支付方式改革方面取得了阶段性成效，在开展 DRG/DIP 国家试点的安徽省的 7 个地市中，淮南获得最高分，位列安徽省第一和全国第一方阵，而淮南朝阳医院，则成为淮南市第一批"DIP 示范医院"。

淮南朝阳医院各级人员积极应对，通过培训、参观、交流等方式积极学习 DIP 相关知识，并积极探索应对方案、应对策略，化被动为主动，通过 DIP 支付方式改革优化医院运营管理和临床科室学科建设，实现质量效益双提升。

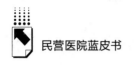

（二）病案首页质控情况

淮南朝阳医院病案室 2021 年 5 月病案首页诊断督查表显示，自查的 200 份病例中，首页医生填写正确病历数（即无 A 类问题的病历数）为 127 份，即医生填写正确病历率为 63.5%。自查结果提示以往临床病案书写与编码不规范，医生在书写诊断时顺序为"总—分—并发症"，操作则按执行操作的时间顺序填报，这样就存在漏报有创操作的可能性。

例如，维持性透析患者内瘘感染入院手术处理后出院首页诊断书写顺序为"慢性肾脏病 5 期—慢性肾小球肾炎—肾性贫血—肾性高血压—继发性甲状旁腺功能亢进—人工动静脉造口感染—高尿酸血症"，对此次住院消耗资源最多的"人工动静脉造口感染"排到了 5 项其他诊断后，手术操作为"人工血管取出术"，与主要诊断不匹配。

此类不规范的病案填写将导致区域内病种无法集聚形成该病种的目录组合，待 DIP 分组结果发布时易出现病种操作完全消失，或者融合到其他病种（操作）中，使病种分值被稀释。

二　打好盈亏管理组合拳

（一）提高全员认知

为激发医务人员参与积极性，淮南朝阳医院对全院进行 DIP 专题培训 7 场共计 2700 余人次，并分组到 31 个临床科室巡讲。培训后发放调查问卷 100 份，回收有效问卷 98 份。回收的问卷中初级职称 6 人，占比 6.12%；中级职称 44 人，占比 44.90%；高级职称 48 人，占比 48.98%。

医务人员对 DIP 支付方式改革认知情况见表 1。从调研结果看，医务人员对 DIP 支付方式改革知晓率在 60% 以上，基本了解按病种分值付费的概念等。92.86% 的医务人员知晓医疗服务成本的来源，但对科室的调整方向仅有 67.35% 的知晓率，对病案首页与医保结算清单的区别知晓率仅有 63.27%。

表 1　医务人员对 DIP 支付方式改革认知情况

单位：%

问题	知晓率
本院实施的 DIP 支付方式改革	85.71
DIP 的概念	71.43
DIP 的分组原则	77.55
DIP 的使用范围	63.27
DIP 的分组依据	73.47
DIP 的控费机制	82.65
DIP 的全部内容和指标来源	72.45
病案首页与医保结算清单的区别	63.27
DIP 付费后医疗服务成本	92.86
DIP 付费后科室的调整方向	67.35

调查显示，医务人员对 DIP 支付方式改革的认知 91.84% 来源于培训，74.49% 来源于对下发文件的学习。在培训需求方面，可能由于临床科室教研工作业务量大且 DIP 专业性强，75% 以上的医务人员更倾向于开展专题科室培训以及文件学习。

（二）数据治理抓重点

如何解决付费编码问题？把该拿的钱（盈余）拿回来，避免"捐"出去（减少编码性亏损）。如何解决医院管理问题？实行病种付费下的生存与发展（减少管理性亏损）。如何解决医保监管审核问题？编码填报精准、规避不合理入院及诊疗，避免医保违规处罚（减少政策性亏损）。

对此，一要写得准。首先主要诊断要填写正确；并发症/合并症要全面；手术操作要正确全面；规范、全面、准确填写病案首页全部项目。二要编得对。医生与编码员保持良性沟通，正确理解诊疗信息，准确翻译 ICD-10 及 ICD-9 手术操作编码。三要费用准。接口正确，数据传送无误。四要传得全。与医保局的接口标准统一，保证数据传送无误。

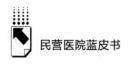

（三）运用 PDCA 法则推动改革、持续改进

关键指标测算与评价。测算 CMI、药占比、耗占比、检查检验占比、平均住院日等关键指标。评价效率能否提高、流程是否合理、医疗行为是否规范。

针对具体问题制定行动方案。梳理院内流程，查缺补漏，有针对性地制订新的管理计划，提高管理效率。原则是要降本增效，降低药物成本、卫材成本、医辅成本，向质量、技术、成本要效益。重视病种结构调整，促进学科发展，提高医疗质量。

（四）数据为先，绩效调节

以数据作为抓手，分析管理方面的薄弱环节和主要矛盾，为管理决策提供支持。以绩效方案调整作为调节杠杆，引导临床科室向 DIP 思路转变。采用自行开发的信息化工具，实现"月度考核、季度综合、年度决算"。

三　围绕 DIP 建立健全机制

建立 DIP 项目管理领导小组。结合"DIP 示范医院"要求，迅速梳理 DIP 管理功能，成立 DIP 项目管理领导小组。由院长担任组长（确立"一把手"工程），针对 DIP 下医院管理的重点、堵点、难点，分别设置了 5 个专业组（成本管控小组、绩效评价小组、学科建设小组、智能数据小组、病案质控小组），由副院长任组长，协调、动员全院力量，全面配合，动态应对 DIP 支付方式改革。

病案质控小组牵头提升病案质量，尤其是病案首页的填写质量，确保不漏填、不错填，并对病案首页进行智能化质控，杜绝逻辑性错误。实行病案首页和医保结算清单的双首页管理，由编码员将临床书写的病案首页转换为医保结算清单并及时上传。

学科建设小组规范临床诊疗。针对各临床科室的常见病种和超支严重病种，结合临床路径探索适合本院的 DIP 病种诊疗路径，规范临床诊疗。

成本管控小组加强核算管理。对药品、耗材的使用进行规范管理，并在保证临床治疗效果的前提下积极寻求国产替代和集采品种，降低药品、耗材成本。

绩效评价小组制定绩效方案。根据本院实际情况制定 DIP 绩效方案，引导临床科室向 DIP 思路转变。

智能数据小组负责系统升级。依据自行开发的信息化工具进行数据分析，以数据作为抓手，分析管理方面的薄弱环节和主要矛盾，为管理决策提供支持。

四　优化管理方案

（一）效率提升方案

低效代表增加成本，应向效率要效益。降低平均住院日，尤其是内科系统，平均住院日与总消耗呈正相关；提高检查检验效率，检查检验当日出结果、出报告，节假日开展所有项目，优化预约、转运等流程，大力鼓励临床开展日间手术。

（二）成本管控方案

从单价、数量两个方向入手，降低直接成本。多途径降低药品、耗材成本，具体措施包括：集采品种引入；国产药品、耗材替代；消耗量大的品种重新议价；根据临床路径规范化治疗，非必要不使用。

（三）病种管理方案

以病种为抓手，向管理要效益。动员全部临床科室（包括麻醉科室）参与，针对每个科室的 3 个出院人次最多病种与 3 个超支总额最多病种，制

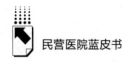

定病种费用管控方案；对病种费用组成进行分析，找出超支原因，属于职能科室的职责责令职能科室整改；后续将扩展到其他常见病种。

（四）编码提升方案

将病案首页和医保结算清单分类管理，临床负责按照国家卫生健康委的要求编写病案首页，编码员在对病案首页进行质控的基础上，转换为医保结算清单；临床诊断和手术操作要编得准、编得全；结合临床对全院、全科室，以一对一帮扶等方式进行培训考核。

（五）数据辅助决策

完善数据分析，采取超支盈余分析、科室分析、病种分析、倍数分析、费用结构分析等方式，按月整理反馈，整改提升。

（六）一对一帮扶

组织对临床科室一对一帮扶，开展以数据分析结果为抓手、其他职能科室配合的现场指导（编码、药品、耗材、病种管理、绩效等内容），听取临床科室存在的困难和合理化建议。

五　措施得力，加强监管

为使医保病人"清清楚楚就医，明明白白消费"，淮南朝阳医院在院内公布了医保病人就诊流程图、医保病人住院须知，使参保病人一目了然，大厅内安排值班人员提供医保政策咨询；配置了电子显示屏，将收费项目、收费标准、药品价格公之于众，接受群众监督；全面推行住院病人费用清单制，并对医保结算信息实行公开公示制度，自觉接受监督，使住院病人明明白白消费。

为进一步强化责任，规范医保服务行为，从入院登记、住院治疗、出院结算三个环节入手，严格实行责任追究，从严处理有关责任人。将医保工作抓紧抓实，医院结合工作实际，加强病房管理，进行病床边政策宣传，征求病友意见，及时解决问题，通过医保患者住院登记表，核查有无挂床现象，有无冒名顶替的现象，对不符合住院要求的病人，一律不予办理入院。加强对科室收费及医务人员诊疗行为的监督管理，有问题及时查处，并予以通报和曝光。

六　提质增效效果初显

在淮南市医保局的指导下，包括外请数据团队北京中卫云医疗数据分析与应用技术研究院的帮扶下，经过全院上下的通力配合，医院 DIP 支付方式改革的各项指标都有了明显的改善。

平均住院日在 2021 年 9.12 天的基础上不断缩短，2022 年比改革初期降低了 1.70 天，并仍在持续下降中。医院直接成本率由 2021 年的 70% 左右降到 2022 年的 55% 左右。总体预结算由前期的超支 10%～15%，到 2023 年 9 月改善明显，变为正向结余。

与此同时，2 倍率以上超支患者明显减少，次均费用也明显降低，普通患者也从前期的以超支为主逐步改善为以结余为主。伴随着数据层面的不断改善和初见成效，医护人员也逐步走出了迷茫和焦虑。

七　改善服务，提高"朝阳获得感"

新的信息平台建设和病种付费改革政策给淮南朝阳医院的发展带来了前所未有的机遇和挑战，正因为对医保工作有了一个正确的认识，全院干部职工都积极投身于此项工作中，任劳任怨，各司其职，各负其责。

一是及时传达新政策和反馈医保局及专家审核过程中发现的有关医疗质量的内容，了解临床医务人员对医保制度的想法，及时沟通协调，并要求全体医务人员熟练掌握医保政策及业务，规范诊疗过程，做到合理检查、合理用药，杜绝乱检查、大处方、人情方等不规范现象发生，并将不合格的病历

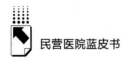
及时交给责任医生进行修改。通过狠抓医疗质量管理、规范运作，净化了医疗不合理的收费行为，提高了医务人员的管理、医保意识，提高了医疗质量，为参保人员提供了良好的就医环境。

二是在办理医疗保险结算的过程中，医院窗口工作人员积极向每一位参保人员宣传、讲解医疗保险的有关规定及相关政策，认真解答群众提出的各种问题，努力做到不让一位参保患者或家属带着不满和疑惑离开，始终把"为参保患者提供优质高效的服务"放在重要的位置。

三是在医保业务运行过程中，广大参保群众最关心的是医疗费用补偿问题，本着"便民、高效、廉洁、规范"的服务宗旨，医保工作人员严格把关，规范操作，实行一站式服务，大大提高了参保满意度。

八　转变思路，以"特病单议"为抓手促进业务发展

根据 DIP 管理协议，淮南市医保局将定期组织医疗机构申报特病单议。一是为了确保医疗机构规范诊疗行为，防止出现 DRG/DIP 异化行为，通过特病单议降低医疗机构亏损；二是通过特病单议专家评审，发现医疗机构存在的不合理治疗、用药及检查，对于由此产生的费用在医保支付时进行相应的扣除，从而促使医疗机构遵守服务协议，规范诊疗行为。

在此基础上，医院对 2020～2022 年的特病单议病例进行了抽样研判，发现不是每份单议成功的病例医疗机构获得的医保支付金额都比原分组多。其中原因有以下两个。第一，与年度点值的高低有关。月度预结算时依据参保身份，职工、居民每月都各有 1 个点值，且每月点值不同，即月度结算按参保身份不同分为职工、居民各产生 12 个点值，但在年终清算时就变成职工、居民各 1 个点值。第二，与年度清算按单议病组病例点数计算公式有关。清算时某病例的年度应得总费用＝年度病例总点数×年度每点数费用（年度点值）。由此可见，年度病例总点数的高低决定了该病例医保年终清算金额的多少，如表 2 所示。

表 2　部分病例医保年终清算金额调研数据

单位：个，元

参保类别	原分组病例点数	单议病组病例点数	特病单议结果	不合理费用扣款	年度点值	费用增减	备注
例 1	200	260	按单议病组支付	—	60	3600	单议成功，医保支付增加
例 2	200	260	按单议病组支付	5000	60	−1400	单议成功，但支付点数比原病例点数低，医保支付减少
例 3	200	150	按单议病组支付	—	60	−3000	单议成功，但有不合理费用，医保支付减少
例 4	200	200	按原分组支付	—	60	0	单议失败，医保支付无增减

基于以上调研数据，淮南朝阳医院组织医务科、病案室、绩效办、信息、医保等部门进行了以下相关工作。①在申报特病单议病例时，需遵守当地医保局下发的特病单议规程，按照申请特病单议的病例数进行申报。②需查看申报单议病例的月度病例点数，当该病例的月度病例点数高于年度单议病例点数时，该病例则无须申报。③严格按照单议流程各时间节点和淮南市医保局单议流程在规定时间内进行申报。④积极配合专家参加单议评审工作，组织医院入选专家按时参会。⑤积极组织院内病例单议，每月科室可对出院人次的5%提请病例单议，由医务科组织专家进行研判，提高临床科室收治疑难重症患者的意愿。⑥对参加评审的病例先进行病例自查，内容包括：病例的完整性，有无不合理治疗、用药及检查，如抗生素使用是否按阶梯用药、是否存在预防性用药、是否存在与本次疾病无关的检查等。如自查存在上述问题，建议放弃该病例单议申报。

九　进无止境，百舸争流千帆竞

医保支付方式改革是政府重大民生改革举措之一，亦是关乎医院能否高

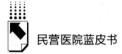
质量发展的重点项目。淮南朝阳医院医保工作顺利开展，得益于安徽省医保局、淮南市医保局及行业专家的大力支持及院领导的正确领导、全院医务人员的大力配合。2023 年，医院在工作中虽然取得了一定成绩，但仍存在一些不足，包括医保实施规定的具体细则不够明确、临床医师对慢性病诊疗及用药目录熟悉度不够、软件系统尚需完善，导致在工作中出现了部分沟通协调不畅，因此全院的医保工作反馈效果需进一步提升。

在今后的工作中，需严把政策关，从细节入手，认真总结经验，不断完善各项制度，认真处理好内部运行机制与对外窗口服务的关系，规范业务经办流程，简化手续，做到就医、补偿等各项服务的管理优质化，建立积极、科学、合理、简便、易用的报销工作程序，方便于民，取信于民，加强对医院医务人员的医保政策宣传，定期对医务人员进行医保工作反馈。努力更好地为人民服务，力争把医院的医保工作推向一个新的高度，为全市医保工作顺利开展做出贡献。

参考文献

陈晓红、占伊扬、丁滨主编《DRG/DIP 医院实施指南》，东南大学出版社，2022。
国家医疗保障局：《DRG/DIP 支付方式改革三年行动计划》，2021。

B.13

民营医院内分泌"虚拟病房"
管理模式初探

——以苏州永鼎医院为例

葛建一 张国栋 郭维淋 张 频*

摘 要: 随着国家健康政策扶持力度加大,公众对多元化医疗服务需求的增长,"虚拟病房"作为医院运行机制的新探索,对医院整体运行体系提出挑战,并逐渐成为国内民营专科医院建设发展的探索形式。本报告总结分析了苏州永鼎医院内分泌"虚拟病房"管理模式的构建思路、运行模式以及"虚拟病房"介入慢性病管理策略的启示。内分泌"虚拟病房"管理模式是该院近年来在慢性病管理中形成的实践探索成果,该模式也将成为民营医院慢性病管理可借鉴的模式之一。

关键词: 民营医院 "虚拟病房" 慢性病管理

为提高糖尿病患者治疗效果,优化慢性病管理流程,苏州永鼎医院探索建设内分泌"虚拟病房",采用集中设置、统一管理、资源共享的做法,在减少住院天数、降低感染发生率、促进伤口愈合、提高治疗效果等方面取得进步。

---

* 葛建一,苏州永鼎医院院长,主要研究方向为医院管理;张国栋,苏州永鼎医院内分泌科主任,主任医师;郭维淋,苏州大学博士研究生;张频,苏州永鼎医院内分泌科住院医师。

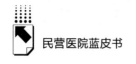

一　苏州永鼎医院内分泌"虚拟病房"发展模式及构建思路

苏州永鼎医院近年来组建"虚拟病房",共入组糖尿病等慢性病患者近2000名,为病人提供更加科学、规范和有效的慢性病管理服务。

(一)"虚拟病房"实现慢性病管理全覆盖策略

1. 糖尿病人群筛选全覆盖

2022年,我国《糖尿病高危人群筛查及干预专家共识》发布,推动医院重视针对糖尿病高危人群开展筛查和早期临床干预,"虚拟病房"对糖尿病人群实施筛选全覆盖及分类管理,对降低我国糖尿病疾病负担起到积极作用。

2. 实施患者干预全覆盖

筛选结果明确了"虚拟病房"的对象,有针对性地提升了医患黏度,实施干预成为共识成果。为了适应糖尿病防治需求,"虚拟病房"被提上议事日程,干预全覆盖成为筛选后的连续环节,跟进保障糖尿病患者诊疗方案也予以实施。

3. 推行规范治疗全覆盖

苏州永鼎医院按照《糖尿病高危人群筛查及干预专家共识》要求,除了在糖尿病高危人群中进行早期筛查,实施糖尿病一级预防外,还利用"虚拟病房"对糖尿病患者实施规范化治疗,努力减少疾病治疗盲区,提高国民健康水平。

(二)内分泌"虚拟病房"打造院内糖尿病全流程管理模式

形成糖尿病患者诊疗全流程布局。"虚拟病房"跳出了传统病房的束缚,注重未来防控空间,通过诊疗全流程布局,优化资源配置(见图1)。

实施"虚拟病房"服务全流程推进。"虚拟病房"应用血糖检测筛查、风险评分(CDRS)无创预测等方法,可以超越病区的限制,摆脱医疗机构硬件不足或者观念陈旧带来的诊疗困境,在服务糖尿病患者过程中改善全流程实操进程。

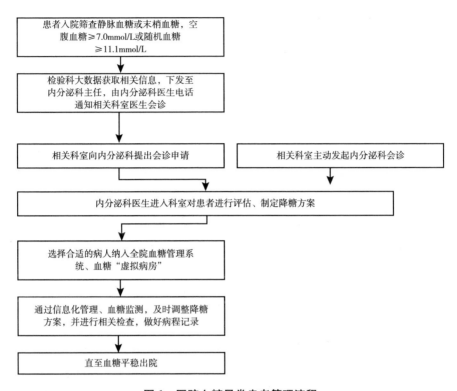

图1 医院血糖异常患者管理流程

促进糖尿病诊疗信息全流程应用。医院内分泌科、检验科及相关临床科室的医务人员承担糖尿病患者筛查工作。医院建立"糖尿病患者群",动态把握低于目标范围血糖人群和高于目标范围血糖人群,及时发现阳性指标,发挥"虚拟病房"平台作用,推动全流程运行。

监督全流程闭环管理。"虚拟病房"应对可能合并的危险因素进行专业评估,制定个性化的管理目标及方案。生活方式干预与健康教育贯穿糖尿病人群临床干预的全过程。建立"虚拟病房"规范的随访制度,定期评估临床干预的效果,形成连续动态的糖尿病风险管理全流程模式。

（三）推动"虚拟病房"融入防治体系,获得综合防治全效应

实施慢性病门诊综合性管理。苏州永鼎医院于2021年10月成立国家标

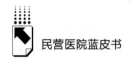

准化代谢性疾病管理中心（MMC），作为糖尿病及其并发症的管理平台，以"一个中心，一站式服务，一个标准"的管理模式，采用数字化建立综合防治体系，做好糖尿病患者的综合管理。

实施住院患者全员管理。通过"虚拟病房"渠道，掌握全院患者血糖管理信息，将分散在门诊和相关病区的糖尿病患者，纳入 MMC 管理。

开展健康教育。为患者在病房、家庭和社会活动中提供糖尿病健康教育，帮助其获得医院、科室以及医师的心理援助和专业指导，增长相关知识和技能，做好糖尿病自我管理，维护自身健康权利。

实施综合性干预。"虚拟病房"负责糖尿病高危人群的临床干预工作，包括以下内容：①医学营养干预。医院推荐饮食结构均衡化的科学方案，医师按照符合体重管理目标的能量摄入限额为患者个性化定制饮食结构方案，主张规律进食、定时定量，限制饮酒。②适当运动干预。运动前要进行安全性评估。坚持体重管理，推荐每周快速步行 150min 以上的有氧运动治疗，每周至少 2 次抗阻运动；选择合适的运动处方，采用多样的运动形式增强运动的趣味性，提高患者的依从性。③临床药物干预。基于循证证据，对糖尿病高危人群，可选择的药物主要为阿卡波糖和二甲双胍。

二　苏州永鼎医院内分泌"虚拟病房"运行模式

（一）国家标准化代谢性疾病管理中心建设

建设一个中心。中心配备糖尿病慢性并发症检查的多项设施、设备，可一次性完成糖尿病多种慢性并发症的筛查，通过资料汇总后上传到平台终端，实现线上线下、院内院外多方共享的诊疗模式。

提供一站式服务。中心可完成全程高效诊疗，缩短就诊时间。患者只需在 MMC 挂一次号，就能在中心完成糖尿病慢性并发症的检测、诊断、治疗以及随访，通过统一的标准进行管理和随访，简化患者多次往返检查区域的繁琐流程。

实施一个标准。中心所有的诊断、治疗都是基于国家标准化代谢性疾病管理中心制定的统一标准，旨在科学、规范管理患者，减少并发症的发生，降低糖尿病和其他疾病的患病率。

（二）全院一体化"虚拟病房"创新理念及运营模式

"盯人大于盯病"，"虚拟病房"同样遵循"以病人为中心"的服务理念，长期以来医院每天实行早交班，由医疗、护理、行政和后勤总值班四条线汇总危重症患者诊疗情况，掌握高血糖患者情况，通过交班切入"虚拟病房"，将糖尿病诊疗工作一头连着质量管理，一头连着健康价值，监管"虚拟病房"工作成效。

抓住高质量发展，坚持同质化诊疗。2022年起，作为长三角区域医疗卫生服务医院，苏州永鼎医院开始完善慢性病医疗服务体系，建立90分钟门诊就诊体验制度。以"医疗"解决慢性病控制的"难点"；以"识别"病情解决个性化治疗的"烦点"；以"助力"患者科学饮食解决自我管理的"痛点"；以"行动"锻炼解决患者健康迈腿的"堵点"。扎实开展"慢性病管理在身边"行动，激活了糖尿病服务整体效能，为医院高质量发展夯实基础。

提供最新诊疗信息，获得患者的信任。"认识病人"只是做到了第一步，"虚拟病房"本质是延伸病房功能，突破原有的治疗理念，提供更多的治疗手段。依托医院信息系统实现学科交叉融合，将虚拟病房的运行变被动为主动，创新了医疗模式，同时，帮助患者掌握糖尿病诊疗的最新进展，推行符合科技发展水平的治疗方案，提供最新的诊断标准和治疗药品，进而收获患者对医师和医院的信任。

糖尿病既是本病，也是并发症高危因素。血糖异常引起患者住院时间延长、术前住院时间延长、住院费用增长等不良后果。高血糖在住院患者中更是普遍存在，为了更好地管理患者血糖，苏州永鼎医院启动血糖全院化管理。

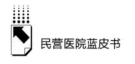

（三）成立专业化团队，对全院血糖实现同质化管理

统计显示，苏州永鼎医院也存在患者住院期间血糖控制不佳的问题，非手术和手术患者会在住院期间存在高血糖的问题，这些引起了临床医师的关注。

由于糖尿病发病率高，住在内分泌科的患者仅占少数，多数患者分布于骨科、普通外科、心血管科、神经内科、血管外科、肾科等全院各科室。2022年由苏州永鼎医院医务科、护理部与内分泌科牵头的血糖全院化管理小组正式成立，在互联网信息技术的支持下，内分泌科医护团队实现对全院血糖全覆盖管理。

（四）依托信息化系统，"虚拟病房"全时段监测患者血糖曲线

通过信息化监测血糖，"虚拟病房"可以及时发现患者所处的科室、病区，血糖异常出现在哪里，血糖全院化管理小组的服务就延伸到哪里。通过信息化系统的运用，将符合指征的患者拉入"虚拟病房"，实时动态监测多时段血糖曲线，患者血糖水平一目了然，进而达到跨科管理。

（五）"虚拟病房"运行成效

把糖尿病患者组织起来。通过全院血糖信息化系统管理，及时发现全院其他科室血糖异常的患者，并给予及时诊断及相应治疗。

提升自我管理能力。通过"糖友之家"慢性病管理小组，每月对全院糖尿病患者进行集中健康宣教，提高患者对糖尿病的认识与自我管理能力。

将全院血糖管理与MMC联合。将部分符合条件的患者纳入MMC，对患者进行出院后随访，提高患者的依从性，推进医院特色专科建设，更好地服务患者。

通过全院血糖管理系统，加强"虚拟病房"建设。为缩短血糖达标时间与切口愈合时间、减少患者感染风险、缩短平均住院日、降低平均住院费用打下基础。

充分发挥政府、行业、医院、专家的组织功能。挖掘创新管理在慢性病防治中的积极作用，逐步落实分级管理，找到高质量发展路径。

（六）"虚拟病房"存在的不足

认识上存在分歧。在专业分工条件下，公众对专病专治的观点比较认同，从健康管理的角度看待"虚拟病房"会引起一些不同看法，认识不足造成配合不积极。

专业上存在能力缺失。血糖管理涉及的因素较多，医师专业能力差异较大，熟练掌握血糖管理能力的医务人员不足，管理的内容和要求比较复杂，综合技能要求较高，需要专业培训和技能训练。

实践中存在供需失衡。糖尿病患者基数大、增长快，内分泌科家庭医师短缺，有待于政府、社会和家庭分担责任，共渡难关。

三　"虚拟病房"介入慢性病管理策略的启示

（一）健全完善"虚拟病房"慢性病管理体系

"虚拟病房"是医疗机构和相关科室共建的特色临床平台，为患者提供一站式诊疗服务，也是通过信息化方法，提高临床专科服务能力和慢性病管理安全质量的一种手段。通过使用数字远程监控健康工具，将非内分泌科住院患者实时数据传输到医院，支持患者跨科获得护理和治疗。完整的"虚拟病房"与早期解决方案的主要区别在于可用数据，"虚拟病房"实时获取与患者住院时相同的数据。

医院应该建立一套完整的"虚拟病房"管理体系，如成立 e—糖尿病病房，承担医院—专科共建病房任务。从规划主导出发，医院承担"虚拟病房"专业指导的主体责任；科室承担"虚拟病房"执行诊疗方案的责任。在优化"虚拟病房"建设与管理模式方面，提出"虚拟病房"具体运行措施，全面加强"虚拟病房"内分泌临床业务能力建设，形成

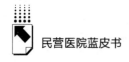

"虚拟病房"的组织架构、相关职责分工、工作流程等。同时，还应该制定相关的规章制度和操作手册，确保"虚拟病房"管理工作的规范化和标准化。

（二）"虚拟病房"实体化运作介入慢性病管理协同发展

在"虚拟病房"状态下，全面梳理糖尿病患者诊疗所需的医务人员组成、设备设施条件、医疗技术和药品器械等要素需求，进行合理配置，组建糖尿病相关临床专科，充分发挥内分泌科、老年病科、全科医学科等多学科联合诊疗的优势，在医院专科与专病之间，建设成为相关疾病诊疗领域的优势专科或特色专科。

医院加强糖尿病专业医务人员慢性病管理培训。一方面，加强对医务人员"虚拟病房"管理知识和技能培训，提高其专业水平和服务能力；另一方面，强化"虚拟病房"患者慢性病教育和管理：依托"虚拟病房"加强对患者的管理和跟踪，定期进行复诊和评估，及时调整治疗方案，提高治疗效果和患者生活质量。

"虚拟病房"与慢性病管理协同发展，充分发挥糖尿病专科内内分泌科、老年病科、全科医学科等多学科融合的优势，培育"虚拟病房"专科技术特色，促进相关技术创新发展；按照慢性病管理模式，制定医院—家庭两方责任要求，将医院专科作为医疗质量安全管理的单元，健全"虚拟病房"医疗质量安全管理体系，培育专科特色文化；通过慢性病管理方式，将专科能力建设与家庭医师服务发展有机结合起来。

（三）"虚拟病房"利用信息技术手段支持慢性病管理

"虚拟病房"利用信息技术手段，如电子病历、健康档案系统等，对患者的病情进行连续性监测和管理。此外，还可以通过移动医疗应用等方式为患者提供更加便捷的服务和支持。"虚拟病房"成功的关键在于信息联网和数据共享，"虚拟病房"倒逼慢性病管理系统向模块化、智能化、数字化、个性化发展。

四 "虚拟病房"推进糖尿病患者医防融合创新管理模式

一是应用糖尿病智慧管理系统及胰岛素泵为全院糖尿病患者实施电脑动态血糖监测及胰岛素泵强化治疗。

二是内分泌科组成了专业的管理团队,穿梭于实体病区和"虚拟病房"之间,将患者纳入糖尿病智慧管理系统。

三是全院血糖管理团队每日进入"血糖管理系统",根据血糖预警筛选需要干预的患者,必要时进入病区访视患者,监测患者血糖水平及达标情况。

四是血糖监测及胰岛素泵治疗均能纳入医保报销,解除了医疗费用的后顾之忧。及时的动态血糖监测及强化降糖治疗,可以缩短住院时间,减少并发症,节约医疗费用,减轻患者经济负担。

苏州永鼎医院采用MMC这一同质化、标准化的代谢性疾病随访管理模式,建立起"虚拟病房",即e—糖尿病病房,在提升糖尿病患者就医体验的同时,促进了医院特色专科建设及医院整体慢性病管理能力的提升。但目前医院"虚拟病房"入组的患者数量尚不尽如人意,糖尿病管理任重道远。

参考文献

中国女医师协会糖尿病专业委员会、《中华健康管理学杂志》编辑委员会、中国健康促进基金会:《糖尿病高危人群筛查及干预专家共识》,《中华健康管理学杂志》2022年第1期。

杨洁等:《国家标准化代谢性疾病管理中心管理在2型糖尿病患者血糖控制和饮食行为改变中的作用》,《中国护理管理》2021年第12期。

李悦等:《医院血糖信息化管理模式对围手术期2型糖尿病调控效果的研究》,《中国糖尿病杂志》2023年第7期。

B.14
广州白云山医院多措并举培育
优势学科的实践经验

刘文松*

摘　要： 在医疗市场竞争加剧的背景下，社会办医院需明确发展战略，加强各专科之间的合作与协调，提升技术实力和竞争力。本报告围绕社会办医院等级评审工作中临床重点专科建设，介绍了广州白云山医院多措并举培育优势学科的经验，包括用好国家和地方政府的政策红利，大刀阔斧引进人才，确立重点建设学科或学组等，有步骤、分阶段用五年左右时间创建三级甲等医院。差异化发展是社会办医疗机构在竞争中获胜的关键，通过打造自身的特色和优势，医疗机构可以更好地吸引患者并提高市场占有率，采取矩阵式模式可以帮助医疗机构在竞争中获得优势。

关键词： 社会办医院　临床重点专科　学科建设

在当前的医疗市场中，社会办医院正在逐渐崛起，成为医疗服务体系中的重要力量。随着人们健康意识的提高和医疗需求的增长，社会办医院在医疗市场中的地位也日益凸显。然而，随之而来的问题是社会办医院如何在竞争激烈的医疗市场中立足，以及如何实现高质量发展。专科建设作

---
* 刘文松，广州白云山医院院长，副主任医师，葡萄牙里斯本大学医药管理学博士，南方医科大学医药管理博士，主要研究方向为医院管理、颈肩腰腿痛微创治疗、关节镜等微创手术。

为社会办医院高质量发展的关键要素之一，是医院在激烈竞争中取得优势的重要途径。2021年10月，国家卫生健康委印发的《"十四五"国家临床专科能力建设规划》明确提出加强核心专科能力建设、补齐专科资源短板、推动关键领域技术创新等要求。这些要求的落实将有助于提升医院的整体竞争力，满足患者多样化的医疗需求。目前，社会办医院的专科建设还存在核心专科能力建设有待加强、专科资源短板明显、软硬件实力不足等问题。广州白云山医院近年来围绕社会办医院等级评审工作中临床重点专科建设中心，多措并举培育优势学科，积极拓展市场发展空间，实现了有序发展。

一　广州白云山医院特色专科建设

（一）认清现状，突破专科困境

社会办医院作为医疗服务体系中的新生力量，要想在激烈的竞争中立足并实现高质量发展，必须重视专科建设这一关键要素。针对现有专科医疗资源不均衡的情况，社会办医院应当进一步明确发展战略。一是加强各专科之间的合作与协调，充分利用现有资源，在现有专科的基础上，逐步扩大覆盖范围。二是加强与上级医疗单位的合作，引进国内外先进的医疗设备和技术，提升医院在新兴专科领域的技术实力和竞争力。三是加强医生的进修培训和学术交流，提高专科医生的水平和能力；同时，积极引进优秀的专科医生，增强团队实力。四是加强患者服务，在医院内部建立便捷的科室之间转诊机制，提高患者就医的方便性。五是加大宣传力度，提高医院在专科医疗领域的知名度和美誉度。

（二）深度调研，发现市场契机

广州白云山医院建院之初，针对当时白云区及周边居民的人口结构、产业发展以及政府政策做深入调研，发现新机会，科学把握未来。经过一番研

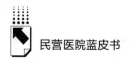

究分析，了解到白云区及周边是广州市老工业区，周围集中了大量的轻重工业，彼时工伤非常多，而工伤中以手足外科居多，一方面工伤患者的权益保障政策还未完善，拖欠医疗费用情况屡见不鲜，另一方面手足外科的手术极为烦琐，在大型三甲医院中往往付出与收益不对等，所以附近的三级医院一般不愿意接收这类患者。这就给了广州白云山医院培植手足外科的市场空间。

（三）多措并举，培育优势学科

发现了市场空间之后，医院重新组建以手足外科为主的团队，并制订了分步走的发展计划。一是内强人才和技术，培育医院的第一个优势专科——手足外科。二是为工伤患者争取最大利益，积极申请工伤定点医疗机构资质；医院考虑到工伤患者以异地到穗务工的农民工居多，于是积极向医保经办机构争取医保异地结算；同时也考虑到企业的工伤成本，积极与企业协调给予优惠。

广州白云山医院创院10余年来，收治了近万例各类工伤、手外伤患者，其中包括骨科微创手术6000余例。各类手术均由临床经验丰富的专业医师主刀，以确保每一例手术的成功，绝大多数患者不同程度地恢复了手的形态和功能，得以重返工作岗位。在实践中，手足外科还培养了一批技术过硬、医德优良的显微外科技术队伍，2021年广州白云山医院外一科（创伤骨科）入选"白云名科"。

广州白云山医院手足外科在各类断指（断肢）成活率、再造手指成功率和各类血管吻合皮瓣移植手术成功率方面名列业内第一梯队。手外科在皮肤瘢痕与皮肤缺损治疗方面，可利用各种植皮、皮瓣、组织瓣等技术修复上肢、下肢的皮肤瘢痕与缺损；可修复手部肌腱断裂和肌腱粘连等疾患。治疗范围包括：臂丛神经损伤，上肢及手部神经损伤，下肢坐骨神经、胫神经及腓总神经损伤。针对不可恢复的由神经损伤造成的功能障碍进行各种功能重建及修复手术等技术居国内领先水平。

在手足外科良好发展的基础上，近年来医院逐步整合优势资源，增加脊柱、关节等亚专科方向，先后开展人工全髋关节置换术、人工股骨头置换术、人工全膝关节置换术、人工关节应用于四肢骨肿瘤保肢术、人工关节置换术术后翻修术、关节内骨折内固定术、关节畸形矫正术，以及颈椎前路扩大减压术、颈椎后路椎管成形术。在骨与骨关节结核、骨肿瘤的病灶切除治疗，以及膝关节镜对膝关节疾病患者的诊断及镜下微创治疗等方面也积累了丰富的经验。

经十多年发展，广州白云山医院已有创伤、手足外、脊柱和关节三个骨科病区，共开设 150 张床位，大骨科已经成为医院最稳定也是最具品牌价值的优势专科。

（四）拓展领域，构建康复医学体系

当医院初步建立起完善的骨科专科之后，随之而来就是这些患者有了康复的需求。随着国家医保制度改革的推进，顺应全民健康保健的大潮，广州白云山医院打造了第二个优势专科——康复医学科。

经过再次市场调研，医院了解到各大型三甲公立医院康复医学科床位比较少，一二级医院康复医学的项目不完善且缺乏特色，几乎是从属于中医科、理疗科。因此，医院决定建立具有自身特色的康复医学科，满足日益增长的骨伤、颈肩腰腿痛、脑卒中患者的康复需求。

在发展康复医学科的同时，2019 年广州白云山医院与广东三九脑科医院结成紧密型医联体合作单位，共建脑瘫康复科，双方合作交流越发密切。三九脑科脑瘫诊疗中心作为华南地区最早践行脑瘫手术康复一体化的医疗单位，对于"脑瘫手术与康复一体化建设"具有丰富的实践经验，共建的脑瘫康复科，使医院康复医学学科建设再度迈上一个台阶。

（五）筑巢引凤，创新人才引进模式

2021 年初，南部战区总院 157 分院正式撤番，其中主要科室及骨干医护人员在离任后成立了一五七医生集团，并且在广药集团决策层的积极引导下，一五七医生集团的外科、内科、妇产科、新生儿科顺利入驻广州白云山

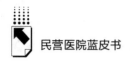

医院，该集团的核心专家郭会平担任广州白云山医院的首席顾问专家。一五七医生集团的加入，整合了医院周边大量的优质医疗资源，极大地提高了广州白云山医院的诊疗水平，能更好地满足人民群众便捷诊疗的需求。凭借肛肠外科、妇产科的水平与地位，申报肛肠外科和妇产科为广东省重点建设科室。

目前广州白云山医院除了原有的"一主两副"外，新增设了肛肠外科、妇产科、康复医学科、神经外科和重症康复重点建设科室，为打造这些重点学科或学组，医院花大力气引进高学历、高职称、高年资的"三高"医生与学科带头人，打破人才引进没有资金与待遇支撑的瓶颈，创新了人才引进模式。

医院采取引进人才与培养人才相结合的模式，多渠道招聘，争取三年内为临床科室招聘副高级及以上职称的学科带头人充实人员队伍，基本形成主任或副主任医师、主治医师、助理医师职称结构相对合理的学科梯级团队，与之配套推进市场化薪酬制度改革。

二 社会办医院临床专科建设面临的机遇与挑战

在公立医院高质量发展的政策驱动下，在社会办医院数量不断增加且医疗服务也逐渐得到完善和提升的趋势下，社会办医院在经营管理方面面临着越来越多的挑战。如何在激烈的医疗市场竞争中脱颖而出，提高患者满意度，成为医院管理者所关注的重点问题。

国家卫生健康委强调要加强核心专科能力建设，补齐专科资源短板，推动关键领域技术创新。对于社会办医院来说，尽管在某些特色专科方面具有一定的优势，但在整体上仍然存在一定的短板，缺乏核心竞争力，没有品牌、优势专科，这使得医院生存与发展日趋困难。

通过参加等级医院评审来提升医院运营管理和临床专科建设水平也是社会办医院实现可持续发展的路径。近年来，广东省、广州市多举措鼓励民营医疗机构参与等级评审，2018 年颁布《广州市支持社会力量提供多层次多样化医疗服务促进社会办医加快发展实施方案》。2019 年 4 月，广州市卫生健康委、广州市发改委、广州市财政局联合印发了《广州市鼓励社会资本举办医疗机构奖励补助经费管理办法》，明确社会办医疗机构取得二级甲等或二级乙等资质的，分两年每年给予 200 万元或 100 万元奖励；社会办医疗机构取得三级甲等或三级乙等资质的，分两年每年给予 500 万元或 250 万元奖励。结合地方政府对社会办医院的支持力度，社会办医院应该用好、用足政策，加强核心专科能力建设，提高运营管理的合法合规性，降低成本并增加病源，加大信息化投入，推进智慧医疗和互联网医疗，积极拓展市场发展空间，通过多种形式的合作与联盟，实现资源共享、优势互补，推动整个医疗服务体系不断完善和发展。

差异化发展是社会办医疗机构在竞争中获胜的关键，通过打造自身的特色和优势，医疗机构可以更好地吸引患者并提高市场占有率，采取矩阵式模式可以帮助医疗机构在竞争中获得优势。这种模式可以实现对特定人群的精准聚焦，提高医疗机构的综合竞争力。广州白云山医院作为世界 500 强企业广药集团旗下成员，力争办出国有企业办医的专科特色，按照广药集团要求把医院建设成"五个一流"三甲医院的指示和集团"十四五"规划对大医疗板块的期望，未来一个时期，广州白云山医院将进一步加强人才引进和培养，强化服务质量管理，建立一套完善的服务质量管理体系，通过标准化、规范化的管理，保证医疗服务的质量和安全，塑造医院品牌，推进信息化建设，构建医院文化，在现有特色优势专科建设上进一步努力，确立几个重点建设学科或学组，有步骤、分阶段用五年左右时间创建三级甲等医院，以实现医院的跨越式发展。

参考文献

国家卫生健康委：《"十四五"国家临床专科能力建设规划》，2021 年 10 月 9 日。

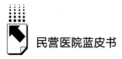
广州市人民政府办公厅：《广州市支持社会力量提供多层次多样化医疗服务促进社会办医加快发展实施方案》，2018 年 6 月 15 日。

广州市卫生健康委、广州市发改委、广州市财政局：《广州市鼓励社会资本举办医疗机构奖励补助经费管理办法》，2019 年 4 月 19 日。

附　录　2022年全国民营医院 医疗服务统计资料

说明：本附录中 2021 年及以前数据根据历年《中国卫生健康统计年鉴》整理，2022 年数据根据《2022 年我国卫生健康事业发展统计公报》整理。

表 1　2017~2022 年医疗卫生机构数

单位：家

类别	2017 年	2018 年	2019 年	2020 年	2021 年	2022 年
总计	986649	997433	1007579	1022922	1030935	1032918
医院	31056	33009	34354	35394	36570	36976
基层医疗卫生机构	933024	943639	954390	970036	977790	979768
专业公共卫生机构	19896	18033	15958	14492	13276	12436
其他机构	2673	2752	2877	3000	3299	3738

表 2　2021 年各地区医疗卫生机构数

单位：家

地区	合计	医院	基层医疗卫生机构	专业公共卫生机构	其他机构
总计	1030935	36570	977790	13276	3299
东　部	394513	14252	373823	4555	1883
中　部	323989	11009	308224	4032	724
西　部	312433	11309	295743	4689	692
北　京	10699	644	9777	101	177
天　津	6076	432	5489	73	82

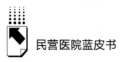

续表

地区	合计	医院	基层医疗卫生机构	专业公共卫生机构	其他机构
河　北	88162	2395	85029	644	94
山　西	41007	1427	39101	431	48
内蒙古	24948	806	23684	400	58
辽　宁	33051	1444	30919	539	149
吉　林	25344	825	24155	285	79
黑龙江	20578	1187	18772	548	71
上　海	6308	426	5656	103	123
江　苏	36448	2030	33387	619	412
浙　江	35120	1485	33021	406	208
安　徽	29554	1338	27629	466	121
福　建	28693	711	27463	392	127
江　西	36764	939	35216	513	96
山　东	85715	2654	82062	779	220
河　南	78536	2410	75174	791	161
湖　北	36529	1167	34823	459	80
湖　南	55677	1716	53354	539	68
广　东	57964	1762	55139	788	275
广　西	34112	803	32643	599	67
海　南	6277	269	5881	111	16
重　庆	21361	858	20268	154	81
四　川	80249	2481	76875	703	190
贵　州	29292	1449	27465	328	50
云　南	26885	1405	24869	544	67
西　藏	6907	179	6600	127	1
陕　西	34971	1270	33185	415	101
甘　肃	25759	699	24373	652	35
青　海	6408	222	6011	173	2
宁　夏	4571	213	4242	95	21
新　疆	16970	924	15528	499	19

表 3　2017~2022 年医院数

单位：家

医院	2017 年	2018 年	2019 年	2020 年	2021 年	2022 年
总计	27587	31056	33009	34354	36570	36976
按登记注册类型分						
公立医院	13069	12297	12032	11930	11804	11746
民营医院	14518	18759	20977	22424	24766	25230
按医院等级分						
三级医院	2340	2548	2749	2996	3275	3523
二级医院	8422	9017	9687	10404	10848	11145
一级医院	10050	10831	11264	12252	12649	12815
未定级	6775	8660	9309	8702	9798	9493

表 4　2021 年各地区民营医院数

单位：家

地区	民营医院	按医院等级分				按机构类别分					
		三级医院	二级医院	一级医院	未定级	综合医院	中医医院	中西医结合医院	民族医院	专科医院	护理院(中心)
总　　计	24766	486	5130	10456	8694	13179	2283	596	74	7844	790
东　　部	9826	215	1827	4002	3782	4916	917	181	2	3173	637
中　　部	7452	138	1615	2932	2767	3831	782	224	4	2512	99
西　　部	7488	133	1688	3522	2145	4432	584	191	68	2159	54
北　京	452	29	94	299	30	117	134	31	1	163	6
天　津	300	2	39	152	107	207	34	2	—	56	1
河　北	1696	15	249	1113	319	1127	130	36	—	395	8
山　西	972	6	151	209	606	410	98	34	—	421	9
内蒙古	477	8	131	246	92	213	94	11	24	128	7
辽　宁	1010	29	186	387	408	503	137	10	1	340	19
吉　林	567	14	130	137	286	266	71	6	1	219	4
黑龙江	638	14	110	199	315	380	84	6	2	163	3
上　海	264	—	1	1	262	96	9	2	—	82	75
江　苏	1595	27	339	625	604	756	82	31	—	408	318
浙　江	1036	6	42	43	945	359	101	23	—	463	90
安　徽	970	19	312	439	200	540	65	46	—	283	36

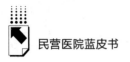

续表

地区	民营医院	按医院等级分				按机构类别分					
		三级医院	二级医院	一级医院	未定级	综合医院	中医医院	中西医结合医院	民族医院	专科医院	护理院(中心)
福 建	423	19	127	193	84	225	19	5	—	166	8
江 西	612	16	110	217	269	370	36	19	—	182	5
山 东	1874	38	409	796	631	965	212	31	—	587	79
河 南	1682	15	285	1030	352	931	278	60	—	393	20
湖 北	765	42	192	251	280	356	59	20	—	320	10
湖 南	1246	12	325	450	459	578	91	33	1	531	12
广 东	1025	35	308	345	337	484	53	6	—	449	33
广 西	455	11	135	225	84	239	27	9	—	173	7
海 南	151	15	33	48	55	77	6	4	—	64	—
重 庆	642	19	159	302	162	313	93	51	—	174	11
四 川	1797	40	458	885	414	1101	112	27	3	540	14
贵 州	1160	10	260	685	205	807	47	17	6	280	3
云 南	956	18	246	454	238	603	49	16	1	284	3
西 藏	53	1	1	15	36	31	1	1	11	9	—
陕 西	820	20	168	293	339	462	68	13	—	271	6
甘 肃	416	2	33	51	330	196	40	31	6	143	—
青 海	109	2	12	14	81	55	3	6	10	33	2
宁 夏	147	1	43	69	34	91	14	2	1	39	—
新 疆	456	1	42	283	130	321	36	7	6	85	1

表5　2021年按床位数分组的医院数

单位：家

类别	合计	0~49张	50~99张	100~199张	200~299张	300~399张	400~499张	500~799张	800张及以上
医院	36570	13240	8667	5412	2492	1465	1061	2068	2165
按登记注册类型分									
公立医院	11804	2186	1233	1630	1256	925	835	1743	1996
民营医院	24766	11054	7434	3782	1236	540	226	325	169

续表

类别	合计	0~49张	50~99张	100~199张	200~299张	300~399张	400~499张	500~799张	800张及以上
按机构类别分									
综合医院	20307	7523	4843	2742	1124	725	505	1220	1625
中医医院	4630	1478	825	665	456	272	299	423	212
中西医结合医院	756	251	207	135	41	30	31	30	31
民族医院	329	113	80	71	33	14	2	12	4
专科医院	9699	3804	2341	1595	730	377	200	363	289
口腔医院	1034	974	39	18	2	—	—	—	1
眼科医院	1203	624	482	76	11	5	2	1	2
耳鼻喉科医院	101	23	61	14	2	—	—	1	—
肿瘤医院	157	13	14	31	19	10	11	15	44
心血管病医院	94	17	28	19	8	6	3	8	5
胸科医院	20	4	3	2	—	3	—	4	4
血液病医院	21	10	4	2	2	1	—	2	—
妇产(科)医院	793	237	421	88	21	10	4	6	6
儿童医院	151	56	32	16	6	2	2	15	22
精神病医院	2098	106	377	447	433	229	129	221	156
传染病医院	179	20	22	23	19	19	18	40	18
皮肤病医院	195	115	60	17	—	—	1	—	—
结核病医院	26	6	1	1	4	2	3	5	4
麻风病医院	27	17	5	2	2	1	—	—	—
职业病医院	18	4	3	5	1	1	1	3	—
骨科医院	662	177	157	234	60	21	5	3	5
康复医院	810	152	177	315	83	40	12	21	10
整形外科医院	54	32	14	6	1	—	—	1	—
美容医院	524	509	13	2	—	—	—	—	—
其他专科医院	1532	708	428	277	54	27	9	17	12
护理院(中心)	849	71	371	204	108	47	24	20	4

表6 2017~2022年医疗卫生机构床位数

单位：万张

类别	2017年	2018年	2019年	2020年	2021年	2022年
总计	794.1	840.4	880.7	910.1	945.0	975.0
医院	612.0	652.0	686.7	713.1	741.4	766.2
基层医疗卫生机构	152.9	158.4	163.1	164.9	170.0	174.4
专业公共卫生机构	26.3	27.4	28.5	29.6	30.2	31.4
其他机构	2.9	2.6	2.4	2.4	3.4	2.9

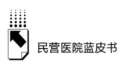

表7 2021年各地区医院等级情况

单位：家

地区	合计	三级合计	三级			二级合计	二级			一级合计	一级			未定级
			甲等	乙等	丙等		甲等	乙等	丙等		甲等	乙等	丙等	
总　　计	36570	3275	1651	487	32	10848	4180	1302	72	12649	1738	484	213	9798
东　部	14252	1405	686	200	21	3709	1329	347	40	4880	653	169	151	4258
中　部	11009	874	457	62	10	3432	1340	453	28	3660	619	169	48	3043
西　部	11309	996	508	225	1	3707	1511	502	4	4109	466	146	14	2497
北　京	644	116	56	1	19	149	29	2	30	348	28	1	127	31
天　津	432	49	33	5	—	87	20	9	3	188	21	5	1	108
河　北	2395	100	51	1	—	621	294	43	3	1316	120	24	5	358
山　西	1427	62	44	8	—	411	235	55	1	276	110	35	4	678
内蒙古	806	91	42	15	1	331	114	70	1	272	23	6	—	112
辽　宁	1444	161	66	19	2	360	135	40	2	473	59	17	5	450
吉　林	825	68	31	13	7	274	107	62	10	173	26	8	2	310
黑龙江	1187	109	73	13	1	364	145	113	4	354	129	20	5	360
上　海	426	53	32	16	—	93	55	20	—	10	7	—	—	270
江　苏	2030	203	80	52	—	463	88	41	1	713	208	100	11	651
浙　江	1485	144	76	63	—	219	116	89	—	48	1	—	—	1074
安　徽	1338	111	53	4	—	496	134	33	2	506	44	32	—	225
福　建	711	93	39	10	—	285	91	56	1	240	12	3	—	93
江　西	939	98	53	11	1	280	168	25	—	256	36	13	6	305
山　东	2654	196	107	31	—	740	256	32	—	997	129	15	1	721
河　南	2410	141	72	1	—	633	229	54	5	1269	180	37	16	367
湖　北	1167	161	74	11	—	395	143	70	2	305	46	14	6	306
湖　南	1716	124	57	1	1	579	179	41	4	521	48	10	9	492
广　东	1762	254	130	2	—	624	221	12	—	464	60	2	1	420
广　西	803	94	58	2	—	342	148	8	—	266	18	1	—	101
海　南	269	36	16	—	—	68	24	3	—	83	8	2	—	82
重　庆	858	65	34	—	—	267	70	16	—	345	17	2	—	181
四　川	2481	299	129	129	—	751	254	188	—	932	155	66	2	499
贵　州	1449	79	32	12	—	420	125	20	—	727	23	31	—	223
云　南	1405	107	54	3	—	488	195	28	1	508	7	14	5	302
西　藏	179	17	11	3	—	60	16	44	—	47	17	2	2	55
陕　西	1270	82	51	9	—	443	216	61	2	365	34	8	1	380
甘　肃	699	62	34	28	—	194	138	29	—	64	6	4	1	379
青　海	222	25	10	15	—	99	65	13	—	14	4	3	2	84
宁　夏	213	19	6	7	—	86	33	5	—	73	2	—	1	35
新　疆	924	56	47	2	—	226	137	20	—	496	160	9	—	146

表8　2021年医院人员数

单位：人

类别	合计	卫生技术人员							其他技术人员	管理人员	工勤技能人员
		小计	执业（含助理）医师	执业医师	注册护士	药师（士）	技师（士）	其他			
总计	8481234	7115465	2396771	2241855	3586736	327238	457641	347079	367976	330204	667589
按城乡分											
城市	5357459	4471414	1531751	1469785	2264418	201426	286060	187759	234852	236503	414690
农村	3123775	2644051	865020	772070	1322318	125812	171581	159320	133124	93701	252899
按登记注册类型分											
公立医院	6463816	5526526	1871280	1797494	2790877	255969	348730	259670	272724	233918	430648
民营医院	2017418	1588939	525491	444361	795859	71269	108911	87409	95252	96286	236941
按主办单位分											
政府办	6126134	5242548	1773122	1705867	2653207	242076	329157	244986	260963	216721	405902
社会办	1133544	904909	300917	271548	452843	40680	62290	48179	47275	59076	122284
个人办	1221556	968008	322732	264440	480686	44482	66194	53914	59738	54407	139403
按管理类别分											
非营利性	7243111	6165277	2085718	1975985	3107240	285149	392621	294549	304341	266833	506660
营利性	1238123	950188	311053	265870	479496	42089	65020	52530	63635	63371	160929
按医院等级分											
三级医院	4300771	3675276	1249908	1232035	1900823	156617	223615	144313	176644	173329	275522
二级医院	2958755	2483166	809792	731969	1235326	120121	167692	150235	127298	101044	247247
一级医院	614378	496648	180617	145392	225941	28295	35005	26790	30639	25650	61441
未定级	607330	460375	156454	132459	224646	22205	31329	25741	33395	30181	83379

注：本表中管理人员不包含同时担负临床工作和监督工作的24.1万人。

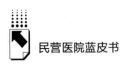
表9　2021年医院人员性别、年龄、工作年限、学历、
专业技术资格及聘任技术职务构成

单位：%

类别	卫生技术人员							其他技术人员	管理人员
	合计	执业（含助理）医师	执业医师	注册护士	药师（士）	技师（士）	其他		
总计	100.0	100.0	100.0	100.0	100.0	100.0	100.0	100.0	100.0
按性别分									
男	25.6	53.3	53.6	3.8	31.0	40.0	40.7	39.8	42.2
女	74.4	46.7	46.4	96.2	69.0	60.0	59.3	60.2	57.8
按年龄分									
25岁以下	9.0	0.6	0.2	13.8	3.9	8.8	16.3	5.0	2.7
25~34岁	43.9	29.0	28.1	52.2	36.9	44.1	56.1	39.3	29.1
35~44岁	24.0	32.8	33.1	19.8	25.1	22.7	16.0	27.4	26.4
45~54岁	13.8	21.0	21.2	9.8	19.9	14.1	6.4	18.8	24.5
55~59岁	4.7	7.8	8.1	2.8	7.8	5.4	2.1	5.6	10.1
60岁及以上	4.5	8.9	9.3	1.7	6.3	5.0	3.1	3.9	7.3
按工作年限分									
5年以下	25.8	18.2	17.1	28.0	17.7	27.0	47.5	23.8	17.9
5~9年	24.8	19.9	19.8	28.2	21.5	23.7	25.1	23.3	17.7
10~19年	24.8	25.9	26.2	25.8	23.4	22.0	15.8	24.0	21.8
20~29年	12.4	18.3	18.6	9.3	16.8	13.0	5.2	13.6	17.2
30年及以上	12.2	17.7	18.3	8.6	20.7	14.3	6.4	15.4	25.4
按学历分									
研究生	8.7	22.9	24.4	0.3	6.7	4.6	8.3	7.4	8.8
大学本科	41.9	52.6	55.0	34.2	42.8	45.3	45.5	42.4	46.3
大专	35.6	18.4	15.4	47.2	30.8	36.9	33.3	32.1	29.7
中专	13.2	5.7	4.9	17.9	16.6	12.2	11.5	12.0	9.4
高中及以下	0.6	0.4	0.3	0.4	3.2	1.0	1.5	6.1	5.9
按专业技术资格分									
正高	3.1	8.4	9.0	0.5	1.6	1.6	0.7	0.5	2.7
副高	8.6	18.5	19.7	3.7	6.4	6.7	1.9	4.0	8.3
中级	23.3	32.3	34.3	19.8	26.9	22.7	7.1	17.4	17.3
师级/助理	31.3	33.7	33.2	29.7	36.6	34.2	26.3	24.7	13.9
士级	28.9	4.5	1.4	42.7	23.8	29.1	42.0	32.1	11.5
不详	4.9	2.6	2.4	3.7	4.7	5.7	22.1	21.3	46.2
按聘任技术职务分									
正高	3.0	8.1	8.7	0.4	1.5	1.4	0.7	0.6	4.1
副高	8.5	18.4	19.6	3.5	6.3	6.6	1.9	3.9	11.9
中级	23.1	32.4	34.4	19.3	27.0	22.8	7.1	16.5	25.0
师级/助理	30.9	33.6	32.7	29.8	36.0	32.8	22.0	25.8	22.1
士级	27.1	4.6	1.8	40.9	23.0	27.6	32.3	28.7	16.6
待聘	7.4	2.8	2.8	6.1	6.1	8.7	36.0	24.5	20.2

注：工勤技能人员数据暂缺。

单位：人

表10　2021年各地区医院人员数

| 地区 | 合计 | 卫生技术人员 | | | | | | | 其他技术人员 | 管理人员 | 工勤技能人员 |
		小计	执业（含助理）医师	执业医师	注册护士	药师（士）	技师（士）	其他			
总　计	8481234	7115465	2396771	2241855	3586736	327238	457641	347079	367976	330204	667589
东　部	3715916	3107952	1084187	1026894	1538826	149585	194316	141038	165823	142500	299641
中　部	2420236	2046625	691399	641667	1051327	90275	132694	80930	110224	90713	172674
西　部	2345082	1960888	621185	573294	996583	87378	130631	125111	91929	96991	195274
北　京	246109	199262	72003	70050	93655	9774	13383	10447	10787	13604	22456
天　津	100905	84169	32359	31570	37044	4617	4996	5153	4183	6253	6300
河　北	430873	363325	138940	126702	173482	14768	21991	14144	21257	16356	29935
山　西	224284	187890	64644	61099	94922	8220	12763	7341	10384	9400	16610
内蒙古	160956	134612	46711	43941	66136	6811	8223	6731	8846	7302	10196
辽　宁	289057	239143	84828	81643	120506	10442	15024	8343	13925	10718	25271
吉　林	172158	139561	48900	45564	71737	5951	8690	4283	7898	8016	16683
黑龙江	211717	173767	61047	56852	85742	7918	10503	8557	9850	9346	18754
上　海	180335	153841	50636	50016	75729	7270	11493	8713	8418	8794	9282
江　苏	502523	416611	142472	135921	212386	19882	26757	15114	24196	16609	45107
浙　江	442485	366499	128139	122688	180095	19468	23265	15532	18633	16493	40860
安　徽	314659	273615	93255	87410	143074	11502	16240	9544	14452	9191	17401
福　建	209964	176424	57775	54789	90143	9033	10887	8586	9544	6502	17494
江　西	220025	189774	61819	57604	98277	9880	12366	7432	8402	6465	15384
山　东	619132	533449	189074	175910	267072	24193	32851	20259	31970	18108	35605
河　南	576340	488715	165784	149573	243602	20876	34656	23797	28614	19769	39242

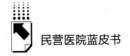

续表

地区	合计	卫生技术人员							其他技术人员	管理人员	工勤技能人员
		小计	执业（含助理）医师	执业医师	注册护士	药师（士）	技师（士）	其他			
湖北	331664	280236	93953	89222	145716	12137	18962	9468	14892	14053	22483
湖南	369389	313067	101997	94343	168257	13791	18514	10508	15732	14473	26117
广东	636408	528197	172386	163064	264485	27945	30505	32876	20942	25989	61280
广西	267752	222281	68105	64884	116734	10786	15240	11416	10096	9518	25857
海南	58125	47032	15575	14541	24229	2193	3164	1871	1968	3074	6051
重庆	183090	149104	47900	44108	77695	6431	9395	7683	6521	9434	18031
四川	508955	415768	135776	126795	214595	18727	27641	19029	19135	21685	52367
贵州	231041	197190	61841	56359	101692	7491	12881	13285	8164	10416	15271
云南	273182	235619	70848	64782	123468	10162	14736	16405	10773	7749	19041
西藏	20903	15851	6066	5008	5751	871	1013	2150	1672	877	2503
陕西	286816	244060	71008	66144	121448	10274	17215	24115	3105	18589	21062
甘肃	149830	128824	40728	36621	65811	5205	8623	8457	7949	3409	9648
青海	43273	36359	11977	10595	16970	1883	2650	2879	2805	803	3306
宁夏	46402	39199	13421	12515	19446	2121	2415	1796	1581	1986	3636
新疆	172882	142021	46804	41542	66837	6616	10599	11165	11282	5223	14356

表11 2021年各类医疗卫生机构床位数

单位：张

类别	合计	按登记注册类型分		按主办单位分			按管理类别分	
		公立医院	民营医院	政府办	社会办	个人办	非营利性	营利性
总计	9450110	7168473	2281637	6814604	1156623	1478883	8125996	1324114
医院	7414228	5207727	2206501	4904983	1087191	1422054	6120640	1293588
综合医院	4699689	3511760	1187929	3262959	691226	745504	4056656	643033
中医医院	1022754	874616	148138	866158	51301	105295	933491	89263
中西医结合医院	132094	80753	51341	78468	15959	37667	101865	30229
民族医院	42184	37321	4863	34275	3708	4201	39175	3009
专科医院	1398416	694490	703926	658811	266309	473296	927652	470764
护理院（中心）	119091	8787	110304	4312	58688	56091	61801	57290
基层医疗卫生机构	1699776	1643882	55894	1606120	51329	42327	1683634	16142
社区卫生服务中心（站）	251720	218744	32976	190788	38659	22273	249378	2342
社区卫生服务中心	239139	213619	25520	188550	34956	15633	237501	1638
社区卫生服务站	12581	5125	7456	2238	3703	6640	11877	704
卫生院	1429635	1422329	7306	1414549	8486	6600	1429387	248
街道卫生院	12225	12118	107	11920	218	87	12225	—
乡镇卫生院	1417410	1410211	7199	1402629	8268	6513	1417162	248
门诊部	17078	2809	14269	783	3545	12750	4493	12585
护理站	1343	—	1343	—	639	704	376	967
专业公共卫生机构	301566	297453	4113	291458	7610	2498	300614	952
专科疾病防治院［所（中心）］	40611	37278	3333	33468	5017	2126	39967	644
专科疾病防治院	21465	19852	1613	16757	3687	1021	20932	533
专科疾病防治所（中心）	19146	17426	1720	16711	1330	1105	19035	111
妇幼保健院［所（站）］	260132	259385	747	257339	2443	350	259855	277
妇幼保健院	249371	248624	747	246611	2410	350	249094	277
急救中心（站）	823	790	33	651	150	22	792	31
其他机构	34540	19411	15129	12043	10493	12004	21108	13432
疗养院	22201	18228	3973	11702	9460	1039	19560	2641

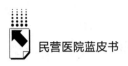
表 12 2015~2021 年医院床位数

单位：张

类别	2015 年	2017 年	2018 年	2019 年	2020 年	2021 年
总计	5330580	6120484	6519749	6866546	7131186	7414228
按登记注册类型分						
公立医院	4296401	4631146	4802171	4975633	5090558	5207727
民营医院	1034179	1489338	1717578	1890913	2040628	2206501
按主办单位分						
政府办	3910400	4284633	4466885	4654099	4770232	4904983
社会办	704108	835984	907378	969716	1027437	1087191
个人办	716072	999867	1145486	1242731	1333517	1422054
按管理类别分						
非营利性	4785769	5329381	5598444	5817149	5975532	6120640
营利性	544811	791103	921305	1049397	1155654	1293588
按医院等级分						
三级医院	2047819	2359911	2567138	2777932	3002503	3230629
二级医院	2196748	2450707	2554366	2665974	2718116	2743079
一级医院	481876	584911	630281	651045	712732	726054
未定级	604137	724955	767964	771595	697835	714466
按机构类别分						
综合医院	3721036	4172353	4378892	4532676	4622462	4699689
中医医院	715393	818216	872052	932578	981142	1022754
中西医结合医院	78611	99680	110579	117672	124614	132094
民族医院	25408	33460	38917	41380	42379	42184
专科医院	762519	945576	1054107	1158126	1258267	1398416
护理院（中心）	27613	51199	65202	84114	102322	119091

表 13 2015~2021 年医院诊疗人次数

单位：万人次

类别	2015 年	2017 年	2018 年	2019 年	2020 年	2021 年
总计	308364.1	343892.1	357737.5	384240.5	332287.9	388380.1
按登记注册类型分						
公立医院	271243.6	295201.5	305123.7	327232.3	279193.8	327089.3
民营医院	37120.5	48690.5	52613.8	57008.2	53094.1	61290.8

续表

类别	2015 年	2017 年	2018 年	2019 年	2020 年	2021 年
按主办单位分						
政府办	253498.0	279419.9	289797.5	312018.8	266675.3	313545.9
社会办	32173.2	35191.2	37159.3	39108.3	34719.3	39803.5
个人办	22692.8	29281.0	30780.7	33113.4	30893.4	35030.7
按管理类别分						
非营利性	290055.6	319046.8	330849.1	354204.6	303626.3	353792.8
营利性	18308.5	24845.3	26888.4	30035.9	28661.6	34587.3
按医院等级分						
三级医院	149764.6	172642.5	185478.7	205701.2	179824.5	223144.4
二级医院	117233.1	126785.1	128493.4	134342.5	115606.8	125452.8
一级医院	20567.9	22217.3	22464.4	22965.2	20225.9	21648.8
未定级	20798.5	22247.1	21301.1	21231.7	16630.8	18134.1
按机构类别分						
综合医院	225675.2	250228.7	258918.8	277879.5	238579.9	278129.9
中医医院	48502.6	52849.2	54840.5	58620.2	51847.8	59667.8
中西医结合医院	5401.4	6363.0	6821.0	7456.6	6542.4	7790.1
民族医院	966.8	1167.5	1391.1	1451.5	1309.1	1455.0
专科医院	27702.5	33114.0	35553.5	38588.4	33753.3	41058.0
护理院(中心)	115.4	169.7	212.6	244.4	255.5	279.2

表 14 2021 年各地区医院门诊服务情况

单位：人次

地区	诊疗人次数			健康检查人次数		
	合计	公立医院	民营医院	合计	公立医院	民营医院
总 计	3883800928	3270893279	612907649	286294583	232214304	54080279
东 部	1989425575	1678784905	310640670	145207771	115793841	29413930
中 部	929607267	773019902	156587365	66366614	52667539	13699075
西 部	964768086	819088472	145679614	74720198	63752924	10967274
北 京	142539643	117160107	25379536	4645012	3828049	816963

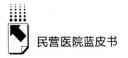
续表

地区	诊疗人次数			健康检查人次数		
	合计	公立医院	民营医院	合计	公立医院	民营医院
天　津	65576939	51636651	13940288	2946580	2409148	537432
河　北	173633794	139794956	33838838	13285380	10077967	3207413
山　西	73704314	62825809	10878505	6375474	5112170	1263304
内蒙古	56720728	50717137	6003591	3816262	3181838	634424
辽　宁	105715453	83159721	22555732	6548973	4686829	1862144
吉　林	59443931	49407958	10035973	3681448	2782580	898868
黑龙江	62530394	52877110	9653284	4796221	4071985	724236
上　海	170194818	156618724	13576094	8059332	7246089	813243
江　苏	252390544	191010569	61379975	17361702	10882212	6479490
浙　江	298425181	260276380	38148801	18112442	14667817	3444625
安　徽	139841008	112547812	27293196	7661734	5359421	2302313
福　建	107218938	94797240	12421698	9000638	7769492	1231146
江　西	88557756	76417166	12140590	5027512	4139298	888214
山　东	260234140	216533750	43700390	17127384	13789849	3337535
河　南	231608000	183041161	48566839	13609866	10493309	3116557
湖　北	152158807	134000386	18158421	14991907	12856011	2135896
湖　南	121763057	101902500	19860557	10222452	7852765	2369687
广　东	390943190	348091527	42851663	46085014	38953339	7131675
广　西	115504140	107333480	8170660	10659113	9973697	685416
海　南	22552935	19705280	2847655	2035314	1483050	552264
重　庆	84228139	68411290	15816849	6827283	5520605	1306678
四　川	233551134	194553205	38997929	15899945	13602143	2297802
贵　州	83099997	63921605	19178392	7255554	6287758	967796
云　南	124565515	100976700	23588815	7540463	6214661	1325802
西　藏	7697565	6029578	1667987	957112	708668	248444
陕　西	103367113	85343790	18023323	8645473	6753233	1892240
甘　肃	56082365	50644723	5437642	3887959	3278949	609010
青　海	14791478	12956991	1834487	1201029	847053	353976
宁　夏	21390581	18077578	3313003	1564327	1159362	404965
新　疆	63769331	60122395	3646936	6465678	6224957	240721

表 15　2015~2021 年医院入院人次数

单位：万人次

类别	2015 年	2017 年	2018 年	2019 年	2020 年	2021 年
总计	16086.8	18915.4	20016.9	21183.1	18352.0	20155.1
按登记注册类型分						
公立医院	13721.4	15594.7	16351.3	17487.2	14835.4	16409.9
民营医院	2365.4	3320.7	3665.7	3695.9	3516.6	3745.3
按主办单位分						
政府办	12905.2	14845.7	15609.1	16770.8	14219.3	15781.2
社会办	1595.5	1913.5	2065.3	2106.8	1935.9	2077.0
个人办	1586.1	2156.3	2342.5	2305.5	2196.8	2297.0
按管理类别分						
非营利性	14894.9	17237.1	18140.2	19244.8	16456.4	18058.9
营利性	1192.0	1678.3	1876.8	1938.3	1895.6	2096.3
按医院等级分						
三级医院	6828.9	8396.3	9292.2	10482.7	9372.7	11252.3
二级医院	7121.2	8005.8	8176.7	8380.1	6965.2	6890.1
一级医院	965.2	1168.9	1209.5	1151.0	1116.7	1120.0
未定级	1171.7	1344.5	1338.7	1169.3	897.5	892.8
按机构类别分						
综合医院	12335.4	14360.1	15040.3	15841.6	13587.5	14827.3
中医医院	2101.8	2492.9	2668.9	2878.0	2556.1	2765.7
中西医结合医院	203.3	261.3	289.1	313.0	276.1	316.2
民族医院	56.2	74.8	92.6	96.7	79.0	80.2
专科医院	1380.5	1705.8	1899.6	2023.6	1820.5	2128.8
护理院（中心）	9.6	20.5	26.5	30.0	32.8	36.9

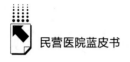

表16　2021年各地区医院住院服务情况

单位：人次

地区	入院人次数			出院人次数			住院病人手术人次数		
	合计	公立医院	民营医院	合计	公立医院	民营医院	合计	公立医院	民营医院
总　计	201551444	164098921	37452523	200674617	163697597	36977020	75738381	65491535	10246846
东　部	80827004	66979224	13847780	80520099	66770543	13749556	35902303	31426721	4475582
中　部	61230510	49351399	11879111	60858966	49261452	11597514	19689533	16715717	2973816
西　部	59449930	47768298	11725632	59295552	47665602	11629950	20146545	17349097	2797448
北　京	3575132	3025124	550008	3396840	2847162	549678	1590108	1395183	194925
天　津	1609366	1513573	95793	1608828	1513746	95082	940913	901784	39129
河　北	8976729	7275808	1700921	8933276	7254829	1678447	2494734	2148868	345866
山　西	4127214	3294155	833059	4019200	3291012	728188	1382829	1180597	202232
内蒙古	2812238	2560308	251930	2802858	2555259	247599	786261	715923	70338
辽　宁	5792332	4546053	1246279	5752941	4516973	1235968	1892850	1553156	339694
吉　林	3331117	2623766	707351	3307760	2613034	694726	863347	714230	149117
黑龙江	4111198	3327366	783832	4093308	3320949	772359	1391988	1218953	173035
上　海	4324762	4057997	266765	4316285	4054315	261970	3928060	3751379	176681
江　苏	11683036	8492952	3190084	11682131	8510138	3171993	4855660	3887757	967903
浙　江	9891793	8470641	1421152	9906388	8491075	1415313	3940254	3484126	456128
安　徽	8317456	6566086	1751370	8300162	6565498	1734664	2849062	2295544	553518
福　建	4817488	4021131	796357	4810158	4018008	792150	1934259	1610139	324120
江　西	6412256	5172903	1239353	6377937	5162702	1215235	2016675	1747885	268790
山　东	14898858	12362492	2536366	14845499	12341280	2504219	5230814	4508265	722549
河　南	15246220	11845721	3400499	15135638	11792873	3342765	4251227	3488518	762709
湖　北	9039070	7841560	1197510	9026952	7842301	1184651	3714566	3289787	424779

续表

地区	入院人次数			出院人次数			住院病人手术人次数		
	合计	公立医院	民营医院	合计	公立医院	民营医院	合计	公立医院	民营医院
湖南	10645979	8679842	1966137	10598009	8673083	1924926	3219839	2780203	439636
广东	14129087	12255085	1874002	14140349	12264645	1875704	8638873	7799421	839452
广西	6933941	6195667	738274	6911761	6182624	729137	2191494	1952227	239267
海南	1128421	958368	170053	1127404	958372	169032	455778	386643	69135
重庆	5023308	3608214	1415094	5011953	3604215	1407738	1755184	1379412	375772
四川	13569800	10323396	3246404	13527406	10300731	3226675	5510729	4755579	755150
贵州	6721294	4732328	1988966	6669813	4708783	1961030	1979419	1601728	377691
云南	7937920	6308607	1629313	7920996	6299057	1621939	2596841	2210409	386432
西藏	306871	215240	91631	308048	215938	92110	69762	42513	27249
陕西	6495223	5109526	1385697	6494974	5119428	1375546	2642468	2270869	371599
甘肃	3618682	3177620	441062	3605683	3167432	438251	824091	740404	83687
青海	895437	777323	118114	885678	769299	116379	232631	201376	31255
宁夏	990983	853580	137403	989158	853047	136111	300897	268789	32108
新疆	4188233	3906489	281744	4167224	3889789	277435	1256768	1209868	46900

Abstract

In recent years, with the continuous support of national policies and the rapid release of medical demand, the position and proportion of private hospitals in China's health service system have gradually increased, entering a critical period of rapid expansion and service upgrading. However, the current situation of "many but not strong" private hospitals has not changed. There are still problems such as a shortage of high-level talents, high asset liability ratio, insufficient policy implementation, imperfect regulatory system, and unclear development positioning of hospitals, which have triggered many industry reflections and explorations.

The Report on the Development of Private Hospitals in China (*2022–2023*) is divided into a general report, a policy research section, an industry research section, and practical experience. It focuses on showcasing important research achievements related to the development of private hospitals in China in the past two years, as well as some successful experiences that are worthy of promotion and reference. The aim is to reflect the current development status of private hospitals in China and play a guiding and promoting role in further clarifying the industry positioning and development direction.

The "General Report" uses methods such as literature research, data, and case analysis to systematically elaborate on the allocation of health resources, medical service capabilities, and economic operation efficiency of private hospitals in China from 2017 to 2021. It analyzes the current development status of private hospitals in China, points out the key factors affecting their development, and proposes policy recommendations to promote the sustained standardization and high-quality development of private hospitals. The research report believes that in recent years, private hospitals in China have developed rapidly, with continuously improving medical service levels and market competitiveness, gradually forming a situation of mutual support and promotion between public and private hospitals. However, at present, there are still development bottlenecks such as insufficient development, lack of high-level talents, high asset liability ratio, implementation of support policies, incomplete regulatory system, and unclear development positioning. We need to further strengthen policy implementation and optimize the development environment. Private hospitals should scientifically plan development strategies, continuously strengthen self-improvement, and seek high-quality and sustainable development.

The "Policy Research Reports" section provides an in-depth analysis of the development strategy, internet hospitals, investment and financing, as well as the implementation and effectiveness of policies for private hospitals in China in the past two years through policy review, data analysis, and case studies. Research suggests that China has sufficient policy support for the development of private hospitals, but some policies have not been fully implemented and have not achieved the desired implementation results.

The "Industry Research Reports" section includes research reports on the implementation of hospital medical insurance payment reform, the implementation of daytime surgery in hospitals, and the construction of critical care medicine disciplines, as well as the evaluation of national private hospital level hospitals, organized by the Private Hospital Branch of the China Hospital Association in collaboration with relevant research institutions Research Report on the Current Situation and Innovative Service Model of Chronic Disease Diagnosis and Treatment Services in Private Hospitals nationwide. An in-depth analysis was conducted from multiple perspectives on the current development status of private hospitals and the opportunities and challenges faced by the industry. From different perspectives, it is proposed that private hospitals urgently need to establish a full process management mechanism, improve data quality, strengthen refined management, control disease costs, and optimize disease structure in order to truly achieve leapfrog development; Private hospitals need to strengthen their understanding that hospital quality management should form a system with a complete structure, orderly operation, and unique characteristics in order to

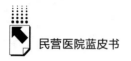

achieve continuous quality improvement and achieve leapfrog development through the evaluation of graded hospitals; Developing daytime surgery is an important means to improve the efficiency of medical resource utilization. Private hospitals should actively and orderly promote the normalization, refinement, and systematization of daytime surgery under the guidance of national policies; In terms of the construction of critical care medicine disciplines, managers of private hospitals need to clarify their development ideas, promote the cultivation and reserve of specialized personnel in critical care medicine, and the construction of critical care diagnosis and treatment systems, in order to effectively improve the level of hospital critical care medicine discipline construction and service capabilities; In the field of chronic disease management, it is necessary to combine the management characteristics and advantages of private hospitals, explore reasonable and suitable new models of chronic disease management that are suitable for China's national conditions and the healthy development of private hospitals, and further standardize China's chronic disease management practices.

The "Practical Experience Reports" section selected excellent private hospitals such as Guiqian International General Hospital, Huainan Chaoyang Hospital, Suzhou Yongding Hospital, and Guangzhou Baiyunshan Hospital based on the fields involved in this year's industry research. The practical experience was introduced from the aspects ofcritical care medicine, medical insurance payment reform, chronic disease managementand the construction of advantageous disciplines.

Keywords: Private Hospitals; Medical Reform; Full Process Management

Contents

I General Report

B . 1 General Report on the Development of Private Hospitals

in China from 2017 to 2021

Huang Xiaoguang, Luo Min, Li Zhong, Wang Xinyuan,

Liu Jian, Xu Jiamiao and Yu Xinyi / 001

Abstract: This report conducts research on the allocation of health resources, medical service capabilities, and economic operation efficiency of private hospitals in China from 2017 to 2021, aiming to grasp the current development status of private hospitals in China, identify key factors that affect their development, and propose policy recommendations to promote the sustained standardization and high-quality development of private hospitals, accelerating the formation and improvement of a diversified medical pattern in China. Research has found that the number of private hospitals in China has steadily increased from 2017 to 2021. The number of health technicians is constantly increasing. The scale of hospital beds continues to expand. The hospital's service volume has significantly increased. This indicates that private hospitals in China have developed rapidly, with continuously improving medical service levels and market competitiveness, gradually forming a situation of mutual support and promotion between public and private hospitals, meeting the growing multi-level and diversified health service needs of the people. Although the development of private hospitals in China has

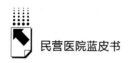

achieved remarkable results in recent years, there are still many development bottlenecks at the current stage: firstly, the development of private hospitals presents a situation of "many but not strong"; secondly, there is a shortage of high-level talents in private hospitals, resulting in poor stability of the talent team; thirdly, the asset liability ratio of private hospitals remains high; fourthly, the supportive policies have not yet been fully implemented; fifth, the hospital regulatory system is not perfect; sixth, the development positioning of hospitals is not clear. In the next stage, the government needs to further implement supportive policies, optimize the development environment of private hospitals, increase financial investment, alleviate economic pressure on private hospitals, improve the hospital rating system, promote sustainable development of private hospitals, strengthen supervision of private hospitals, and standardize the medical service market; Private hospitals should strengthen their talent team construction, fill development gaps, strengthen internal management, enhance social image, achieve self-improvement, advocate value based medical services, seek long-term development, clarify differentiated market positioning, and scientifically plan development strategies.

Keywords: Private Hospital; Health Resources; Medical Services; Diversified Medical Management Pattern

Ⅱ Policy Research Reports

B.2 Analysis and Prospect of Investment and Financing

Transactions in Private Hospitals　　　　　*Qian Liqiang* / 040

Abstract: The recurrent Covid−19 surges over the past three years have led to major changes in regulatory policies, market needs, supply and demand and social structures. These changes, in turn, have affected the mergers and acquisitions of private hospitals. In this study, we summarized and analyzed the key trends of private hospital deals from 2019 to 2022. The study revealed several patterns in the key trends in investments: Strategic investors have gradually replaced financial investors as the major investors of private hospitals, in pursuit of capability expansion, market development and resource integration. A sizable share of the deals focused on specialty hospitals, with notable investor enthusiasm for ophthalmology, dentistry, oncology, medical aesthetics, gynecology and pediatrics, TCM (traditional Chinese medicine) service and rehabilitation. In addition to investment opportunities brought about by demographic and regulatory changes, investors will look to Southeast Asia in future outbound deals as well as big data in healthcare.

Keywords: Private Specialized Hospitals; Strategic Investor; Popular Specialties; Overseas M & A

B.3 Annual Report on China's Private Hospital Industry

(2023) *Xia Xiaoyan, Xu Shengchao / 063*

Abstract: In the past decade, China's private hospital industry has been growing rapidly. It now enters a crucial development stage that prioritizes quality over quantity. This report offers comprehensive analyses from the perspective of key trends, perspectives, and future prospects. For trends analysis, this report quantifies the industry's past growth and interprets challenges and opportunities under the COVID impact, industry positioning, and healthcare reform. For perspectives, this report offers deep analyses of external factors and operational conditions of private hospitals and shares insights on the development directions and key supportive capabilities based on BCG's 2022 Annual Private Hospital Industry Survey. For prospects, this report focuses on key levers of refined management, differentiation, specialization, and conglomeration with specific and practical recommendations for the reference of private hospital operators.

Keywords: Social Medical Institutions; Healthcare Reform; Private Hospitals

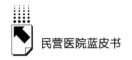
B.4 Research on the Development Status of Private Hospitals

Internet Hospitals in China in 2020—2021

Fu Hongqiao, *Huang Yushu* / 081

Abstract: This report is based on data from Arterial Network's 2021 national internet hospitals, combined with case studies and in-depth interviews, to analyze the overall number, regional distribution, construction time, hospital level, hospital type, specialty distribution, as well as the advantages and main bottlenecks in the development of internet hospitals in private hospitals in China. It reflects the current situation of internet hospitals in private hospitals in China. There is a small number of private hospitals with internet hospitals, mainly located in the eastern and western regions. Private hospitals in the central region need further development. The construction of internet hospitals in private hospitals has generally started relatively late, with an average level distribution, mainly consisting of comprehensive hospitals. Among specialized hospitals, internet hospitals in ophthalmology, psychiatry, rehabilitation, and maternal and child health care are the majority. In the future, private hospitals should further focus on specialized disease internet hospitals in the development of internet hospitals, providing high-quality and refined medical services; targeting internet hospitals based on regional needs and providing differentiated competitive services to retain patients within the region; enrich the application of diagnosis and treatment technology to enhance the competitiveness of private hospitals and internet hospitals.

Keywords: Internet Health Care; Internet Hospitals; Private Hospitals

B.5 Innovation of Medical and Nursing Integration Model

Based on Patient Satisfaction *Feng Hui*, *Wang Zhigang* / 100

Abstract: As the problem of aging continues to develop in China, the model of medical and elderly care combination (MECC) has gradually become the choice in different provinces and municipalities. However, due to the large economic and cultural differences in different regions, the MECC model has been implemented in different ways and it is therefore necessary to study the optimal strategy taking regional differences into consideration. In this study, we select four cities in China, namely, Shanghai, Wuhan, Dalian and Langfang, which have great differences in terms of economy and culture and study the medical and elderly care combination models adopted by these four cities from the perspectives of organization, operation status, and satisfaction. It is found that the four cities, due to the differences in their economic development, history and culture, have adopted different ways to integrate medical and elderly care resources. They all make full use of the existing resources, but they greatly differ in the organizational form and the leading functional party, although they all operate well. In order to explore the reasons behind this phenomenon, we adopt a multivariate logistic regression model to analyze the factors affecting the elders' choice of different medical and elderly care combination models. It is found that the family factor is one that most influence their choice as well as their health status and marital status. All the hypotheses proposed have been supported. Based on the case study and statistical research on the medical and elderly care combination, we put forward some suggestions for the relevant parties, including government and policy makers, hospitals and elderly care institutions, families and communities. Through the joint efforts of all parties, the application of the MECC model in China can be continuously improved and the aging problem in China can be eventually addressed.

Keywords: Medical and Elderly Care Combination; Patient Satisfaction; Logistics Regression Model

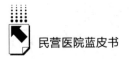

Ⅲ   Industry Research Reports

B.6   DRG/DIP Payment Reform Implementation Situation
Investigation Report of Social Medical Institutions
Across the Country (2022－2023)

Private Hospital Branch of China Hospital Association，Beijing
Zhong Wei Yun Institute of Medical Data Analytics and
Application Technology / 117

Abstract：In 2023，it is a key year for the National Healthcare Security Administration's Three-Year Action Plan for DRG/DIP Payment Reform to expand and enhance the DRG/DIP three-year action plan. In order to understand the Carry out situation of the National Healthcare Security Administration's payment reform in social medical institutions，from May to August 2023，the "Current Situation of High-Quality Development and Capacity Building of Social Medical Institutions in China" special questionnaire survey organized by the Private Hospital Branch of the Chinese Hospital Association conducted a survey on the "Implementation of Hospital Medical Insurance Payment Reform". A total of 474 valid samples were collected in this survey，which were distributed in 162 cities and counties in 27 provinces，municipalities and autonomous regions. 76.22% of the hospitals have started the actual DRG/DIP payment settlement，of which 54.99% implemented DRG payment and 45.01% implemented DIP payment. In order to adapt to the national DRG/DIP payment reform，most social medical institutions have carried out various forms of learning and training. Hospitals that have implemented DRG/DIP payment are more actively in terms of learning and training，and the training work is more inadequate. The survey results show that in social medical institutions that have not yet implemented actual payment，the management and medical staff's cognitive ability of DRG/DIP is not enough，and the hospital has not yet established a system thinking and management mechanism based on DRG/DIP, and the capabilities of medical insurance and medical record personnel are insufficient to cope with the DRG/DIP reform. The main problems faced by hospitals that have entered into DRG/DIP actual payment are the policy losses caused by the change of payment methods and the insufficient professional ability of medical record management personnel. The configuration and improvement of the human resources of the medical record management team in social medical institutions are also prominent problems. The proportion of hospitals without full-time medical record management personnel and medical record coding personnel in the survey reached 17.83%. More than 90% of the hospitals have a strong demand for the training of medical record coding personnel and the guidance of professional data analysis institutions. This survey suggests that the reform of medical insurance payment has brought new challenges to social medical institutions, and it is urgent to establish a whole process management mechanism, improve data quality, strengthen fine management.

Keywords: Social Medical Institutions; Reform of Payment Methods; DRG/DIP

B.7 Research Report on the Evaluation of Social Medical Institutions in China (2022-2023)

Private Hospital Branch of China Hospital Association,
Beijing Zhong Wei Yun Institute of Medical Data Analytics
and Application Technology / 139

Abstract: Hospital evaluation is an important tool for guiding hospitals to strengthen quality and safety, standardize service behavior, and improve management level. In December 2022, the National Health Commission issued the "Evaluation Standards for Third Level Hospitals (2022 Edition)", bringing new challenges to social medical institutions. The 2023 Private Hospital Branch of the China Hospital Association conducted a special questionnaire survey on the

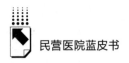

"Current Situation of High Quality Development and Capacity Building of National Private Hospitals" to investigate the participation of social medical institutions in the evaluation of graded hospitals. 35% of social medical institutions have passed the evaluation of graded hospitals, and 62% of hospitals plan to apply for the evaluation of graded hospitals within three years. However, the level of recognition of the new standards and processes for graded hospitals is not high, and the difficulties encountered by hospitals in the evaluation of graded hospitals mainly include information construction and medical quality control; About 60% of hospitals have a demand for guidance from professional institutions and experts. From the analysis of medical record homepage data and on-site guidance feedback of social medical institutions, there are also problems such as low quality of medical record homepage data, incomplete hospital quality control system, inadequate implementation of the 18 core medical systems, and inadequate medical safety management. Social medical institutions will face many problems and difficulties in the evaluation stage of new level hospitals. Medical institutions need to strengthen their understanding, and hospital quality management should form a system with complete structure, orderly operation, and unique characteristics in order to achieve continuous quality improvement and achieve leapfrog development through the evaluation work of level hospitals.

Keywords: Social Medical Institutions; Hospital Evaluation; Hospital Quality Management

B.8 Research Report on the Implementation of Daytime Surgery in National Social Medical Institutions (2022-2023)

Private Hospital Branch of China Hospital Association,
Beijing Zhong Wei Yun Institute of Medical Data
Analytics and Application Technology / 162

Abstract: Daytime surgery refers to the surgery or procedure performed by patients within a day (24 hours) of admission or discharge. Compared to traditional surgery, it has the characteristics of high efficiency, low cost, and high quality. In the past 10 years, daytime surgery in China has developed rapidly, and a group of social hospitals have also accumulated relevant experience in daytime surgery. According to the survey results of the "High quality Development and Capacity Building Status of National Social Hospitals" special questionnaire on the "Implementation of Day Surgery in Hospitals", the management mode of day surgery in social hospitals is mainly "shared operating center operating rooms, decentralized management of various clinical departments". The specialties that carry out more day surgeries are general surgery (including vascular surgery), ophthalmology, otolaryngology, stomatology, and obstetrics and gynecology. The lack of suitable disease types in hospitals, the lack of policy guidance and tilt in medical insurance payments, or the related policy restrictions of social hospitals are considered the main difficulties for social hospitals to carry out daytime surgery. Although the current popularity rate of daytime surgery in social hospitals is not high, over 95% of hospitals have a demand for professional learning and training related to daytime surgery policies, techniques, management, etc., and over 80% of hospitals are willing to join national daytime surgery technology cooperation organizations. Developing daytime surgery is an important means to improve the efficiency of medical resource utilization. Social hospitals should actively and orderly promote the normalization, refinement, and systematization of daytime surgery under the guidance of national policies.

Keywords: Social Medical Institutions; Daytime Surgery; Normalized and Refined Management

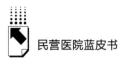

B.9　Research Report on the Development Status of Critical

Care Medicine in National Private Hospitals（2022-2023）

Private Hospital Branch of China Hospital Association,

Beijing Zhong Wei Yun Institute of Medical Data

Analytics and Application Technology / 186

Abstract：The level of discipline construction in critical care medicine reflects the overall level of hospital medical service capacity and quality, and has become an important indicator for measuring the level of a hospital. In order to understand the specific situation, facilities, and personnel allocation of the construction of the critical care department in social hospitals in China, this report is based on the data summary of the "Construction of Critical Care Medicine Discipline" in the 2023 "National High Quality Development and Capacity Building Status of Social Hospitals" special questionnaire survey. The research results indicate that there are relatively few cases of setting up critical care hospitals in China, and the lack of professional talent is the main factor affecting the development of the hospital's critical care discipline. The insufficient source of patients restricts the development of the critical care department, and the reform of medical insurance payment poses new challenges to the operation of critical care medicine. For the future development of critical care medicine, some social hospitals are willing to explore the field of critical care rehabilitation treatment, while most social hospitals hope to improve their critical care service capabilities through industry collaboration organizations. Managers of social hospitals need to clarify their development strategies, promote the cultivation and reserve of specialized personnel in critical care medicine, and the construction of critical care diagnosis and treatment systems, in order to effectively improve the level of hospital critical care discipline construction and service capabilities.

Keywords：Social Medical Institutions; Critical Care Medicine; Critical Care Diagnosis and Treatment System

B.10 Research Report on the Current Situation and Innovative

Service Model of Chronic Disease Diagnosis and Treatment

Services in Private Hospitals Nationwide (2022－2023)

Private Hospital Branch of China Hospital Association,

Beijing Zhong Wei Yun Institute of Medical Data

Analytics and Application Technology / 208

Abstract: Chronic diseases have become a major public health problem facing the world, characterized by controllability, preventability, complex etiology, and the combined influence of genetic and environmental factors. How to innovate the chronic disease management service model and fully leverage the internal power of private hospitals by combining the national prevention and control strategy for chronic diseases with the characteristics of high management efficiency, flexible mechanisms, and market sensitivity of private hospitals is an urgent research issue. This study conducted in-depth analysis of innovative models of chronic disease management at home and abroad, as well as the current situation and problems of chronic disease management in China, through literature search, field research, questionnaire survey, and expert consultation discussions. Combining the management characteristics and advantages of private hospitals, the study explored a reasonable and suitable new model of chronic disease management that is suitable for China's national conditions and the healthy development of private hospitals, in order to fully leverage the inherent power of private hospitals Provide reference for promoting the sustainable development of private hospitals and standardizing chronic disease management practices in China. Research suggests that there is a shortage of professional personnel in the diagnosis and treatment services and management of chronic diseases in private hospitals in China; The management of chronic diseases in hospitals lacks a long-term mechanism, and residents' chronic disease health management literacy is not high; Insufficient sharing of medical and health information data, and lack of coordination among different levels (types) of institutions; The government's support for private hospitals is still limited. We

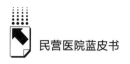
should further strengthen the construction of the health management talent team in private hospitals; Expand publicity and education to improve residents' awareness of chronic disease prevention and control; Establish a long-term mechanism for chronic disease management in medical institutions and build a network of chronic disease management services; Building a bridge for continuous management of chronic diseases through information technology; Give full play to the advantages of private hospitals, and improve the management efficiency of patients with chronic diseases with the help of new technologies such as "Internet plus".

Keywords: Chronic Diseases; Private Hospitals; Diagnosis and Treatment Services

Ⅳ   Practical Experience Reports

B.11   Development of Critical Care Medicine Department in
Non-public Hospitals: The Experiences from Guiqian
International General Hospital

Zhou Dongxu, Ma Penglin / 236

Abstract: While facing the problem of resource limitation, it became a big challenge how to innovate and develop the critical care team in non-public hospitals with a diversity model complementary to critical care resources of public hospitals in China. Directedwith the culture of "collaboration & contribution", based on quality improvement and practice standardization, driven by a plan of promoting physicians and nurses as well as characterized with stepwise management of critically ill patients, critical care medicine department in Guiqian International General Hospital has achieved a recommendable experience in the development of critical care team in non-public hospitals.

Keywords: Non-public Hosptial; Critical Care; Disciplinary Construction

B . 12 Research on the Dual Improvement Path of Clinical

Specialty Quality and Efficiency Under DIP

—*Taking the Experience of DIP Payment Reform at Huainan*

Chaoyang Hospital as an Example   *Zhao Yang* / 244

Abstract: DRG/DIP of National Health Social Insurance payment pattern reform are expending in China which Huainan is the first pilot city. The management's adaption on the payment pattern reform is the currently key point for all hospitals. Huainan Chaoyang Hospital who is a local leading private hospital accumulates rich experiences and methodologies on balancing the Clinical discipline development and medical efficiency improvements.

Keywords: DIP; Payment Reform; Disciplinary Construction; Reduce Cost and Increase Efficiency

B . 13 A Preliminary Study on the Management Model of

Endocrine " Virtual Ward" in Private Hospitals

—*A Case Study of Suzhou Yongding Hospital*

Ge Jianyi, *Zhang Guodong*, *Guo Weilin and Zhang Pin* / 255

Abstract: With the increasing support of national health policies and the increasing demand for diversified medical services from the public, the " virtual ward" as a new exploration of hospital operation mechanism poses challenges to the overall operation system of hospitals and gradually becomes an exploratory form for the construction and development of private specialized hospitals in China. This report summarizes and analyzes the construction ideas and operation modes of the endocrine " virtual ward" management mode at Suzhou Yongding Hospital, as well as the inspiration of the " virtual ward" intervention in chronic disease management strategy. It is a practical exploration achievement formed in the

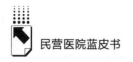
hospital's chronic disease management in recent years. This model may also become one of the models that private hospitals can learn from in chronic disease management.

Keywords: Private Hospitals; "Virtual Ward"; Chronic Disease Management

B.14 Practical Experience in Cultivating Advantageous Disciplines Through Multiple Measures Taken by Guangzhou Baiyunshan Hospital *Liu Wensong* / 264

Abstract: In the context of intensified competition in the medical market, Private Hospitals need to clarify their development strategies, strengthen cooperation and coordination among various specialties, and enhance their technical strength and competitiveness. This article focuses on the construction of clinical key specialties in the level evaluation work of Private Hospitals, and introduces the experience of Guangzhou Baiyunshan Hospital in cultivating advantageous disciplines through multiple measures, making good use of the policy dividends of the national and local governments, boldly introducing talents, establishing several key disciplines or groups, and gradually creating a tertiary first-class hospital in about five years. Differentiated development is the key to winning in competition for social medical institutions. By creating their own characteristics and advantages, medical institutions can better attract patients and increase market share. Adopting a matrix attack model can help medical institutions have an advantage in competition.

Keywords: Private Hospitals; Clinical Key Specialties; Disciplinary Construction

权威报告·连续出版·独家资源

皮书数据库
ANNUAL REPORT(YEARBOOK)
DATABASE

分析解读当下中国发展变迁的高端智库平台

所获荣誉

- 2022年，入选技术赋能"新闻+"推荐案例
- 2020年，入选全国新闻出版深度融合发展创新案例
- 2019年，入选国家新闻出版署数字出版精品遴选推荐计划
- 2016年，入选"十三五"国家重点电子出版物出版规划骨干工程
- 2013年，荣获"中国出版政府奖·网络出版物奖"提名奖

皮书数据库　　"社科数托邦"
微信公众号

成为用户

登录网址www.pishu.com.cn访问皮书数据库网站或下载皮书数据库APP，通过手机号码验证或邮箱验证即可成为皮书数据库用户。

用户福利

- 已注册用户购书后可免费获赠100元皮书数据库充值卡。刮开充值卡涂层获取充值密码，登录并进入"会员中心"—"在线充值"—"充值卡充值"，充值成功即可购买和查看数据库内容。
- 用户福利最终解释权归社会科学文献出版社所有。

数据库服务热线：010-59367265
数据库服务QQ：2475522410
数据库服务邮箱：database@ssap.cn
图书销售热线：010-59367070/7028
图书服务QQ：1265056568
图书服务邮箱：duzhe@ssap.cn

S 基本子库
UB DATABASE

中国社会发展数据库（下设 12 个专题子库）

紧扣人口、政治、外交、法律、教育、医疗卫生、资源环境等 12 个社会发展领域的前沿和热点，全面整合专业著作、智库报告、学术资讯、调研数据等类型资源，帮助用户追踪中国社会发展动态、研究社会发展战略与政策、了解社会热点问题、分析社会发展趋势。

中国经济发展数据库（下设 12 专题子库）

内容涵盖宏观经济、产业经济、工业经济、农业经济、财政金融、房地产经济、城市经济、商业贸易等 12 个重点经济领域，为把握经济运行态势、洞察经济发展规律、研判经济发展趋势、进行经济调控决策提供参考和依据。

中国行业发展数据库（下设 17 个专题子库）

以中国国民经济行业分类为依据，覆盖金融业、旅游业、交通运输业、能源矿产业、制造业等 100 多个行业，跟踪分析国民经济相关行业市场运行状况和政策导向，汇集行业发展前沿资讯，为投资、从业及各种经济决策提供理论支撑和实践指导。

中国区域发展数据库（下设 4 个专题子库）

对中国特定区域内的经济、社会、文化等领域现状与发展情况进行深度分析和预测，涉及省级行政区、城市群、城市、农村等不同维度，研究层级至县及县以下行政区，为学者研究地方经济社会宏观态势、经验模式、发展案例提供支撑，为地方政府决策提供参考。

中国文化传媒数据库（下设 18 个专题子库）

内容覆盖文化产业、新闻传播、电影娱乐、文学艺术、群众文化、图书情报等 18 个重点研究领域，聚焦文化传媒领域发展前沿、热点话题、行业实践，服务用户的教学科研、文化投资、企业规划等需要。

世界经济与国际关系数据库（下设 6 个专题子库）

整合世界经济、国际政治、世界文化与科技、全球性问题、国际组织与国际法、区域研究 6 大领域研究成果，对世界经济形势、国际形势进行连续性深度分析，对年度热点问题进行专题解读，为研判全球发展趋势提供事实和数据支持。

法律声明

"皮书系列"（含蓝皮书、绿皮书、黄皮书）之品牌由社会科学文献出版社最早使用并持续至今，现已被中国图书行业所熟知。"皮书系列"的相关商标已在国家商标管理部门商标局注册，包括但不限于LOGO（▉）、皮书、Pishu、经济蓝皮书、社会蓝皮书等。"皮书系列"图书的注册商标专用权及封面设计、版式设计的著作权均为社会科学文献出版社所有。未经社会科学文献出版社书面授权许可，任何使用与"皮书系列"图书注册商标、封面设计、版式设计相同或者近似的文字、图形或其组合的行为均系侵权行为。

经作者授权，本书的专有出版权及信息网络传播权等为社会科学文献出版社享有。未经社会科学文献出版社书面授权许可，任何就本书内容的复制、发行或以数字形式进行网络传播的行为均系侵权行为。

社会科学文献出版社将通过法律途径追究上述侵权行为的法律责任，维护自身合法权益。

欢迎社会各界人士对侵犯社会科学文献出版社上述权利的侵权行为进行举报。电话：010-59367121，电子邮箱：fawubu@ssap.cn。

社会科学文献出版社